リハ栄養からアプローチするサルコペニアバイブル

編者 **若林秀隆**
横浜市立大学附属市民総合医療センター リハビリテーション科 講師

葛谷雅文
名古屋大学大学院医学系研究科 地域在宅医療学・老年科学教室 教授

序　文

　超高齢社会の日本では，サルコペニアの高齢者が増えています。また，高齢者でなくても活動・栄養・疾患による二次性サルコペニアの方も少なくありません。特に日常生活活動に介助を要する障害者では，二次性サルコペニアを認めることが多いです。サルコペニアを見つけて原因を明らかにした上で，運動，栄養，リハ栄養など適切な対応を行えば，部分的には改善可能で，日常生活活動の自立や健康寿命の延伸に貢献できます。しかし，サルコペニアと気づかれずに見過ごされていることが多いのが現状です。また急性期病院では，「とりあえず安静・禁食・水電解質輸液」のために，活動と栄養による医原性サルコペニアを入院中に生じていることがあります。本書でサルコペニアの見過ごしや医原性サルコペニアが，少なくなることを期待しています。

　加齢によるサルコペニア対策の基本は，筋力トレーニングと蛋白質・アミノ酸摂取の併用です。しかし，二次性サルコペニアの場合には，筋力トレーニングは逆効果となる恐れがあります。二次性サルコペニアには，リハ栄養からアプローチすることが必要です。本書では，リハ栄養の最新の理論と実践を紹介しています。リハ栄養ケアプロセスのマネジメントサイクルを回し続ければ，質の高いリハ栄養を実践できて，サルコペニアを改善できる可能性が高くなります。早期離床，早期経口摂取，早期からの適切な栄養管理で，医原性サルコペニアを防ぐことも可能です。

　サルコペニアやリハ栄養の書籍は増えていますが，その多くは研究者のみもしくは臨床家のみで執筆されている印象です。本書では，研究者と臨床家の両者が執筆していることが特徴です。そのため，理論のみもしくは臨床のみではなく，理論と臨床のバランスがとれた書籍となりました。リハ栄養，サルコペニア，サルコペニア肥満の展望も執筆されており，今後の方向性が見える書籍となっています。リハ栄養やサルコペニアの臨床実践はもちろん，今後のリハ栄養やサルコペニアの研究にも役立てて頂ければ幸いです。リハ栄養，サルコペニアとも発展途上の領域であり，研究によるエビデンス構築がきわめて重要です。

　最後に執筆してくださった皆様，編集してくださった日本医事新報社の村上由佳さんに心より御礼申し上げます。

　2017年12月
　　　　　横浜市立大学附属市民総合医療センターリハビリテーション科　若林秀隆

目 次

第1章 リハ栄養

① リハ栄養の概念・定義・展望 ... 1

② フレイル・要介護状態と栄養 ... 8

③ リハ栄養ケアプロセスと栄養ケアプロセス ... 15

④ 栄養スクリーニングと栄養アセスメント ... 22

⑤ リハ栄養診断 ... 31

⑥ リハ栄養のゴール設定（SMART なゴール） ... 44

⑦ エネルギー必要量の設定方法 ... 52

⑧ 攻めのリハ栄養管理とその実践方法 ... 62

第2章 サルコペニア

① サルコペニアの概念・診断基準・展望 ... 69

② サルコペニアの原因（一次性，二次性） ... 74

③ サルコペニアの診断基準 ... 81

④ サルコペニアの運動療法 ... 87

⑤ サルコペニアの栄養療法 ... 93

⑥ 医原性サルコペニア ... 101

⑦ サルコペニアとポリファーマシー：薬剤性サルコペニア ... 107

⑧ サルコペニア肥満の概念・定義・展望 ... 112

⑨ オーラルサルコペニア・老嚥・オーラルフレイル・口腔機能低下症 ... 120

⑩ サルコペニアの摂食嚥下障害 ... 131

第3章 疾患別リハ栄養・サルコペニア

① 大腿骨近位部骨折のリハ栄養・サルコペニア　　138

② アルツハイマー型認知症のリハ栄養・サルコペニア　　147

③ 脳卒中のリハ栄養・サルコペニア　　155

④ 誤嚥性肺炎のリハ栄養・サルコペニア　　162

⑤ がんのリハ栄養・サルコペニア　　171

⑥ 心不全のリハ栄養・サルコペニア　　181

⑦ 慢性腎臓病のリハ栄養・サルコペニア　　191

⑧ 廃用症候群のリハ栄養・サルコペニア　　200

⑨ フレイル高齢者のリハ栄養・サルコペニア　　209

索　　引　　217

執筆者一覧

■編者

若林秀隆	横浜市立大学附属市民総合医療センター リハビリテーション科 講師
葛谷雅文	名古屋大学大学院医学系研究科 地域在宅医療学・老年科学教室 教授

■著者

鈴木瑞恵	指定訪問看護アットリハ宿河原
會田梨恵	三春町立三春病院 リハビリテーション科
森　玲子	千秋病院 リハビリテーション科
橋田　直	大阪国際がんセンター リハビリテーション科
山田友美	リハビリ訪問看護ステーショントライ
堤内啓太	宝塚リハビリテーション病院 療法部
荒井秀典	国立長寿医療研究センター 副院長
神﨑恒一	杏林大学医学部 高齢医学教室 教授
杉本　研	大阪大学大学院医学系研究科 老年・総合内科学 講師
楽木宏実	大阪大学大学院医学系研究科 老年・総合内科学 教授
山田　実	筑波大学 人間系 准教授
木下かほり	国立長寿医療研究センター 老年学・社会科学研究センター フレイル研究部 特任研究員
佐竹昭介	国立長寿医療研究センター 老年学・社会科学研究センター フレイル研究部 フレイル予防医学研究室 室長
永見慎輔	川崎医療福祉大学 医療技術学部 感覚矯正学科 助教
秋下雅弘	東京大学大学院医学系研究科 加齢医学講座 教授
山本直史	愛媛大学 社会共創学部 地域資源マネジメント学科 准教授
小原克彦	愛媛大学 社会共創学部 地域資源マネジメント学科 教授
園田明子	専門学校日本聴能言語福祉学院 補聴言語学科
森　隆志	総合南東北病院 口腔外科
高柳淑恵	群馬リハビリテーション病院 看護部 主任
市川佳孝	群馬大学医学部附属病院 看護部
丹藤　淳	青森慈恵会病院 看護部
内橋　恵	順心リハビリテーション病院 看護部
吉田朱見	一宮市立市民病院 看護局
加藤香代	JCHO 仙台病院 看護部
野上和美	富士吉田市立病院 4 階東病棟 看護師長
神田由佳	公立学校共済組合関東中央病院 看護部
剱持君代	群馬リハビリテーション病院 看護部
内間全美	沖縄県立八重山病院 看護部

第1章 ● リハ栄養

① リハ栄養の概念・定義・展望

若林秀隆

Point

● リハを要する高齢者の多くに低栄養やサルコペニアを認めるため，機能，活動，参加を最大限高めるにはリハ単独や栄養管理単独では不十分であり，リハ栄養が大切である。

● リハ栄養とは，国際生活機能分類（ICF）による全人的評価と栄養障害・サルコペニア・栄養摂取の過不足の有無と原因の評価，診断，ゴール設定を行った上で，障害者やフレイル高齢者の栄養状態・サルコペニア・栄養素摂取・フレイルを改善し，機能・活動・参加，QOLを最大限高める「リハからみた栄養管理」や「栄養からみたリハ」である。

● 今後はリハ栄養診療ガイドラインを完成させて研修会を行うことや，リハ栄養の実践が診療報酬に含まれることで，より質の高いリハ栄養管理を実践できるようにしたい。

1 はじめに

　リハビリテーション栄養（以下，リハ栄養）について初めて述べたのは，2010年に出版した拙書「PT・OT・STのためのリハビリテーション栄養−栄養ケアがリハを変える」（医歯薬出版株式会社）である。当時は，リハと栄養管理はバラバラに行われることが当然であった。その後7年経過した現在では，リハと栄養管理を一緒に行うことが当然となりつつある。当初，リハ栄養の定義は，栄養状態も含めて国際生活機能分類（international classification of functioning, disability and health：ICF）で評価を行った上で，障害者や高齢者の機能，活動，参加を最大限発揮できるような栄養管理を行うこととした。この定義も2017年に見直した。本項ではリハ栄養の概念，定義，現状，展望について解説する。

2 リハ栄養の概念

リハ栄養の当初の概念は，スポーツ栄養のリハ版であった。障害者や高齢者のパフォーマンスを最大限発揮できる栄養管理を行うことを，リハ栄養とした。リハ栄養の考え方が必要な理由は，リハ病院・施設に入院している高齢者の約50％に低栄養[1]やサルコペニア[2]を認めることである。低栄養やサルコペニアは，四肢体幹の筋力低下だけでなく，摂食嚥下障害，呼吸障害や日常生活活動（activities of daily living：ADL）制限，参加制約の一因となる。そのため，低栄養やサルコペニアの障害者，高齢者の機能，活動，参加，QOLを最大限高めるためには，リハだけでなく適切な栄養管理が必要である。「栄養ケアなくしてリハなし」「栄養はリハのバイタルサイン」といえる。

栄養改善することで，ADLをより改善させることができる。回復期リハ病棟に入院している脳卒中患者では，栄養改善しながらリハを実施したほうが，入院中のADL改善が大きい[3)4]。また，回復期リハ病棟の入院患者で骨格筋量が減少した高齢者に栄養強化療法（1本200kcal，蛋白質10gの栄養剤を1日1本使用）を行うと，退院時に筋肉量だけでなくADLが有意に改善したというランダム化比較試験がある[5]。これらより，低栄養やサルコペニアを認める障害者の場合には，リハと同時に栄養強化療法を行うことで，よりADLを改善できるといえる。

リハ栄養と「栄養リハ」は別の概念である。「リハ栄養」は，英語で"rehabilitation nutrition"と表記するが，これは日本発の造語である[6]。この概念を日本からアジアをはじめとする世界に発信することが求められている。一方「栄養リハ」に相当する英語は，"nutritional rehabilitation"である。この言葉は，栄養改善とほぼ同義で使用され，途上国の小児の栄養改善プログラムで使用されることが少なくない。「栄養リハ」の概念には，栄養障害以外の障害者が含まれていないため，リハ栄養という言葉を使用している。

3 リハ栄養の定義

2017年にリハ栄養の新しい定義を作成した。リハ栄養の新しい定義およびリハ栄養ケアプロセスは，西岡心大，永野彩乃，若林秀隆の3人で構造構成的本質観取[7]の方法で理論的研究を行い開発した。具体的には，①関心を定める，②哲学的構造構成を遂行する，③関心相関的想像変容を遂行する，④本質の原理化を試みる，⑤原理の妥当性を吟味する，の5つのステップで実施した[7]。

リハ栄養とは，『国際生活機能分類（ICF）による全人的評価と栄養障害・サルコペニア・栄養摂取の過不足の有無と原因の評価，診断，ゴール設定を行った上で，

障害者やフレイル高齢者の栄養状態・サルコペニア・栄養素摂取・フレイルを改善し，機能・活動・参加，QOLを最大限高める「リハからみた栄養管理」や「栄養からみたリハ」である』と再定義した．従来の定義との主な違いは，

- リハ栄養の診断，ゴール設定というステップを明記したこと
- ADLに障害のある者だけでなくフレイル高齢者を対象にしたこと
- 「リハからみた栄養管理」だけでなく「栄養からみたリハ」を追加したこと

の3点である．リハ栄養診断とリハ栄養ゴール設定のステップは，リハ栄養ケアプロセスの中にも含まれている．また，フレイルの中核要因がサルコペニアと低栄養であることから，リハ栄養の考え方はフレイルの予防や治療にも役立つため，フレイル高齢者も対象とした．そのため，予防的リハ栄養という言葉の対象者は，健常者のみとなる．職種によっては，「リハからみた栄養管理」と「栄養からみたリハ」のいずれかのみに関与できる場合が少なくないため，いずれか1つを行っていればリハ栄養を実践しているといえるようにした．

4 リハ栄養の現状

リハ栄養を多職種，すなわち，医師・歯科医師・看護師・管理栄養士・薬剤師・臨床検査技師・理学療法士・作業療法士・言語聴覚士・歯科衛生士および，その他医療・介護職で，考え，学び，実践していく研究会として，2011年に日本リハ栄養研究会が設立された．2016年12月時点での会員数は5,220人であり（2017年12月時点での会員数は約5,700人），職種別には理学療法士，管理栄養士，言語聴覚士の順に多くなっている（図1）．2017年に研究会を学会化した．

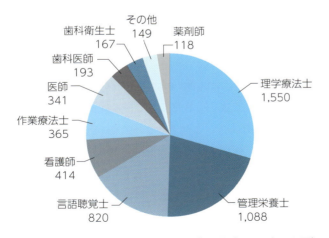

図1 日本リハ栄養研究会の職種別会員数（2016年12月）

2015年11月に日本リハ栄養研究会会員を対象に，サーベイ調査を実施した[8]。回答者677人のうち，自分の病院・施設にリハ栄養チームがあると回答したのは301人（44.5％）であった。リハ栄養回診を行っていると回答したのは137人（20.2％），リハ栄養ミーティングを行っていると回答したのは177人（26.1％）であった。これより，2職種2人以上で構成されるリハ栄養チームが存在する病院・施設は少なくないといえる。

また，回答者のうち活動量を考慮した栄養管理（リハからみた栄養管理）を行っていると回答したのは345人（51.0％）であった。栄養改善のためのエネルギー蓄積量を考慮した栄養管理を行っていると回答したのは316人（46.7％），栄養状態を考慮したリハ（栄養からみたリハ）を行っていると回答したのは528人（78.0％）であった。これらより，日本リハ栄養研究会の会員では，個人としてリハ栄養を実践している人が少なくないといえる。

多変量解析では，自分の病院・施設にリハ栄養チームがある方のほうが，サルコペニアの評価，ADLの評価，エネルギー蓄積量を考慮した栄養管理，栄養状態を考慮したリハを有意に行っていた。

一方，悪液質の評価には，リハ栄養チームの有無で有意差を認めなかった。これより，自分の病院・施設にリハ栄養チームがあると，個人としてのリハ栄養実践も行いやすく，2職種2人以上で構成されるリハ栄養チームをつくることが望ましいといえる。

5　リハ栄養研究の現状

医学中央雑誌での「リハビリテーション栄養」の検索ヒット数推移を図2に示す。2009年以前のヒット件数は0件であったが，2010年に初めて5件ヒットした。これらはすべて筆者による文献であった。2012年にヒット件数が急増して，その後も増加傾向にある。これらから日本でのリハ栄養研究への関心は高まりつつあるといえる。

Google Scholarでの"rehabilitation nutrition"の検索ヒット数推移を図3に示す。2009年から2014年まではリハ栄養に関する英語論文は少なかったが，2015年以降は明らかに増加傾向にある。これよりリハ栄養の英語論文も増加傾向にあるといえる。ただし，PubMedで"rehabilitation nutrition"で検索すると，ヒットするのはわずか17件（2017年12月13日現在）である。2014年2件，2015年1件，2016年5件，2017年4件と2016年から増加傾向にはあるが，不十分である。

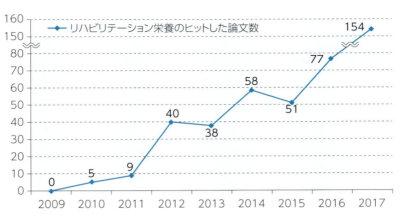

図2 医学中央雑誌での「リハビリテーション栄養」の検索ヒット数推移（2017年12月13日検索）

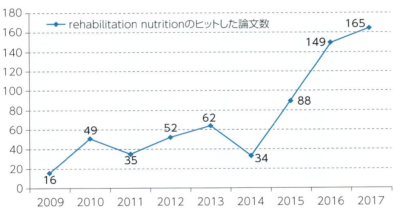

図3 Google Scholarでの"rehabilitation nutrition"の検索ヒット数推移（2017年12月13日検索）

6 リハ栄養の展望

　リハ栄養の領域発展の流れを図4に示す。医学領域として発展させるにはまず，研究と診療ガイドライン作成が重要である。リハ栄養の論文は増加傾向にはある

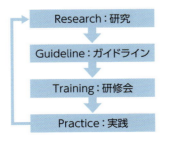

図4 リハ栄養の領域発展の流れ

が，領域として確立するにはまったく不十分であり，さらなる臨床研究の推進が求められる。

日本リハ栄養学会では，2014年より「リハ栄養研究デザイン学習会」を年1回開催している。リサーチクエスチョン，臨床研究デザイン，臨床研究のガイドライン，臨床研究の倫理的配慮，統計解析の基礎などの学習を通じて，倫理審査委員会に提出する臨床研究プロトコールのアウトライン作成を目標とした学習会である。大学病院や臨床研究を積極的に行っている病院以外に勤務する医療従事者が，臨床研究の基礎を学習できる機会は少ないために開催している。また，開催後も一部の参加者の研究実施をフォローする体制をつくっている。これらが2015年以降にリハ栄養の論文が増加した一因と考えている。

日本リハ栄養学会では現在，リハ栄養診療ガイドラインを作成中である。現時点でリハ栄養のエビデンスは不足しているが，診療ガイドラインを作成することでどのような臨床研究を行うべきかを明らかにできる。また，不十分であってもリハ栄養診療ガイドラインを作成することで，より質の高いリハ栄養実践につなげることができると考える。

リハ栄養診療ガイドラインの作成後に必要なのが，研修会である。日本リハ栄養学会では，年1回の学術集会のほか，リハ栄養フォーラム，リハ栄養セミナー，リハ栄養入門講座といったリハ栄養の研修会を開催している。現時点ではリハ栄養のコンセプト，臨床現場での実践報告や症例報告が主な内容であるが，リハ栄養診療ガイドラインの完成後に内容を一部修正したいと考えている。

研修会の後に臨床現場でリハ栄養を実践できるのが，本来の姿である。しかし今までのリハ栄養は，書籍によるコンセプト作成や実践紹介を優先してきた。そのため，多くの病院や施設でどのようにリハ栄養を実践すればよいのか，試行錯誤中である。また，質の高いリハ栄養を実践していると評価されて，リハ栄養を見学できる病院や施設も少ない。リハ栄養を見学できる病院や施設を増やすことも，リハ栄養の普及に重要である。

7 リハ栄養の診療報酬の展望

同時に求められるのが，診療報酬にリハ栄養の実践が含まれることである。現在の診療報酬には，リハ栄養の実践が含まれていない。たとえばサルコペニアはICD-10（国際疾病分類）に含まれたため，サルコペニアに対するリハや栄養管理を診療報酬で算定できるようにすることが望まれる。

次に，回復期リハ病棟や地域包括ケア病棟で，管理栄養士が病棟専従していないと入院料を算定できないようになることが望まれる。回復期リハ病棟や地域包括ケ

ア病棟には，低栄養やサルコペニアでリハを要する入院患者が多い。そのため，管理栄養士が病棟専従で勤務するようになれば，全患者のカンファレンスに参加するようになり，より質の高いリハ栄養管理を実践できると考える。現在は診療報酬に含まれていないため，回復期リハ病棟や地域包括ケア病棟で病棟専従として勤務している管理栄養士は少ない。

また，栄養サポートチーム（NST）加算の算定要件に，理学療法士，作業療法士，言語聴覚士の参加が含まれることも望まれる。現在のNST加算の算定要件に含まれている職種は，医師，薬剤師，看護師，管理栄養士の4職種であり，歯科医師連携加算が別に存在する。急性期病院でNSTが介入している患者では，リハを要することが多い。現在のNSTの診療報酬制度ではリハと栄養管理の連携が不十分であるため，NSTでリハ栄養を実践することは難しい。理学療法士，作業療法士，言語聴覚士がNSTに確実に参加することで，より質の高いリハ栄養管理を実践できると考える。

8 おわりに

リハ栄養の概念，定義，現状，展望について解説した。2010年以前と比較すれば，リハと栄養の距離はかなり近づいてきて，一緒に考えることが当然となりつつある。低栄養やサルコペニアの障害者，高齢者の機能，活動，参加，QOLを最大限に高めるためには，リハ栄養の考え方と実践が欠かせない。フレイル高齢者の障害予防や健康寿命延伸にも，リハ栄養の考え方と実践は有用である。より多くの医療者にリハ栄養を実践してほしい。

文 献

1) Kaiser MJ, et al：J Am Geriatr Soc. 2010；58（9）：1734-8.
2) Sánchez-Rodríguez D, et al：European Geriatric Medicine. 2016；7（3）：224-31.
3) Nii M, et al：J Stroke Cerebrovasc Dis. 2016；25（1）：57-62.
4) Nishioka S, et al：J Acad Nutr Diet. 2016；116（5）：837-43.
5) Yoshimura Y, et al：J Nutr Health Aging. 2016；20（2）：185-91.
6) Wakabayashi H, et al：J Cachexia Sarcopenia Muscle. 2014；5（4）：269-77.
7) 京極　真：吉備国際大学研究紀要（保健科学部）. 2011；21：19-26.
8) Kokura Y, et al：J Med invest. 2017；64（1. 2）：140-5.

第1章 ● リハ栄養

② フレイル・要介護状態と栄養

葛谷雅文

> **Point**
>
> - 栄養障害（malnutrition）とは，必要な栄養素量と実際の摂取量が不均衡な状態を指す一般用語である。栄養障害は低栄養（undernutrition）または過栄養（overnutrition）により生じ，両者とも健康障害のリスクになる。
> - フレイルとは加齢に伴う生理的機能低下や恒常性低下，身体活動性，健康状態を維持するためのエネルギー予備能の欠乏を基盤として，種々のストレスに対して身体機能障害や健康障害を起こしやすい状態を指し，栄養との関連が重要である。
> - 要介護高齢者と栄養障害，特に低栄養との関係は明らかであり，要介護度が高くなるにつれ低栄養と評価される対象者の割合は増加する。

1 はじめに

　メタボリックシンドロームをはじめ肥満症，糖尿病，脂質異常症などの代謝異常は生活習慣病として医療者のみならず国民に周知され，その元凶は過度な栄養摂取（過栄養）であることが強調されてきた。もちろん，この概念は重要ではあるが，年齢の観点が欠落していた。超高齢社会に突入したわが国では後期高齢者が急増し，今後さらなる増加が見込まれ，急激な人口構造の変化が起こっている。この人口構造の変化は疾病構造の変化をもたらし高齢者特有の障害や要介護状態に直結する疾病，さらには治癒には至らない多数の慢性疾患の増加などが顕著になってきている。また種々の要因による要介護状態に陥るリスクが集積している高齢者（フレイル）の増加，さらには既に要介護に陥っている高齢者の人口も増加してきている。生活習慣病の視点が重要な成人が人口の大半を占めている時代ならば前記の過栄養にのみ注意を払えばよかったかもしれないが，今後の後期高齢者の爆発的な人口増加を考えるならば，過栄養のみだけではなく，むしろ低栄養にも注意を払う必要がある。

2 栄養障害

栄養障害（malnutrition）とは，必要な栄養素量と実際の摂取量が不均衡な状態を指す一般用語である．栄養障害は低栄養（undernutrition）または過栄養（overnutrition）により生じる．

成人時代の過栄養，特に中心性肥満，高血圧，脂質異常症，耐糖能障害を併せ持つメタボリックシンドロームは成人の心血管死を増加させることが知られ，その管理の重要性に関しては論を俟たない．一方，加齢とともにそのメタボリックシンドロームの心血管死への影響は低下し，高齢者，特に後期高齢者では栄養不足の問題が重要になってくるのは，周知の事実である．低栄養の問題は以下の3つのphaseで考える必要がある（図1）．

第一は食欲の低下，さらには種々の要因による相対的摂取量の低下が起こるphaseである．もちろん個人差があり画一的なことは言えないが，ほぼ高齢期になると少しずつ食欲は低下する．ただ，この時点ではなお顕著な体重減少は認めない．なぜならば多くは徐々に活動量が減少し消費エネルギー量自体も減少することによる．また，摂取エネルギー量が減ることで活動量自体が抑制されるとの報告もある．しかし，75歳以上の後期高齢者になると，さらに食欲は減退しやすく，放置しておくと体重自体も減少してくる対象者が出現する（phase 2）．この時点では以下に述べるフレイルや，サルコペニア発症に至る高齢者が存在する．ただ，この時期に早期に問題点を発見され，適切に介入すればまだ栄養状態は回復する可能性がある．しかし，適切な介入が行われなかったり，表1にあるような社会的要因，疾病関連要因，精神・心理的要因，加齢自体の影響，さらには食形態の問題，栄養状態の誤認識，不適切な栄養指導などにより，phase 3の低栄養状態に陥ってしまう．

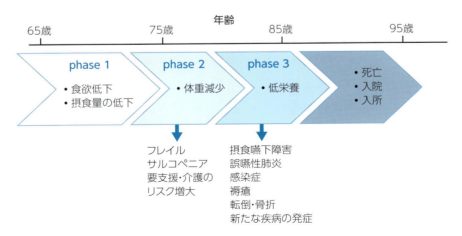

図1 加齢と栄養関連事項の時間経過

表1 高齢者低栄養の要因

社会的要因	貧困 独居 (孤食) 介護不足 孤独感
疾病要因	臓器不全 炎症・悪性腫瘍 薬物副作用 歯科的, 咀嚼の問題 摂食・嚥下障害 ADL障害 疼痛 消化管の問題 (下痢・便秘)
精神・心理的要因	認知機能障害 うつ 誤嚥・窒息の恐怖
加齢の関与	臭覚, 味覚障害 食欲低下 (中枢神経系の関与)
その他	食形態の問題 栄養に関する誤認識 医療者の間違った指導

表2 高齢者栄養障害にともなう病態

1. 免疫異常 (感染症)
2. 褥瘡
3. 創傷治癒の遅延 (手術後の回復遅延)
4. 貧血
5. 認知機能低下
6. 骨粗鬆症
7. 薬剤代謝の変動⇒薬物有害事象
8. 筋萎縮 (サルコペニア)
9. フレイル
10. 転倒
11. 骨折
12. 呼吸機能の低下
13. 疲労感

この低栄養状態は**表2**にあるように免疫能の低下による感染症, 内臓蛋白質の低下も伴い, 薬物代謝にも影響が出て, 薬物の副作用のリスクも増加する[1]。サルコペニアはさらに悪化し, 骨代謝にも影響を及ぼし, 皮下脂肪低下と相まって, 転倒リスクが増加するのみならず, 骨折のリスクも著しく増加する。サルコペニアは嚥下機能にも影響を及ぼし, 誤嚥性肺炎, 窒息のリスクも増加し, 老年症候群の集積を認め, 当然要介護状態に直結する。この時期になると, 栄養療法の効果は限定的となる。また人工栄養を考慮せざるをえないケースもある。極度な低栄養は高齢者にとって致命的であり, この状態では基盤にある多数の慢性疾患を抱え, 予備能力が枯渇しているため, なかなか栄養状態の回復を図ることは難しい。したがって, 体重減少が観察された時点で素早くその要因を明らかにして介入することがきわめて重要である。

　急性疾患の発症のような劇的な変化がなくとも, 高齢者では食事摂取量が徐々に低下してくることにも注意が必要である。また, 高齢者では嗜好が変化し, 以前の食事内容も変化することにも注意を払う必要がある。

3 フレイルとは

フレイルの診断は必ずしも統一されておらず，また定義自体の歴史的変遷も存在するが，現在広く理解されているフレイルの基本的な概念（身体的フレイルとして）は「加齢に伴う症候群として，多臓器にわたる生理的機能低下やホメオスターシス（恒常性）低下，身体活動性，健康状態を維持するためのエネルギー予備能の欠乏を基盤として，種々のストレスに対して身体機能障害や健康障害を起こしやすい状態」である。わかりやすく言うと身体機能を維持する上でのエネルギー予備能欠乏状態と言い換えることができる。

現在世界的にも，また日本でも最もよく使用される診断はFriedらの提唱したものである[2]。Friedらは身体的フレイルの定義として，1) 意図しない体重減少，2) 筋力の低下，3) 疲労感，4) 歩行速度の遅延，5) 活動力の低下，の5項目を診断基準として，3つ以上に当てはまる場合はフレイルとして診断し，1つまたは2つ該当する場合はフレイル前段階とした（表3）。このフェノタイプは先の3年間に起こる転倒，移動障害，日常生活動作障害，入院，生命予後に関連していることが明らかにされており，また日本では将来の要介護状態のリスクになることが明らかにされている。

Xueらはさらにこのフレイルをサルコペニア，予備力低下（恒常性低下）と関連させる理論を提示した[3]。すなわち，彼らは図2に示すようなフレイルサイクルを提唱し，食欲低下，摂取量低下が体重減少を起こし，低栄養状態がサルコペニアを誘導，さらにはサルコペニアにより疲労感（活力低下）ならびに筋力低下が引き起こされ，その後歩行速度遅延，

表3 フレイルの診断項目

1	意図しない体重減少
2	筋力の低下
3	疲労感
4	歩行速度の遅延
5	活動量の低下

上記の3項目当てはまればフレイル，1〜2項目当てはまればフレイル前段階

（文献2より作成）

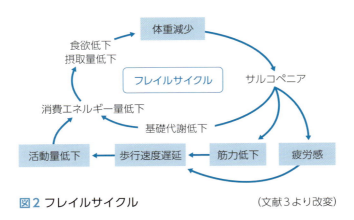

図2 フレイルサイクル　　　　　（文献3より改変）

活動量の低下に連なるサイクルを報告した。またサルコペニア，すなわち骨格筋量低下により基礎代謝自体が低下し，それにより活動量の低下も加わり，消費エネルギー量の低下を伴い，さらに摂食量が低下するという悪循環のサイクルを報告している[3]。このサイクルの提案から，フレイルは明らかに摂取エネルギーや，消費エネルギー量，基礎代謝などと密接に関わり，栄養とは切り離せないものであることがわかる。

4 フレイルと栄養

上記のようにフレイルの根本的概念であるエネルギー予備能力の低下，またFriedの診断に体重減少が存在することより，フレイルは栄養との関連が強いことがわかる。また図2にあるようにフレイルとサルコペニアには密接な関係があり，サルコペニアの章で記載されると思うが，サルコペニアの原因として蛋白質摂取不足との関係も重要である。

通常はフレイルの診断項目の中で，体重減少があるため，栄養状態が悪くなることがフレイルのリスクにつながる訳ではあるが，フレイルと栄養の関係は図1のphase 3のように低栄養に至ってしまう状態の前段階としてとらえたほうがよい。

海外の報告では，$BMI \geq 30kg/m^2$の肥満者がフレイル発症のリスクであると報告されている[4]。これらの対象者ではFried criteriaの体重減少以外の3項目によりフレイルと診断される。しかし，日本人高齢者の$BMI \geq 30kg/m^2$の割合は欧米の約1/10であり，これら肥満を伴うフレイルを日本人高齢者においても注目すべきかどうかは今後の研究を俟つ必要がある。

5 要介護状態と栄養

要介護高齢者と栄養障害，特に低栄養との関係は明らかであり，要介護度が悪くなるにつれ低栄養と評価される対象者の割合は増加する。図3は愛知県と神奈川県の地域在宅療養中の要介護高齢者（$n = 1,142$名，男性：40.3%，平均年齢：81.2 ± 8.7歳）を対象にMini Nutritional Assessment short form（MNA®-SF）を使用して栄養評価（MNA®-SF：14点満点で，12〜14点：正常，8〜11点：低栄養リスク，0〜7点以下：低栄養）を実施したものである[5]。図3より明らかなように，要介護度が上がるにつれてMNA®-SFの点数が低下（栄養状態が悪化）し，低栄養と判定される対象者の割合は明らかに要介護度が上昇するにつれ増加する。

この関係は，結果か原因か，すなわち要介護状態であると栄養状態が悪化するのか，栄養状態が悪いと，要介護状態が悪化するのかを知りたいところである。言い

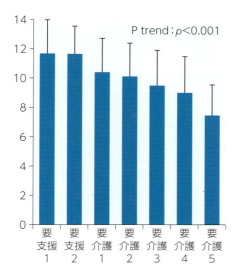
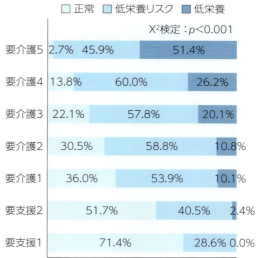

図3 要介護度と低栄養（MNA®-SF）との関連

（文献5より作成）

換えると，どちらが引き金になっているかである。以前我々は上記と異なるコホートの2年間の前向き研究で日常生活動作（activity of daily living：ADL）と体格指数（body mass index：BMI）ならびに上腕周囲長などの身体計測値を栄養指標として，その相互関係を検討した[6]。結果的には登録時の身体計測値ならびにADLは2年後のADLならびに身体計測値とそれぞれ有意な関係はなかった。しかし，2年間の身体計測値の低下とADLの低下には有意な関連を認めたことより，栄養状態と身体機能とは互いに密接に関連しあっていることを報告した[6]。

6 おわりに

メタボリックシンドローム・過栄養予防からフレイル・低栄養予防にギアチェンジする時期はいつか？とよく質問を受ける。もちろん画一的な回答は難しいが，筆者の考えでは65歳未満まではメタボ・過栄養予防にターゲットを絞ればよいと思う。一方75歳以上の後期高齢者はフレイル・低栄養予防にシフトすべきである（**図4**）[7]。間の65歳から74歳はグレーゾーンと考えている。すなわちまだ過栄養に気をつけるべき対象者もいれば，既にフレイルに陥りかけており，低栄養予防にシフトすべき対象者もいる。この期間（前期高齢者）は個別性の強い10年間ということになる。その意味で見きわめが重要とも言える。その見きわめは，体重の変動が重要である。知らずに体重が減少しはじめたら，低栄養予防に舵を取るべきである。

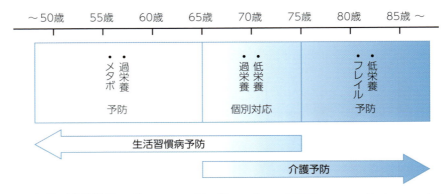

図4 年齢別栄養管理のギアチェンジとグレーゾーンの設定　　　（文献7より引用）

文献

1) 葛谷雅文：低栄養パーフェクトガイド．医歯薬出版，2017, p731-5.
2) Fried LP, et al：J Gerontol A Biol Sci Med Sci. 2001；56 (3)：M146-56.
3) Xue QL, et al：J Gerontol A Biol Sci Med Sci. 2008；63：984-90.
4) Blaum CS, et al：J Am Geriatr Soc. 2005；53 (6)：927-34.
5) 榎　裕美, 他：日老医誌. 2014；51 (6)：547-53.
6) Izawa S, et al：Br J Nutr. 2010；103 (2)：289-94.
7) 葛谷雅文：医事新報. 2016；4797：41-7.

第1章 ●リハ栄養

③ リハ栄養ケアプロセスと栄養ケアプロセス

鈴木瑞恵

Point

- リハ栄養ケアプロセスとは，障害者やフレイル高齢者の栄養状態・サルコペニア・栄養素摂取・フレイルに関連する問題に対して，質の高いリハ栄養ケアを行うための体系的な問題解決手法である。
- リハ栄養ケアプロセスは，1) リハ栄養アセスメント・診断推論，2) リハ栄養診断，3) リハ栄養ゴール設定，4) リハ栄養介入，5) リハ栄養モニタリングから構成される。
- リハ栄養ケアプロセスを繰り返し実践・検証することで，実践スキルを向上させるとともに，リハ栄養ケアプロセスの精度を上げることが求められる。

1 はじめに

　2017年に，若林，西岡，永野によってリハビリテーション（以下，リハ）栄養ケアプロセスが開発された（図1）[1]。リハ栄養ケアプロセスとは，栄養専門職による栄養ケアプロセス[2]を参考に考案された，リハ栄養的問題点を解決するための手法である。これまでのリハ栄養は，書籍や研修会などを通じて得られた知識から各施設独自の方法で実践されてきた。このため，リハ栄養ケアの質や結果の評価が検証しにくく，他施設への一般化が図りにくい状況であった。リハ栄養ケアプロセスは，リハ栄養ケアに整合性，妥当性をもたせ，経過や結果を明確にするものである。

　本節では，リハ栄養ケアプロセスの定義，各プロセス項目について概観する。

2 栄養ケアプロセス (Nutrition Care Process：NCP) とICF-Dietetics

　リハ栄養ケアプロセスは栄養ケアプロセス（以下，NCP）を参考とする。NCPとは栄養管理システムや，用語・概念の国際的な統一を目的とし，米国栄養士会が開発した栄養管理手法である[2]。NCPの内容としては，1) 栄養アセスメント，2) 栄養診断，3) 栄養介入，4) 栄養モニタリングと評価の4項目で構成されている。コード化された用語（Nutrition Care Process Terminology：NCPT）を国際的基準と

③リハ栄養ケアプロセスと栄養ケアプロセス　15

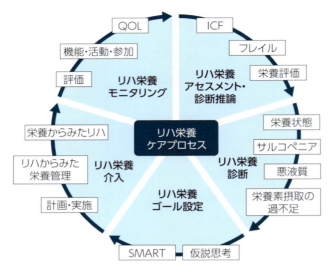

図1 リハ栄養ケアプロセス　　　　　（文献1より引用）

して用いることで，世界中の栄養士が共有できるようになっている。わが国では，2012年に「国際標準化のための栄養ケアプロセス用語マニュアル」[3]が出版され，栄養専門職へのNCP普及が進められている。

栄養管理で使用される用語には，NCPTのほかにもオランダ栄養士会が開発したICF-Dietetics（以下，ICF-D）[4]がある。ICFは約1,000のカテゴリから構成され，栄養関連項目も含まれている。ICF-Dでは，ICFに栄養関連カテゴリを900個追加し，より詳細かつ全人的な栄養診断ができることをめざした。ICFでは個人因子に関するカテゴリ化はいまだ行われていないが，ICF-Dでは，心身機能・構造，活動，参加，環境因子に加え，個人因子の枠組みに基づいた分類が提案されている。

NCPTとICF-D間のマッチングについては，NCPT用語の86.5％がICF-Dのカテゴリと合致していたという報告がある[5]。ICF-DはICFに基づいた全人的評価を可能とする一方，NCP全体を網羅していない点には留意が必要である。

従来の栄養ケアマネジメントは低栄養など栄養状態の判断のみにとどまり，栄養診断，ゴール設定があいまいであった。あいまいな診断，ゴール設定でプランニングし，栄養介入しても，質の高い栄養管理実践は困難である。NCPは，こうした従来の栄養管理ならびに思考過程を明確化し，質を担保するものといえる。

3　リハ栄養ケアプロセス

リハ栄養ケアプロセスとは，障害者やフレイル高齢者の栄養状態・サルコペニア・栄養素摂取・フレイルに関連する問題に対して，質の高いリハ栄養ケアを行う

ための体系的な問題解決手法である。NCPはあくまで栄養学的問題点，栄養介入に焦点を当てたものであり，リハの視点が含まれていない。対象者に関わる全領域を網羅することは困難である。このため，リハ栄養ケアのための全人的評価ツールとして，リハ栄養ケアプロセスが開発された。

　リハ栄養ケアプロセスは，1) リハ栄養アセスメント・診断推論，2) リハ栄養診断，3) リハ栄養ゴール設定，4) リハ栄養介入，5) リハ栄養モニタリングの5項目から構成される。NCPとの主な違いは，栄養介入に含まれていたゴール設定を独立したステップとしたこと，リハ栄養診断にサルコペニアを含めた点が挙げられる。リハ栄養ケアプロセスとNCPの違いを**表1**に示す。

　以下，各プロセスの概要について示す。詳細については4節以降の各論をそれぞれ参照されたい。

1) リハ栄養アセスメント・診断推論

　リハ栄養アセスメントでは，適切なリハ栄養診断を下すことを目的に，ICFを用いて必要な情報を収集する。収集する項目例としては，**表2**[6]のようなものがある。

表1 リハ栄養ケアプロセスと栄養ケアプロセスの違い

	リハ栄養ケアプロセス	栄養ケアプロセス
フォーカス	リハ栄養学的問題点	栄養学的問題点
使用者	多職種	管理栄養士
使用対象	障害者・フレイル高齢者	栄養学的問題点が疑われる人
構成要素	1. リハ栄養アセスメント・診断推論 2. リハ栄養診断 3. リハ栄養ゴール設定 4. リハ栄養介入 5. リハ栄養モニタリング	1. 栄養アセスメント 2. 栄養診断 3. 栄養介入 4. 栄養モニタリングと評価

(西岡心大 作表)

表2 アセスメントの評価指標

- 現病歴／既往歴／併存症
- 病前の生活状況および今後の意向
- 機能検査
- ADL／IADL／社会的参加状況
- 食事・栄養歴
- 身体計測／体組成分析
- 生化学的検査(血液，尿，便等)
- 臨床所見
- 薬剤処方

(文献6より引用)

③リハ栄養ケアプロセスと栄養ケアプロセス　　17

特徴として，栄養状態，サルコペニア，悪液質，栄養素摂取状況を含めることが挙げられる。

　現病歴は，障害・フレイルの原疾患となるものを必ず収集する。既往歴，併存症については，リハ栄養学的問題点の原因となるもの，リハ栄養学的問題点によって発生・増悪する可能性の高いものを中心に収集する。たとえば，既往にうつ病があれば栄養素の摂取不足の可能性が考えられる。また，全身のサルコペニアを認めた場合，サルコペニアの摂食嚥下障害[7)8)]の可能性が考えられ，誤嚥性肺炎発症のリスクを予測できる。現病歴・既往歴等と併せて，病前の生活状況・今後の意向を聴取することで，サルコペニアの原因と今後の状態変化についても予測できる。

　機能検査は，リハ栄養学的問題点と関連する検査を含む。たとえば，筋力評価には握力やMMT，認知機能はMMSE，摂食嚥下機能では嚥下造影検査，嚥下内視鏡検査などである。いずれも，妥当性・信頼性が高い検査が望ましい。ADL／IADL／社会的参加状況は網羅的な評価を行う。ADLはFIM（function independence measure）やBI（barthel index），IADLはLawtonの尺度，社会参加的状況ではLife Space Assessment，社会活動チェック表などを用いる。身体計測では，身長，体重，BMI，上腕周囲長，上腕三頭筋皮下脂肪厚，下腿周囲長などを計測する。より厳密な評価には，BIA（bioelectrical impedance analysis），DXA（dual energy X-ray absorptiometry）などの検査機器を用いた体組成評価が望ましい。生化学的検査，薬剤処方は，原疾患，既往・併存疾患により個別性が高いが，リハ栄養学的問題点に関連する情報を収集する。

　以上の例に挙げた指標は，既に各職種で収集，評価している項目が多く，目新しいものは少ないだろう。しかし，収集した情報を統合し，全人的な評価につなげている例は多くはないと推測する。リハ栄養アセスメントは情報が多岐にわたり，一職種ですべてを集めることは効率的ではない。不十分な情報では適切なリハ栄養診断ができない可能性があり，有効なゴール設定，介入につながらない。各職種の特性を活かした情報収集を行い，多職種で情報共有することが望ましい。

　リハ栄養アセスメントに続いて，診断推論を行う。診断推論とは，対象者の全体像から体系的に問題点を絞り診断を行うプロセスである[9)]。大別すると，パターン認識によるものと分析的アプローチによるものの2種類がある。

　パターン認識とは，対象者の特徴的なパターンから直感的に診断する方法である。野口[9)]はパターン認識を「ひらめき」とも表現している。たとえば，四肢体幹のるい痩，易疲労性，食事摂取量の減少といった臨床所見から，低栄養を原因とするサルコペニアが直感的に疑われたとする。この場合，サルコペニアをAWGS基準[10)]，低栄養をMNA®-SFで評価し，「低栄養によるサルコペニア」の診断を行う。パターン認識の利点としては，経験を積んだ者であれば正確，迅速かつ楽に診断をつける

ことができる。短所としては，初心者のようにパターンが形成されていない場合は
推論が不可能な点である。

分析的アプローチは仮説演繹法とも呼ばれ，仮説形成と仮説検証を繰り返し，診
断を考える方法である。仮説形成とは対象者の話を聞いて鑑別診断のリストをつく
る作業を指す。仮説検証は鑑別診断リストに挙がった疾患の可能性（確率）を吟味
していく作業である。

残念ながら，リハ栄養学的問題点に関する有症率や検査後確率が不明なものも多
い。現時点では，パターン認識による診断推論が現実的と考える。

2) リハ栄養診断

リハ栄養診断は，リハ栄養学的問題を診断するプロセスである。リハ栄養アセス
メントで収集した情報を統合し，リハ栄養学的問題を端的な用語で表現する。診断
は3つの大項目（①栄養障害，②サルコペニア，③栄養素摂取の過不足）と，12の
小項目からなる（**表3**）[6]。大項目①〜③は認めなければ「なし」と診断できる。1人
の対象者に複数のリハ栄養診断を下すこともありうるが，診断が多数になると問題
点がぼやけるため，3つ程度にとどめることが望ましい。

リハ栄養診断では，原因と根拠を明示することが必要である。リハ栄養診断の原
因となる状態は何か，診断の根拠となる検査・調査・症状・兆候は何かをそれぞれ
明確にする。たとえば，低栄養と診断した場合，原因は肺がんによる悪液質，診断
根拠としてESPEN診断的定義[11]またはASPEN／ANDの低栄養分類[12]を用いたこ
とを明示する。リハ栄養診断だけでなく，背景要因を決定した根拠についても可能
な範囲で明示する。

表3 リハ栄養診断

大項目	小項目
栄養障害	・低栄養 ・過栄養 ・栄養障害のリスク状態（低栄養，過栄養） ・栄養素の不足状態 ・栄養素の過剰状態
サルコペニア	・あり ・筋肉量のみ低下 ・筋力 and／or 身体機能のみ低下
栄養素摂取の過不足	・栄養素の摂取不足 ・栄養素の摂取過剰 ・栄養素摂取不足の予測 ・栄養素摂取過剰の予測

（文献6より引用）

栄養障害について，低栄養・過栄養は，コンセンサスの得られた定義・分類方法や妥当性検証済みツールに則って診断する。サルコペニアについては，EWGSOP基準[13]，AWGS基準で診断する。栄養素摂取の過不足については，安静時エネルギー消費量（REE）や日本人の食事摂取基準と比較し，摂取量の過不足から評価，診断する。(参照：第1章5節「リハ栄養診断」)

3) リハ栄養ゴール設定

リハ栄養診断を行った後，介入の目的や目標を明確化するためにゴール設定を行う。リハ栄養診断と整合性があることが重要である。この場合，S：具体的(Specific)，M：測定可能(Measurable)，A：達成可能(Achievable)，R：関連した(Related)，T：期間が明確(Time-bound)といったSMARTなゴール設定が望ましい。SMARTなゴール例としては，「低栄養のリハ栄養診断に対し，1カ月後に1.5kg，3カ月後に5kgの体重増加を目的としたリハ栄養介入を行う」が挙げられる。他方，「低栄養のリハ栄養診断に対して，活動係数1.7を乗じた食事を提供する」では，低栄養に対し食事提供のみの介入であり，期限も設けられていない。具体的にどのようなゴール設定をしたか，達成度をどのように測定するかが不明確である。SMARTな目標設定が行われないと，後述するモニタリングで何を指標とするかがあいまいになり，効果判定もできない。(参照：第1章6節「リハ栄養のゴール設定 (SMARTなゴール)」)

4) リハ栄養介入

リハ栄養介入には，「リハからみた栄養管理」と「栄養からみたリハ」がある。「リハからみた栄養管理」とは，ICFやリハを考慮した上で，栄養状態・サルコペニアを改善し，機能・活動・参加，QOLを最大限高める栄養管理を指す。(参照：第1章7節「エネルギー必要量の設定方法」)「栄養からみたリハ」は，栄養状態・サルコペニア・ICF，栄養管理を考慮した上で，栄養状態・サルコペニアを改善し，機能・活動・参加，QOLを最大限高めるリハを指す。ここでの「リハ」は広義のリハを指し，理学療法，作業療法，言語聴覚療法のみならず，栄養管理，リハ医療，リハ看護，ソーシャルワーク，口腔リハ，薬剤調整，音楽療法，補完・代替医療も含まれる(参照：第1章8節「攻めのリハ栄養管理とその実践方法」)。

5) リハ栄養モニタリング

リハ栄養モニタリングでは，アセスメントから，診断，ゴール設定を行い，介入した結果の効果判定を行う。現在のリハ栄養介入を継続するか否かを判断し，継続しない場合，新たなリハ栄養介入プランの作成を行う。モニタリングのポイントと

しては，①目標達成できなかった場合，その理由を熟慮する，②モニタリング指標はリハ栄養診断や設定したゴールと合わせる，③指標に合わせた適切な頻度で行う，④誰が何のモニタリングを行うか明確にする，などが挙げられる。たとえば，低栄養の診断に対するゴールとして「3カ月で5kgの体重増加」と設定した場合，モニタリング指標を体重，食事摂取量，体組成，血液検査，ADLとし，週1回〜月1回の頻度で計測を行う。体重は看護師・介護士，食事摂取量は管理栄養士，体組成は理学療法士，血液検査は臨床検査技師，ADLはリハ職と，モニタリング担当を決めて行う。施設のマンパワーや職種の得意分野に合わせて役割分担し，結果を照合してリハ栄養介入の効果をみる。このように定型化することでモニタリングが明確となり，効果判定が行いやすくなる。

4 まとめ

　以上，リハ栄養ケアプロセスについて概観した。プロセスの流れは非常に明瞭であり，日々の現場で行っているリハ栄養ケアの妥当性や改善点を見出すための有用な指標となる。その一方で，内容が多岐にわたり思考過程も複雑であるという側面もある。リハ栄養学的問題点を抱える対象者に全人的評価を行うためには，やむをえない過程であろう。日々の臨床で使いこなせるよう繰り返し使用し，実践者のスキルを向上させる必要がある。また，臨床現場で実践・検証されることで，プロセス自体の内容もより良いものへと進化することが期待される。

文 献

1) 若林秀隆，監：リハビリテーション栄養ポケットガイド. 改訂版. ジェフコーポレーション, 2014. p4, p16.
2) Lacey K, et al：J Am Diet Assoc. 2003；103 (8)：1061-72.
3) 日本栄養士会監訳：国際標準化のための栄養ケアプロセス用語マニュアル. 第一出版, 2012.
4) Yuill KA：Report on Knowledge and Use of a Nutrition Care Process & Standardised Language by Dietitians in Europe. European Federation of the Associations of Dietitians, 2012.
5) Gäbler GJ, et al：J Acad Nutr Diet. 2017 Feb 6. doi：10.1016/j.jand.2016.12.002. [in press]
6) 西岡心大：リハビリテーション栄養. 2017；1 (1)：17-21.
7) 森　隆志：日静脈経腸栄会誌. 2016；31 (4)：949-54.
8) Mori T, et al：J Cachexia Sarcopenia Muscle-Clinical Reports. 2017；2 (2)：1-10.
9) 野口善令：日本プライマリ・ケア連合学会誌. 2010；33 (2)：211-4.
10) Chen L-K, et al：J Am Med Dir Assoc. 2014；15 (2)：95-10.
11) Cederholm T, et al：Clin Nutr. 2015；34 (3)：335-40.
12) White J V, et al：J Parenter Enter Nutr. 2012；36 (3)：275-83.
13) Cruz-Jentoft AJ, et al：Age Ageing. 2010；39 (4)：412-23.

第1章 ● リハ栄養

 栄養スクリーニングと栄養アセスメント

會田梨恵

- すべての患者に栄養障害が発生する可能性があり，全対象者に栄養スクリーニングを行うことは，栄養障害のリスク患者を早期に発見するためにも重要である。
- 栄養アセスメントでは，栄養障害の種類と程度を詳細に診断し，栄養療法の適応を判断および栄養量の内容の決定と修正をするために，総合的および経時的に評価を行う。
- AND／ASPENによる低栄養分類，ESPENによる低栄養診断的定義では，栄養量不足だけではなく，炎症反応が低栄養の要因として重要視されている。

1 はじめに

　高齢者は様々な併存疾患や口腔機能低下，老人性嚥下機能低下，認知症などのために不適切な栄養摂取に陥るリスクがあり低栄養をきたしやすい。また，リハビリテーション（以下，リハ）を行う高齢者には低栄養が多く[1]，栄養状態を改善しリハの効果を高めるためには栄養状態を適切に把握することが必要である。
　本項では栄養スクリーニング，栄養アセスメント，低栄養の判断・診断について述べる。

2 栄養スクリーニング

　スクリーニングは全対象者に対して行われるものであり，簡便で誰でも理解でき，非侵襲的な方法の指標を利用することが求められる。以下に信頼性，妥当性が検証済みの栄養スクリーニングツールを挙げる。

1) subjective global assessment：SGA[2]

　SGAは①体重減少，②食事摂取の変化，③消化器症状，④身体機能，⑤疾患と栄養必要量の関係，⑥身体計測といった簡単に入手可能な情報で構成されている。①は6カ月前と2週間前を確認する。6カ月間で10％以上の体重減少は慢性的進行

性症状か食生活の変化が原因と考えることができ，2週間の短期の体重減少は栄養不良の危険性が高い。②では食事摂取量およびその内容の変化がないかを聴取する。③は嘔気，嘔吐，食欲不振，下痢などの症状の有無とその継続期間を聴取する。2週間以上消化器症状が認められる場合は栄養不良の可能性が高い。④は機能障害の有無や期間について評価する。⑤は発熱がないか，疾患に伴う代謝受容（ストレス）はどの程度か評価する。⑥では浮腫や腹水，褥瘡の有無を確認する。

判定は栄養状態良好，中等度の栄養不良，高度の栄養不良の3段階で行う。

2) mini nutritional assessment®-short form：MNA®-SF[3]

65歳以上の高齢者に用いられ，**表1**[3][4]のA～Fの6項目の合計ポイントで評価する。ただし，著明な浮腫や胸水，腹水を認める患者では水分貯留による体重増加で得点が実際の栄養状態より高くなることがあるので注意する。

3) malnutrition universal screening tool：MUST

英国静脈経腸栄養学会（British Association for Parenteral and Enteral nutrition：BAPEN）により提唱され，**図1**の5つのステップからなる[5][6]。

4) nutrition risk screening 2002：NRS 2002

ヨーロッパ臨床栄養代謝学会（European Society for Clinical Nutrition and Metabolism：ESPEN）が提唱した[7]。**表2**のinitial screeningで1つでも該当すればfinal screeningを実施する。

5) geriatric nutritional screening index：GNRI

高齢者[8]や透析患者に有用である[9]。[1.489×血清アルブミン（g/dL）]＋[41.7×（実測体重/標準体重）]で求める。透析患者では現在の体重をdry weight（DW）とし，実測体重やDWが標準体重を上回る場合は体重比を1として計算する。98を超える場合はリスクなし，92～98は軽度栄養障害，82～91は中等度栄養障害，82未満は重度栄養障害と判断する。透析患者では91.2以上で栄養障害リスクなし，91.2未満で栄養障害リスクありと判断する。

3 栄養アセスメント

栄養スクリーニングで抽出された栄養障害のリスクが高いものに対し実施する。代表的なアセスメントツールにはmini nutritional assessment®（MNA®）[4]がある。簡便な内容で構成され，血液生化学検査を必要としない。**表1**のA～Rの全項目を

表1 MNA®，MNA®SF

MNA®SF，MNA®スクリーニング	MNA®アセスメント
A．過去3カ月間で，食欲不振，消化器の問題，咀嚼・嚥下の問題で食事量が減少しましたか？ 0＝著しい食事量の減少 1＝中等度の食事量の減少 2＝食事量の減少なし	G．生活は自立していますか？（施設入所や入院をしていない） 1＝はい　0＝いいえ
B．過去3カ月間で体重の減少がありましたか？ 0＝3kg以上の減少 1＝わからない 2＝1〜3kgの減少 3＝体重減少なし	H．1日に4種類以上の処方薬を飲んでいる 0＝はい　1＝いいえ
	I．身体のどこかに押して痛いところ，または皮膚潰瘍がある 0＝はい　1＝いいえ
C．自力で歩けますか？ 0＝寝たきりまたは車椅子を常時使用 1＝車椅子を離れられるが，歩いて外出はできない 2＝自由に歩いて外出できる	J．1日に何回食事を摂っていますか？ 0＝1回　1＝2回　2＝3回
D．過去3カ月間で精神的ストレスや急性疾患を経験しましたか？ 0＝はい　2＝いいえ	K．どんな蛋白質を，どのくらい摂っていますか？ 乳製品（牛乳，チーズ，ヨーグルト）を毎日1品以上摂取／豆類または卵を毎週2品以上摂取／肉類または魚を毎日摂取 0.0＝0または はい，1つ 0.5＝はい，2つ 1.0＝はい，3つ
E．神経・精神的問題の有無 0＝強度認知症またはうつ状態 1＝中等度認知症 2＝精神的問題なし	L．果物または野菜を毎日2品以上摂っていますか？ 0＝いいえ　1＝はい
F1．BMI　体重（kg）÷［身長（cm）]^2 0＝BMIが19未満 1＝BMIが19以上21未満 2＝BMIが21以上23未満 3＝BMIが23以上	M．水分を1日どのくらい摂っていますか？ 0.0＝コップ3杯未満　0.5＝3杯以上5杯未満 1.0＝5杯以上
MNA®-SFの場合のみ，BMIが測定できない場合はF1のかわりにF2に回答	N．食事の状況 0＝介助なしでは食事不可能 1＝多少困難ではあるが自力で食事可能 2＝問題なく自力で食事可能
F2．ふくらはぎの周囲長（cm）：CC 0＝31cm未満　1＝31cm以上	O．栄養状態の自己評価 0＝自分は低栄養だと思う　1＝わからない 2＝問題ない
合計ポイント（最大14ポイント） 12〜14ポイント　栄養状態良好 8〜11ポイント　　低栄養の恐れあり（At risk） 0〜7ポイント　　　低栄養 詳細なスクリーニングを行う場合はG〜Rにすすむ	P．同年代の人と比べて，自分の健康状態をどう思いますか？ 0.0＝良くない　0.5＝わからない　1.0＝同じ 2.0＝良い
	Q．上腕（利き腕でないほう）の中央の周囲長（cm）：MAC 0.0＝21cm未満 0.5＝21cm以上22cm未満 1.0＝22cm以上
	R．ふくらはぎの周囲長（cm）：CC 0＝31cm未満　1＝31cm以上
	低栄養状態スコア 合計ポイント（最大30ポイント） 24〜30ポイント　栄養状態良好 17〜23.5ポイント　低栄養の恐れあり 0〜17ポイント　　　低栄養

（文献3，4から作成）

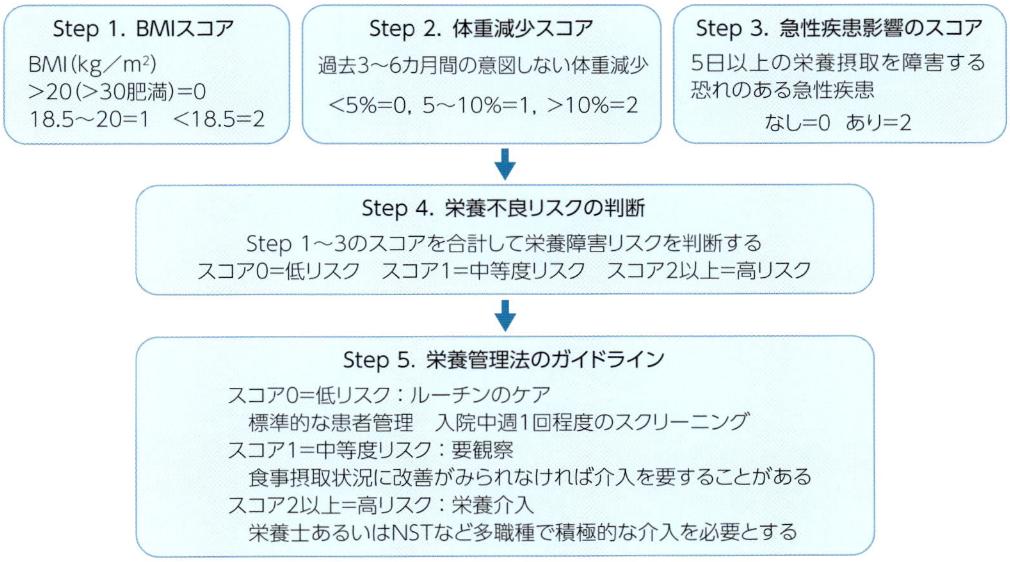

Step 1. BMIスコア
BMI(kg／m²)
＞20(＞30肥満)=0
18.5〜20=1　＜18.5=2

Step 2. 体重減少スコア
過去3〜6カ月間の意図しない体重減少
＜5%=0, 5〜10%=1, ＞10%=2

Step 3. 急性疾患影響のスコア
5日以上の栄養摂取を障害する恐れのある急性疾患
なし=0　あり=2

Step 4. 栄養不良リスクの判断
Step 1〜3のスコアを合計して栄養障害リスクを判断する
スコア0=低リスク　スコア1=中等度リスク　スコア2以上=高リスク

Step 5. 栄養管理法のガイドライン
スコア0=低リスク：ルーチンのケア
　標準的な患者管理　入院中週1回程度のスクリーニング
スコア1=中等度リスク：要観察
　食事摂取状況に改善がみられなければ介入を要することがある
スコア2以上=高リスク：栄養介入
　栄養士あるいはNSTなど多職種で積極的な介入を必要とする

図1 MUSTによる栄養診断
〔「岩佐幹恵：栄養障害のスクリーニング，日本静脈経腸栄養学会 静脈経腸栄養ハンドブック（日本静脈経腸栄養学会編），p107, 2011, 南江堂」より許諾を得て改変し転載〕

実施し，合計ポイントで評価する。

　栄養障害のSGAが主観的に栄養評価を行う方法であるのに対して，臨床的検査値などの客観的データに基づく評価を客観的栄養評価（objective date assessment：ODA）という。ODAには以下の項目が含まれる。

1) 身体計測

　身体計測での評価を表3に示す[6]。体重は重要な栄養障害の指標である。浮腫や腹水，胸水では水分貯留のため実際の体重より重くなることや，脱水では実際より低くなるなど病的な増減の有無にも注意し評価を行う。体重は現体重だけではなく，体重変化率[10]も確認する。現在，標準体重以上だとしても著しい体重減少があれば栄養摂取不足が疑われる[10]。体重変化率は低栄養の予後を評価する上でも重要である。
　体重の増減を評価する際にはどの体組成が増減したのかを把握する必要がある。骨格筋量・皮下脂肪量の指標を表4に示す。CCは体格指数（body mass index：BMI）[11][12]や除脂肪体重[11]，AMC[12]と相関する。AMCとAMAはともに全身の骨格筋量の目安となる。TSFは体脂肪全体との相関がある。これらの計測値は新身体計測基準値（JARD2001）[13]の性別，年齢別の中央値に対するパーセントで評価する。
　生体インピーダンス法（bioelectrical impedance analysis：BIA）[14]は，生体に微弱な電流を流し，電気抵抗値から体組成を推定する。身体への負担が少なく安全に測定可能だが，飲食など体水分の増減や体位の変動の影響を受けやすく測定値が変

表2 NRS 2002

NRS 2002 initial screening

1．BMI＜20.5
2．最近3カ月以内に体重減少がある
3．最近1週間以内に食事摂取量の減少を認める
4．重篤な疾患（集中治療のような）を有している
上記の1つでも該当すれば次の詳細なスクリーニングを実施する

NRS 2002 final screening
1．栄養障害スコア

なし	score 0	栄養状態正常
軽度	score 1	体重減少＞5％／3カ月 1週間の食事摂取量が必要量の50〜70％以下
中等度	score 2	体重減少＞5％／2カ月，あるいはBMI18.5〜20.5および一般状態の障害および食事摂取量が必要量の25〜60％
高度	score 3	体重減少＞5％／1カ月（15％／3カ月），あるいはBMI＜18.5および一般状態の障害および食事摂取量が必要量の0〜25％

2．侵襲スコア（栄養必要量増加と相関）

なし	score 0	栄養状態正常
軽度	score 1	骨盤骨折（hip fracture），慢性疾患，特にその急性合併症，肝硬変慢性閉塞性肺疾患（COPD），慢性透析患者，糖尿病，悪性腫瘍
中等度	score 2	腹部手術（大），脳梗塞・脳出血，重症肺炎，血液悪性腫瘍
高度	score 3	頭部外傷，骨髄移植患者，ICU収容患者（APACHE＞10）

栄養障害スコア＋障害スコア＝合計スコア（70歳以上は＋1）
合計スコア＞3の場合には，積極的な栄養補給が必要であると判定する
〔「岩佐幹恵：栄養障害のスクリーニング，日本静脈経腸栄養学会 静脈経腸栄養ハンドブック（日本静脈経腸栄養学会編），p107，2011，南江堂」より許諾を得て転載〕

動するため[15]，測定条件を合わせる必要がある[16]。二重エネルギーX線吸収測定法（dual energy X-ray absorptiometry：DXA）[14] は2種類のX線の透過率の比率から体組成を計測する方法で精度は非常に高い。サルコペニアに関するアジアのワーキンググループ（Asian working group for sarcopenia：AWGS）はサルコペニアのカットオフ値をBIA法では男性＜$7.0 kg/m^2$，女性＜$5.7 kg/m^2$，DXAでは男性＜$7.0 kg/m^2$，女性＜$5.4 kg/m^2$としている[17]。

2) 血液・尿生化学的検査 [6][18]

　臨床検査値は栄養状態だけでなく，脱水や稀釈，合成や異化，摂取や漏出などによっても変動する[16]。身体状況や病態，検査値の変化などを総合的に判断する。
　血清蛋白値は血清濃度を示し，脱水や浮腫などの体内水分の保有量や水分投与量は血清濃度を規定する因子である。また，手術，外傷，感染症などの侵襲が加わると血清アルブミン（albumin：Alb）はC反応性蛋白（C-reactive protein：CRP）などの急

表3 栄養評価法：身体計測（体重）

実測体重（body weight：BW） 理想体重（ideal body weight：BW） 通常時体重（usual body weight：UBW）		
％理想体重（％IBW）＝BW／IBW×100	80～90% 70～79% 0～69%	……… 軽度栄養障害 ……… 中等度栄養障害 ……… 高度栄養障害
％通常体重（％UBW）＝BW／UBW×100	85～95% 75～84% 0～74%	……… 軽度栄養障害 ……… 中等度栄養障害 ……… 高度栄養障害
体重変化率＝（UBW－BW）／UBW×100	≧2%／1週間 ≧5%／1カ月 ≧7.5%／3カ月 ≧10%／6カ月	⇒栄養障害の可能性
body mass index（BMI） ＝体重（kg）／身長（m）^{2}	＞27 25～27 21～25 19～21 ＜19	………… 肥満 ………… 肥満気味 ………… 標準 ………… やせ気味 ………… やせ

〔「小山　諭：身体計測方法，日本静脈経腸栄養学会 静脈経腸栄養ハンドブック（日本静脈経腸栄養学会），p113，2011，南江堂」より許諾を得て改変し転載〕

表4 栄養評価法：身体計測（骨格筋量・皮下脂肪量）

骨格筋量・皮下脂肪量の指標	計測・計算方法
上腕周囲長 （arm circumference：AC）	利き手ではない（麻痺のない）上腕骨の中点の周囲長を測定
上腕三頭筋皮下脂肪厚 （triceps skinfold：TSF）	利き手ではない（麻痺のない）上腕骨の中点の皮下脂肪の厚みを測定
上腕筋囲 （midupper arm muscle circumference：AMC）	AMC（cm）＝AC（cm）－0.314×TSF（mm）
上腕筋面積 （midupper arm muscle area：AMA）	AMA（cm^2）＝（AC－0.314×TSF）^{2}／4π
下腿周囲長 （calf circumference：CC）	麻痺や拘縮のない下腿で最も太い部位で測定

性相蛋白とほぼ反対の変動を示す。必要な栄養を投与しても，侵襲下では血清アルブミン値は回復しないが，侵襲から回復すると血清アルブミン値も改善してくるため，血清アルブミン値を解釈するときには侵襲の影響で増減していないか留意する[18]。

　トランスフェリン（transferrin：Tf）の半減期は7日で，血清鉄の影響を受け，貧血では高値となる。プレアルブミン（prealbumin：PA）はトランスサイレチン（transthyretin：TTR）とも呼ばれ，半減期は2日である。肝機能や甲状腺の影響を受ける。レチノール結合蛋白（retinol binding protein）は肝機能の影響を受ける。半減期は0.5日と短く，現在の検査値だけで蛋白合成の目安となる。

④栄養スクリーニングと栄養アセスメント

尿検査も蛋白異化の推定に有用である。尿中クレアチニン測定により筋肉量を推定できる。尿中尿素窒素（urine urea nitrogen：UUN）は蛋白の最終産物であり，尿中総窒素の約80％を占め，尿中総窒素排泄量の換算式に用いられている。尿中総窒素1gは筋肉量31gに相当する。また，蛋白質投与量と尿素窒素排泄量の差によって生体内の窒素代謝を間接的に知ることができ，窒素平衡（nitrogen balance：NB）が用いられる。NBの算出法は，臨床的には［NB（g/day）＝窒素摂取量 － 尿中尿素窒素排泄量］，または［NB（g/day）＝投与アミノ酸量/6.25 － 尿中尿素窒素排泄量×5/4］を用いる。NBが負である場合は蛋白異化に傾いており，栄養療法が必要なことを意味する。

3) 免疫能検査[6]

免疫能の指標の中でも総リンパ球数（total lymphocyte count：TLC）は簡便であるため多く用いられている。［TLC（/mL）＝白血球数（/mL）×リンパ球割合（%）］で求める。1,200 ～ 2,000/mLで軽度栄養障害，800 ～ 1,199/mLで中等度栄養障害，800/mL以下は高度栄養障害と判定する。白血球数の変動する病態では評価の対象とならない。

4) 機能的検査

筋組織の質的評価として機能的検査がある。大腿四頭筋筋力，呼吸筋筋力，握力が用いられる。筋肉機能は栄養不足になると早期に反応するため，身体機能や栄養状態の評価指標として有用である。中でも握力測定[19]は容易に実施でき，AWGSはサルコペニアのカットオフ値を男性＜26kg，女性＜18kgとしている[17]。

4 成人低栄養の分類と診断的定義

近年，低栄養の分類と定義について，国際的なコンセンサスに基づく提案がなされている。2010年，ヨーロッパ臨床栄養代謝学会（ESPEN）と米国静脈経腸栄養学会（American Society for Parenteral and Enteral Nutrition：ASPEN）による国際ガイドライン委員会が成人低栄養症候群の成因別分類法を提案した（ESPEN/ASPENコンセンサス）[20]。炎症反応が存在せず，栄養摂取不足によって生じる飢餓関連低栄養（starvation-related malnutrition），軽度から中等度の持続的炎症によって生じる慢性疾患関連低栄養（chronic disease-related malnutrition），急性で強い炎症によって生じる急性疾患または外傷関連低栄養（acute disease or injury related malnutrition）の3つに分類された。これらの要因は重複して存在していることも多い。

これらのESPEN/ASPENコンセンサスに基づき，2012年，米国栄養士会（the

Academy of Nutrition and Dietetics：AND）およびASPENにより成人低栄養の成因特徴をまとめた共同声明が公表された[21]。臨床現場で低栄養を適切に診断・介入することを支援する目的で作成され，図2に示す3タイプに分類する。飢餓関連低栄養は幅広い状況で使用できる用語であるSocial or Environmental Circumstancesに置き換えられている。また，これらをさらに非重症（中等度）低栄養と重度低栄養の2段階に分類し，エネルギー摂取量，体重減少歴，体脂肪，筋肉量，水分貯留（浮腫，腹水等），握力減少の6項目に基づき具体的な判断基準が提示されている。

　一方，ESPENは2015年に低栄養の診断的定義（Diagnostic criteria）を提唱した[22]（図3）。ESPENは妥当性のあるスクリーニング法に前述したNRS2002，MUST，MNA，SGAなどを推奨している[5]。ESPEN診断的定義は明確なカットオフ値を用いてBMI（または除脂肪指数）と体重減少率のみで低栄養を診断できるため臨床的に活用できるが炎症反応や低栄養に伴う機能障害を評価できない。

　さらにESPENは2017年に臨床栄養関連用語の定義を改定した。低栄養は炎症を伴う疾患関連低栄養（disease-related malnutrition［DRM］with inflammation），炎症を伴わないDRM without inflammation），疾患を伴わない低栄養（malnutrition/undernutrition without disease）の3つを含み，慢性疾患または急性疾患は炎症を伴う疾患関連低栄養の下位分類とした[23]。AND/ASPENによる低栄養分類，ESPENの臨床栄養関連用語の定義のいずれにおいても栄養摂取不足のみならず炎症反応が低栄養の要因として重要視されている。しかし炎症の有無を判断する最適な指標やカットオフ値は定まっていない[21][22]。

成人低栄養の分類
1）Malnutrition in the Context of the Acute Illness or Injury
　（急性疾患／外傷を背景とする低栄養）
2）Malnutrition in the Context of Chronic Illness
　（慢性疾患を背景とする低栄養）
3）Malnutrition in the Context of Social or Environmental Circumstances
　（社会環境の状況を背景とする低栄養）

成人低栄養の臨床的特徴
1）エネルギー摂取量減少
2）体重減少（通常時からの減少率）
3）体脂肪減少
4）筋量減少
5）水分貯留（末梢浮腫，腹水等）
6）握力低下

いずれか2項目以上が該当すれば低栄養となる

図2 米国栄養士会および米国静脈経腸栄養学会による成人低栄養の成因別特徴

（文献21より引用）

④栄養スクリーニングと栄養アセスメント

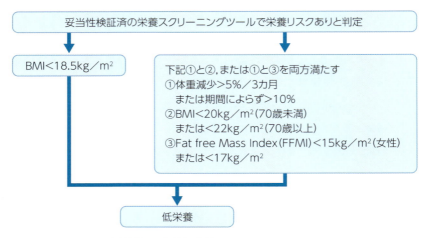

図3 ESPENによる低栄養の診断的定義　　　　　　　　　（文献22より引用）

文　献

1) Kaiser MJ, et al：J Am Geriatr Soc. 2010；58 (9)：1734-8.
2) Detsky AS, et al：JPEN J Parenter Enteral Nutr. 1987；11 (1)：8-13.
3) Rubenstein LZ, et al：J Gerontol A Biol Sci Med Sci. 2001；56 (6) A：M366-72.
4) Guigoz Y, et al：Nutr Rev. 1996；54 (1 Pt 2)：S59-65.
5) Mulnutrition Advisory Group, ed：A Standing Committee of BATEN：BAPEN. 2003.5
6) 日本静脈経腸栄養学会, 編：日本静脈経腸栄養学会 静脈経腸栄養ハンドブック. 南江堂, 2011, p102-45.
7) Kondrup J, et al：Clin Nutr. 2003；22 (4)：415-21.
8) Bouillanne O, et al：Am J Clin Nutr. 2005；82 (4)：777-83.
9) Yamada K, et al：Am J Clin Nutr. 2008；87 (1)：106-13.
10) Blackburn GL, et al：JPEN J Parenter Enteral Nutr. 1977；1 (1)：11-22.
11) Bonnefoy M, et al：Gerontology. 2002；48 (3)：162-9.
12) Portero-McLellan KC, et al：J Nutr Health Aging. 2010；14 (4)：266-70.
13) 五味郁子：栄評治. 2002；19 (4)：493-8.
14) Cruz-Jentoft AJ, et al：Age and Ageing. 2010；39 (4)：412-23.
15) Kushner RF, et al：Clin Nutr. 1996；64 (3 suppl)：423S-7S.
16) 畑中徳子：静脈経腸栄養. 2012；27 (3)：903-7.
17) Chen LK, et al：J Am Med Dir Assoc. 2014；15 (2)：95-101.
18) 日本静脈経腸栄養学会, 編：静脈経腸栄養ガイドライン. 第3版. 照林社, 2013, p9-10.
19) Norman K, et al：Clin Nutr. 2011；30 (2)：135-42.
20) Jensen GL, et al：Clin Nutr. 2010；29 (2)：151-3.
21) White J V, et al：J Parenter Enteral Nutr. 2012；36 (3)：275-83.
22) Cederholm T, et al：Clin Nutr. 2015；34 (3)：335-40.
23) Cederholm T, et al：Clin Nutr. 2017；36 (1)：49-64.

参　考

▶ 西岡心大：静脈経腸栄養. 2016；31 (4)：944-8.

第1章 ● リハ栄養

⑤ リハ栄養診断

森 玲子

Point

● リハ栄養診断では，アセスメントで得られた情報をもとに3つの大項目（①栄養障害，②サルコペニア，③栄養素摂取の過不足）と12の小項目について診断する（表1）。

● 過栄養の評価では，体重やBMIが使用しやすい指標であるが，除脂肪体重を正確に評価できないため，浮腫やサルコペニア肥満のある場合は注意が必要である。

● 栄養素の不足状態は低栄養やサルコペニアの原因となり，栄養素の過剰状態は，生活習慣病などの健康障害の原因となるため，早期に評価し介入することが重要である。

1 過栄養・過栄養のリスク状態

1）定義

　過栄養とは，エネルギー摂取量がエネルギー消費量を上回り脂肪が過剰に蓄積した結果，代謝異常や脳血管障害などの疾患リスクが高まり，ADL低下やそのリスクがみられる状態である。エネルギー摂取量がエネルギー消費量を上回る理由としては，食事摂取過多，活動量低下，疾患などが考えられ，脂肪の過剰蓄積を反映する状態に肥満がある。肥満とは，脂肪組織にトリグリセリドが過剰に蓄積した状態であり，健康障害を伴わない肥満と，健康障害を伴い医学的に減量を必要とする肥満症に区別される[1]。日本肥満学会とWHOは，肥満の程度をBMIで示している。日本肥満学会とWHOの肥満度分類が異なるが，それぞれの分類についてはこちらのURLの表の通りである［http://www.jasso.or.jp/data/magazine/pdf/chart_A.pdf］[1]。日本における肥満者の割合は，平成28年度の国民健康・栄養調査では肥満者（BMI≧25kg/m^2）の割合は男性31.3%，女性20.6%であった[2]。

　また近年，サルコペニア肥満も注目されている。サルコペニア肥満とは，サルコペニアと肥満が合併した状態であり，Heberらは，「加齢により除脂肪量が低下し，体脂肪が増加した状態」[3]，Baumgartnerらは，「加齢によって四肢筋量が減少し，体脂肪が増加した状態」[4]と定義している。サルコペニア肥満は総死亡リスクを24%

⑤リハ栄養診断　31

表1 リハ栄養診断

1) 栄養障害
低栄養・過栄養

	原因	検査・調査・症状・兆候の例
低栄養	① 飢餓 ② 侵襲 ③ 悪液質 ※ 疾患＋炎症・飢餓という分類もある	• consensusに基づく基準で診断 （ESPEN診断的定義，ASPEN／AND定義など） • 妥当性検証済みツールで低栄養と判定 （MNA-SF ≦ 7，SGAがBかCなど）
過栄養	① エネルギー摂取過剰 ② エネルギー消費不足 ③ 疾患 (Cushing症候群など)	• BMI ≧ 25kg／m² (日本人) • 体脂肪率 (BIA，DXA) 標準範囲以上 • 腹囲男性 ≧ 85cm，女性 ≧ 90cm (日本人)

栄養障害のリスク状態

		原因	検査・調査・症状・兆候の例
栄養障害のリスク状態	低栄養	① 飢餓 ② 侵襲 ③ 悪液質 ※ 疾患＋炎症・飢餓という分類も	• 妥当性検証済みツールで低栄養リスク （MNA-SF8-11，GNRI＜98等）
	過栄養	① エネルギー摂取過剰 ② エネルギー消費不足 ③ 疾患 (Cushing症候群など)	• 意図しない体重増加 • 明らかな過栄養ではない

栄養素の不足状態・過剰状態

	原因	検査・調査・症状・兆候の例
栄養素の不足状態	① エネルギー摂取量不足 ② 需要量増加 (消費／排泄) ③ 疾患 ④ ①＋②＋③	• 血中濃度の低下 （ビタミン／微量元素） • 栄養素欠乏症状の出現 （亜鉛欠乏による味覚障害など）
栄養素の過剰状態	① エネルギー摂取量過剰 ② 需要量低下 (消費／排泄) ③ 疾患 ④ ①＋②＋③	• 血中濃度の上昇 （中性脂肪／ビタミン／微量元素） • 栄養素過剰症状の出現 （リン過剰による異所性骨石灰化など）

増加させ[5]，サルコペニア単独や肥満単独に比べ，歩行能力などの身体機能低下の促進因子となる[6]。

　過栄養のリスク状態とは，現時点で過栄養はなくても，今後過栄養になることが予測される状態である。具体的には，エネルギー摂取過剰，エネルギー消費不足が継続している状態や，肥満の原因となるような疾患のある状態である。

2) 原因

　過栄養や過栄養のリスク状態となる原因は，1) エネルギー摂取過剰，2) エネルギー消費不足，3) 疾患である。1) エネルギー摂取過剰とは，エネルギー摂取量が増加し，エネルギー消費量を上回る状態である。エネルギー摂取量は，種々の因子

表1 つづき

3) 栄養素摂取の過不足
栄養素の摂取不足・過剰

	原因	検査・調査・症状・兆候の例
栄養素の摂取不足	①個人因子（例：偏食） ②環境因子（例：病院食提供量が少ない） ③疾患 ④その他 ※栄養素欠乏症状の有無は問わない	• 参照値（例：食事摂取基準）と比較し習慣的摂取量が不足
栄養素の摂取過剰	①個人因子（例：健康食品の過剰摂取） ②環境因子（例：職場の付き合いが多い） ③疾患 ④その他 ※栄養素過剰症状の有無は問わない	• 参照値（例：食事摂取基準）と比較し習慣的摂取量が過剰

栄養素摂取不足・過剰の予測

	原因	検査・調査・症状・兆候の例
栄養素摂取不足の予測	①予測される医学的状況に関する要因 　（例：消化器症状を発現する抗がん剤投与） ②環境因子（例：妻が入院した高齢男性） ③疾患 ④その他 ※現段階で栄養素摂取不足は認めない	• 医学的事実や過去の経験から近い将来の摂取不足が強く予測される
栄養素摂取過剰の予測	①予測される医学的状況に関する要因 　（例：CKD急性増悪後一時的に血液透析し終了予定） ②環境因子（例：退院後に暴飲暴食に戻る恐れ） ③疾患 ④その他 ※現段階で栄養素摂取過剰は認めない	• 医学的事実や過去の経験から近い将来の摂取過剰が強く予測される

（サルコペニアについては第2章を参照）

によって影響を受ける。個人の内的・心理的要因や，空腹感－満腹感調整機構，食事の栄養組成や特性，外的・社会的要因，摂食パターン，さらには生物学的要因からも影響を受ける[5]。2) エネルギー消費不足は，エネルギー消費量が低下し，エネルギー摂取量を下回る状態である。エネルギー消費量は，身体状況（疾患や侵襲など），性別，年齢，体重，体組成などの影響を受ける。3) 疾患は，Cushing症候群や，Prader-Willi症候群，Frölich症候群のような疾患であり，脂肪の蓄積が起こる。

3) 判断基準

　過栄養，過栄養のリスク状態の判断は，「脂肪が過剰に蓄積した状態」であるかどうかが重要である。つまり，体脂肪を評価することが重要である。体脂肪を評価す

る方法としては，コンピューター断層撮影法（computed tomography：CT）や生体電気インピーダンス法（bioelectrical impedance analysis：BIA），二重エネルギーX線吸収法（dual energy X-ray absorptiometry：DXA），超音波法などがある。しかしこれらは検査機器が必要であり，簡便な方法ではない。

　簡便に体脂肪を測定できる方法としては，BMIと腹囲を組み合わせる方法がある。BMIは，〔体重（kg）/身長（m^2）〕で算出され肥満の判定に国際的肥満の指標として用いられている。BMIの増加は，冠動脈疾患や脳血管疾患など肥満に関連して発症する健康障害や死亡リスクに関連する[1]。しかし，BMIは簡便な測定方法であり広く用いられているものの，水分や骨，筋肉量などの除脂肪体重も反映するため，浮腫やサルコペニアなど病態によっては正確な体脂肪を反映しないことに注意が必要である[1]。また，BMIが高くても筋肉量が多い場合もある。

　腹囲は，身体計測指標の中では最も内臓脂肪面積と相関が高く[7]，内臓脂肪蓄積の基準とされている内臓脂肪面積100cm^{2}に相当する腹囲は，男性85cm，女性90cmと報告されている[8]。また，腹囲男性85cm，女性90cmは日本におけるメタボリックシンドロームの診断基準にもなっている。

　その他，体重増加，食事摂取量，活動量も肥満の判定に用いることができる。ただし，体重増加を評価する場合は，浮腫により見かけの体重増加が起こる場合があるため，浮腫の有無を評価する。

2　栄養素の不足状態

1）定義

　栄養素の不足状態とは，1つまたは複数の栄養素が体内に不足している状態（不足状態），または欠乏症状がみられる状態（欠乏状態）である。

　リハ栄養診断では，特定の栄養素が体内で不足し，血中濃度が低下し，将来の疾患リスクを有している場合を不足状態，不足状態に伴い欠乏症状が出現している場合を，欠乏状態と定義する。広義の意味では，欠乏状態も不足状態に含まれる。栄養素の不足状態では，3大栄養素である蛋白質，脂質，炭水化物の不足はもちろん，ビタミンやミネラルなどの微量栄養素が不足している状態も同様である。また，単一の栄養素のみ不足している場合もあるが，低栄養となっている場合，複数の栄養素が不足していることが多い。

2）原因

　栄養素の不足状態に陥る原因は，1）食事摂取量不足，2）需要量増加，3）疾患がある。1）食事摂取量不足は，本人の知識不足や心理的要因（うつや摂食障害など）

により食事量が低下または偏り摂取量が不足する場合や，経管栄養の投与量が不十分な場合が考えられる。2) 需要量増加は，長期間にわたり異化亢進が起こる疾患や消耗性疾患，下痢や消化管の吸収障害である。また，摂取量は正常でも体内での需要や排泄が増大して不足する場合や不随意運動や機能訓練の結果，エネルギー消費が増加してエネルギーが不足する場合も考えられる。3) の疾患は，胃切除後の鉄分，ビタミンB_{12}の吸収障害が挙げられる。これは，鉄分とビタミンB_{12}の不足状態になり，赤血球の合成が不足し，貧血に陥りやすい。

特に，リハ栄養で考慮したいのは「機能訓練の結果，エネルギー消費量が増加して不足する場合」である。この場合には，機能訓練によるエネルギー消費量を考慮し，さらにエネルギー蓄積量を考慮した十分なエネルギーを投与する必要がある。

3) 判断基準

栄養素の不足状態では，血中濃度の低下や栄養素の欠乏症状が認められる。栄養素の不足状態の指標となる臨床検査データを表2に[9]，微量栄養素の欠乏症状，過剰症状を表3，4に示す[10]～[12]。ただし，脱水が起こると，血中濃度が高くなるため，数値としては正常範囲内であっても，実際に欠乏症状を認めることがある。

蛋白質は，アミノ酸として，筋肉に多く蓄積されている。そのため，筋肉量を測定することにより，蛋白質の不足の評価が可能である。筋肉量の測定は，前述のBIA，DXAで評価できるが，機器が必要である。簡便に筋肉量を測定する方法としては，上腕周囲長，下腿周囲長がある。

炭水化物は，明確な検査データは存在しないが，欠乏症状の有無によって判定できる。極端に糖質が不足すると以下のような症状が起こる。1) ブドウ糖を主たるエネルギー源とする組織へのエネルギー供給の不足（倦怠感，めまいなど），2) 糖新生が活発になり，蛋白質利用効率の低下（筋肉量減少），3) ケトン体の産生が活発になりケトーシスの状態を起こしやすくなる（悪心，嘔吐など）[13]。

3 栄養素の過剰状態

1) 定義

栄養素の過剰状態とは，1つまたは複数の栄養素が体内に過剰に蓄積している状態，または過剰症状がみられる状態である。

2) 原因

栄養素の過剰状態となる原因は，1) 摂取量過剰，2) 需要量低下，3) 疾患である。1) 摂取量過剰は，摂食障害などの心理的要因により摂取量が増加した場合，経腸栄

⑤リハ栄養診断　35

表2 栄養素の過不足状態の指標となる臨床検査データ

栄養素の種類	生化学検査データ	
	不足状態	過剰状態
脂質	トリエン：テトラエン比＞0.2	コレステロール＞200mg／dL，LDLコレステロール＞100mg／dL，HDLコレステロール＜40mg／dL，トリグリセリド＞150mg／dL
ビタミンA	血清レチノール＜10μg／dL	血清レチノール＞60μg／dL
ビタミンC	血漿濃度＜0.2mg／dL	―
ビタミンD	イオン化カルシウム＜3.9mg／dLで同時に副甲状腺ホルモンの高値，血清カルシウム正常，血清リン＜2.6mg／dL	イオン化カルシウム＞5.4mg／dLで同時に副甲状腺ホルモンの高値，血清カルシウム正常，血清リン＞2.6mg／dL
ビタミンE	血漿α-トコフェロール＜18μmol／g	
ビタミンK	プロトロンビン時間の延長，国際標準比の異常（抗凝固療法未施行時）	プロトロンビン時間の低下あるいは国際標準比の異常
ビタミンB_1	赤血球トランスケトラーゼ活性＞1.20μg／mL／時	―
ビタミンB_2	赤血球グルタチオン還元酵素＞1.2IU／gHb	―
ビタミンB_6	血漿ピリドキサル5'-リン酸＜5ng／mL	血漿ピリドキサル5'-リン酸＞15.75ng／mL
ビタミンB_{12}	血清濃度＜24.2ng／dL，ホモシステインの高値	―
葉酸	血清濃度＜0.3μg／dL，赤血球葉酸＜315nmol／L	―
ナイアシン	尿中N−メチルニコチンアミド＜5.8μmol／day	尿中N−メチルニコチンアミド＞7.3μmol／day
カルシウム	成人平均と比べ，骨塩量が低い，尿中カルシウム濃度の低下，血清25（OH）D濃度＜32ng／mL	―
リン	リン＜2.6mg／dL	高リン血症
マグネシウム	マグネシウム＜1.8mg／dL	高マグネシウム血症
鉄	ヘモグロビン 男性＜13g／dL，女性＜12g／dL	血清フェリチン，トランスフェリン飽和率の上昇
ヨウ素	尿排泄量＜100μg／L	甲状腺刺激ホルモンの上昇
銅	血清銅＜64μg／dL	高銅血症

（文献9より作成）

表3 ビタミンの主な働きと欠乏症状，過剰症状

ビタミンの名称	主な働き	欠乏症状	過剰症状
ビタミンA	明暗順応，上皮組織保護	夜盲症，角膜乾燥症，皮膚の乾燥・肥厚・角質化	皮膚・粘膜の変化，食思不振，肝肥大，悪心，嘔吐，頭痛
ビタミンD	カルシウムの吸収利用	くる病（小児），骨軟化症（成人），骨粗鬆症	カルシウム沈着，嘔吐，便秘，倦怠感，食思不振
ビタミンE	抗酸化作用	溶血性貧血（未熟児）	疲労感，筋力低下，腹痛，頭痛
ビタミンK	血液凝固	血液凝固障害	溶血性貧血，呼吸困難，高ビリルビン血症
ビタミンB$_1$	糖質代謝の補酵素	脚気，ウェルニッケ脳症，多発性神経炎	—
ビタミンB$_2$	糖質，脂質代謝の補酵素	口唇炎，口角炎，舌炎，角膜炎	—
ビタミンB$_6$	アミノ酸代謝の補酵素	皮膚炎	神経障害
ビタミンB$_{12}$	アミノ酸代謝の補酵素，赤血球産生に関与	巨赤芽球性貧血（悪性貧血），神経症状	—
葉酸	蛋白質，核酸代謝に関与	巨赤芽球性貧血，舌炎，下痢	亜鉛の吸収阻害，不眠症
ナイアシン	酸化還元反応の補酵素	ペラグラ（皮膚炎，嘔吐，下痢，中枢神経症状を呈する）	顔面紅潮，嘔吐，下痢，肝障害，胃炎，頭痛
ビタミンC	抗酸化作用，鉄の吸収促進	壊血病	—

(文献12，13より作成)

養や静脈栄養の患者では投与量が過剰となった場合が考えられる。2）需要量低下は，長期間の活動制限や亜鉛を過剰摂取した際，銅や鉄の吸収障害が生じ，銅欠乏や鉄欠乏を起こしたときがある。3）疾患は，慢性腎臓病などで栄養必要量が減少した場合などがある。

3）判断基準

栄養素の過剰状態では，血中濃度の上昇や過剰症状が認められる。栄養素の過剰状態の指標となる臨床検査データを**表2**[9]，微量栄養素の過剰症状を**表3，4**に示す[10〜12]。

表4 微量元素の働きと欠乏症状・過剰症状

栄養素	働き	欠乏症状	過剰症状
カルシウム	骨や歯を形成，神経の興奮を抑える	骨や歯の形成障害，成長障害，骨粗鬆症	幻覚，脱力，食思不振，尿路結石
リン	骨や歯を形成，リン脂質や核酸の成分，糖質の代謝をサポート	歯や骨の形成障害	カルシウム吸収障害，副甲状腺機能亢進
カリウム	細胞内液の浸透圧の維持，心臓や筋肉の機能を調節	疲労感，脱力感，高血圧	腎機能障害，不整脈
ナトリウム	細胞外液の浸透圧の維持，筋肉や神経の興奮を抑える	食思不振，悪心，嘔吐，意識障害，疲労感，糖代謝異常，低血圧，骨粗鬆症	高血圧，浮腫
鉄	赤血球のヘモグロビンの成分	鉄欠乏性貧血，易疲労感，動悸，舌炎，爪のスプーン状化	ヘモクロマトーシス，不整脈，心筋障害，関節障害
亜鉛	蛋白質の合成に関与	成長障害，味覚障害，皮膚障害，創傷治癒障害	銅，鉄の吸収阻害，貧血，悪心，嘔吐，発熱
銅	赤血球のヘモグロビンの合成に関与	小球性・低色素性貧血，毛と皮膚の脱色，好中球減少，易疲労性，筋緊張低下	嘔気，嘔吐，下痢，腹痛，溶血性黄疸
ヨウ素	発育を促進，基礎代謝の促進	甲状腺肥大症，甲状腺機能低下症	甲状腺腫，甲状腺機能亢進症

（文献10～12より作性）

4　栄養素の摂取不足・栄養素摂取不足の予測

1）定義

　栄養素の摂取不足とは，栄養素の欠乏症状の有無にかかわらず，現時点で生理的必要量に基づく参照値と比較し習慣的に摂取量が不足している状態である。

　栄養素の摂取不足の予測とは，現時点では栄養素の摂取不足は認めないが，観察・経験・科学的理由から今後，栄養素の摂取不足が予測される状態である。現時点では摂取量は足りているが，今後体内での需要と排泄の増加，吸収障害などで摂取不足に陥る可能性がある場合も含む。

2）原因

　栄養素の摂取不足状態に陥る原因は，1）個人因子，2）環境因子，3）疾患，4）その他が考えられる。1）個人因子は偏食や食思不振，十分な食事の準備が困難な場合などがある。2）環境因子としては病院や施設で提供される食事量が不足している場合がある。これには，経腸栄養や静脈栄養の投与栄養量に問題がある場合も含

まれる。さらに，消化器症状の発現が予測される治療や薬剤の投与が計画されている場合や栄養素の需要または排泄が増加し必要栄養量が増大する場合も含まれる。在宅生活においては，交通の便が不便なところに住んでおり，買い物に行ける回数が少ない場合や身体が不自由で自由に買い物に行けない場合がある。3) 疾患は，たとえば小腸の大量切除で糖質，アミノ酸，脂肪，ミネラル，ビタミンの吸収障害が生じる場合がある。

　栄養素の摂取不足の予測に陥る要因は，1) 予測される医学的状況に関する要因，2) 環境因子，3) 疾患，4) その他がある。1) 予測される医学的状況に関する要因は，消化器症状や食思不振を発現する抗がん剤投与を予定されている場合が考えられる。2) 環境因子は，高齢夫婦などで，妻が主たる調理を担っている場合，その妻が入院すると夫は十分な食事の準備が困難となりやすい。また，嚥下障害があり経口摂取量が減少していたり嚥下しやすい特定の食材ばかりを摂取しているが，経管栄養が実施されていない場合も栄養素の不足が予測される。さらに，嚥下障害がある患者においては，嚥下調整食を摂取している場合，食品の加熱によるビタミン失活や，裏ごしにより食物繊維の摂取不足が予測される。3) 疾患は，たとえば甲状腺機能亢進症では，甲状腺ホルモンの産出が過剰となり，エネルギー消費量の亢進が起こる。そのため，通常通りの食事摂取や活動量であっても体内での栄養素の不足が予測される。このような場合も栄養摂取不足が予測される状態となる。

3) 判断基準

　栄養素の摂取不足の判断は，日本人の食事摂取基準と習慣的摂取量を比較して判断する。習慣的摂取量の評価方法には，食事記録法，24時間食事思い出し法，除膳法，食事摂取頻度調査票，食事歴法質問紙，生体指標がある。各調査法の概要については，表5に示す[14]。また，臨床症状および臨床検査も使用する。

　栄養素摂取不足の予測の判断には，今後，消化器症状や食思不振が起こるような薬剤投与や治療が予定されていないか，食生活に変化が起こるようなイベントがないかを検討し判断する。

　日本人の食事摂取基準とは，健康な個人または集団を対象として，国民の健康を維持増進，エネルギー・栄養素欠乏症の予防，生活習慣病の予防，過剰摂取による健康障害の予防を目的とし，エネルギーなど34の栄養素について，摂取量の基準が示されたものである[12]。これは社会状況の変化を反映しながら5年ごとに改定される。

　日本人の食事摂取基準では，栄養素の指標として「推定平均必要量」「推奨量」「目安量」「耐用上限量」「目標量」が設定されている。栄養素摂取不足や栄養素摂取不足

表5 食事摂取状況に関する調査法のまとめ

	概要	長所	短所	長期間の平均的な摂取量を個人レベルで評価できるか
食事記録法	摂取した食物を調査対象者が自分で調査票に記入する。重量を測定する場合（秤量法）と，目安量を記入する場合がある（目安量法）。食品成分表を用いて栄養素摂取量を計算する	対象者の記憶に依存しない。他の調査票の精度を評価する際の，ゴールドスタンダードとして使われることが多い	対象者の負担が大きい。調査期間中の食事が，通常と異なる可能性がある。コーディングに手間がかかる。食品成分表の精度に依存する	多くの栄養素では，長期間の調査を行わないと不可能
24時間食事思い出し法	前日の食事，または調査時点から遡って24時間分の食物摂取を，調査員が対象者に問診する。フードモデルや写真を使って，目安量を尋ねる。食品成分表を用いて，栄養素摂取量を計算する	対象者の負担は，比較的小さい。比較的高い参加率を得られる	熟練した調査員が必要。対象者の記憶に依存する。コーディングに時間がかかる。食品成分表の精度に依存する	多くの栄養素では，長期間の調査を行わないと不可能
陰膳法	摂取した食物の実物と同じものを，同量集める。食物試料を化学分析して，栄養素摂取量を計算する	対象者の記憶に依存しない。食品成分表の精度に依存しない	対象者の負担が大きい。調査期間中の食事が，通常と異なる可能性がある。実際に摂取した食品のサンプルを，全部集められない可能性がある。試料の分析に，手間と費用がかかる	多くの栄養素では，長期間の調査を行わないと不可能
食物摂取頻度調査票	数十〜百数十項目の食品の摂取頻度を，調査票を用いて尋ねる。その回答を基に，食品成分表を用いて栄養素摂取量を計算する	簡便に調査を行える。対象者1人当たりのコストが安く，データ処理に要する時間と労力が少ない。標準化に長けている	対象者の記憶に依存する。得られる結果は質問項目や選択肢に依存する。食品成分表の精度に依存する。調査票の精度を評価するための，妥当性研究を行う必要がある	可能
食事歴法質問票	数十〜百数十項目の食品の摂取頻度を，調査票を用いて尋ねることに加え，食行動，調理や調味などに関する質問も行う。その回答を基に，食品成分表を用いて栄養素摂取量を計算する	対象者1人当たりのコストが安く，データ処理に要する時間と労力が少ない。標準化に長けている	対象者の記憶に依存する。得られる結果は質問項目や選択肢に依存する。食品成分表の精度に依存する。調査票の精度を評価するための，妥当性研究を行う必要がある	可能

表5 つづき

	概要	長所	短所	長期間の平均的な摂取量を個人レベルで評価できるか
生体指標	血液，尿，毛髪，皮下脂肪などの生体試料を採取して，化学分析する	対象者の記憶に依存しない。食品成分表の精度に依存しない。摂取量の大部分が吸収され，かつ，その大部分が尿中に排泄されるミネラル（ナトリウムやカリウム）では有用な調査法	摂取量を直接に測定するわけではないため，あくまでも摂取量の代替値としての扱いに留まる。試料の分析に，手間と費用がかかる。試料採取時の条件（空腹か否かなど）の影響を受ける場合がある。摂取量以外の要因（代謝・吸収，喫煙・飲酒など）の影響を受ける場合がある。	栄養素により異なる

（文献14より引用）

の予測と判断するには，「推定平均必要量」または「推奨量」を，それらが設定されていない栄養素については「目安量」と比較する。習慣的摂取量がそれらの値を上回っていれば，不足のリスクは低いと判断できる。

　ただし，エネルギー量や栄養素量について考慮する際，身体活動や機能訓練による負荷量や生活活動強度について考慮する必要がある。

5　栄養素の摂取過剰・栄養素摂取過剰の予測

1）定義

　栄養素の摂取過剰は，栄養素の過剰症状の有無にかかわらず，現時点で生理的必要量に基づく参照値と比較し習慣的摂取量が過剰となっている状態である。

　栄養素摂取過剰の予測は，現時点では栄養素の摂取過剰は認めないが，観察・経験・科学的理由から今後，栄養素の摂取過剰が予測される状態である。

2）原因

　栄養素の摂取過剰に陥る原因は，1）個人因子，2）環境因子，3）疾患，4）その他がある。1）個人因子は，食事摂取過多，サプリメントや健康食品の過剰摂取などがある。2）環境因子には，職場の付き合いが多い場合，必要栄養量の低下や栄養素の代謝の変化が予測される治療や薬剤投与が予定されている場合がある。また，

経腸栄養や静脈栄養の患者では，投与栄養量に問題がある場合もこれに含まれる。3) 疾患は，代謝性疾患などで食事制限が必要な場合がある。

　栄養素の摂取過剰の予測に陥る原因は，1) 予想される医学的状況に関する要因，2) 環境因子，3) 疾患，4) その他がある。1) 予想される医学的状況に関する要因の例としては，CKD急性増悪後，一時的に血液透析を行い終了予定である場合や，食欲増進作用がある薬剤の投与が計画されている場合がある。2) 環境因子は，入院中は栄養管理を行われていても退院後に暴飲暴食に戻る恐れがある場合，経腸栄養や静脈栄養を受けている患者では，投与栄養量に問題がある場合が考えられる。3) 疾患は，通常ならば問題とならない栄養摂取量であっても，疾患により食事制限が必要な場合がある。たとえば，慢性心不全において，軽症では7.0g／day，重症では3.0g／day以下への塩分制限が必要である[15]。重度腎不全患者が，日本人の食事摂取基準で定められている食塩の目標量[14]である男性8.0g／day，女性7.0g／day以上を摂取し続ければ塩分摂取過剰となる。

3) 判断基準

　栄養素の摂取過剰・栄養素摂取過剰の予測の評価は，日本人の食事摂取基準2015年版で設定された耐用上限量と比較し，習慣的摂取量が過剰になっていないかで判断をする。習慣的摂取量の評価方法は，栄養素の摂取不足・栄養素摂取不足の予測を参照されたい。

　日本人の食事摂取基準には34の栄養素について書かれているが，そのうち耐用上限量が記載されているのは16の栄養素のみであり，残りの18の栄養素については記載されていない。これは過剰摂取をすることにより健康障害が発生するリスクがないのではなく，科学的根拠が不十分であるため数値が示されていないのである。そのような栄養素については，推奨量や，推奨量が設定されていない栄養素については目安量と比較して摂取量が多くないか，また過剰症状の有無により評価を行う。

　栄養素摂取過剰の予測の判断には，今後，食事制限や食事摂取過多が起こるような薬剤投与や治療が予定されていないか，食生活に変化が起こるようなイベントがないかを検討し判断する。

文　献

1) 日本肥満学会：肥満症診療ガイドライン. ライフサイエンス出版, 2016, pxii, p4-5
2) 厚生労働省：平成28年 国民健康・栄養調査報告. 2017, p16-7
http://www.mhlw.go.jp/file/04-Houdouhappyou-10904750-Kenkoukyoku-Gantaisakukenkouzoushinka/kekkagaiyou_7.pdf
3) Heber D, et al：Am J Clin Nutr. 1996；64 (3 Suppl)：472S-7S.

4) Baumgartner RN：Ann N Y Acad Sci. 2000；904：437-48.

5) Tian S, et al：Geriatr Gerontol Int. 2016；16 (2)：155-66.

6) 田辺　解：臨床栄養. 2014；124 (3)：312-5.

7) Examination Committee of Criteria for 'Obesity Disease' in Japan. Circ J, 2002；66 (11)：987-92.

8) Hiuge-Shimizu A, et al：Ann Med, 2012；44 (1)：82-92.

9) 日本栄養士会：国際標準化のための栄養ケアプロセス用語マニュアル. 第2版, 第一出版, 2015, p190-280.

10) 柏下　淳：リハビリテーションに役立つ栄養学の知識. 医歯薬出版, 2014, p34-45.

11) 上田隆史：臨床栄養学. 病態・食事療法編, 培風館, 2006, p202-6.

12) 下田妙子：臨床栄養学. 栄養管理とアセスメント編, 化学同人, 2005, p65-6, p73-9.

13) 中村丁次：臨牀看護. 2010；36 (6)：722-5.

14) 菱田　明：日本人の食事摂取基準2015年版, 第一出版, 2017. p23.

15) 2009年度合同研究班：慢性心不全治療ガイドライン (2010年改訂版) .
http://www.j-circ.or.jp/guideline/pdf/JCS2010_matsuzaki_h.pdf

参　考

▶　一般社団法人日本静脈経腸栄養学会, 編：一般社団法人日本静脈経腸栄養学会 静脈経腸栄養テキストブック. 南江堂, 2017.

第1章 ◉ リハ栄養

⑥ リハ栄養のゴール設定 （SMARTなゴール）

橋田　直

> **Point**
> ● リハ栄養のゴール設定はアセスメントの結果から予後予測を行い，SMARTな短期ゴール（STG）と長期ゴール（LTG）を設定する。
> ● ゴール設定は仮説思考（仮説の構築→仮説の検証→検証結果の判断→仮説の構築）を意識しながら設定する。
> ● 栄養の投与ルートとしては，まず安全に経口摂取可能かどうかの可否を考え，その後に経腸栄養，静脈栄養を考慮する。

1 ゴール設定

　リハ栄養でも一般的なリハと同様にアセスメントの結果からゴール設定を行う。ゴールとはリハの目的と方向性を明らかにし，状態や数値で表すことができる具体的なものである。そのようなゴール設定は，①チームとしての方向性や目的を明らかにする。②医療者と患者双方にリハへの動機づけをすることができる。③ゴールの到達度合いでリハの結果検証が可能となる[1,2]。これらの結果としてリハの質を高めることができる[3]。

2 SMARTなゴール

　リハ栄養のゴール設定を検討するときはSMART[4,5]なゴールであるかを確認する（表1）。SMARTとは具体的（Specific：S），測定可能（Measurable：M），達成可能（Achievable：A），介入と関連性がある（Related：R），期間が定められている（Time-bound：T），の頭文字をとったもので，リハ栄養により目標を達成したかどうかを明確に評価できる。たとえば，ゴールが「嚥下機能改善」や「ADLの改善」ではゴール設定としては不十分である。「2週間で車椅子坐位を介助下で保つ」「1週間で経腸栄養の投与速度を上げ1,500kcal/dayのカロリー投与を下痢なく行う」等であればSMARTなゴールである。また，急性期などで見通しがまだ不明な場合や情報がまだ不十分で見通しが立たない場合は「1週間で3食経口摂取可能となるかど

44　第1章 ◉ リハ栄養

表1 SMARTなゴール

Specific	具体的（栄養状態や機能，活動など項目を明確にする）
Measurable	測定可能（改善のように線でなく，自立のように点で示す）
Achievable	達成可能（願望ではなく実現できる高さに設定する）
Related	関連した（ADL，QOLの維持・向上に関連した内容にする）
Time-bound	期間が明確（大体の期間ではなくタイムリミットを決める）

表2 SMARTなゴールとSMARTではないゴールの例

Specificではない例	リハ栄養でリハビリ効果を上げる
Specificな例	3食ミキサー食摂取が可能
Measurableではない例	ADL改善，嚥下機能改善
Measurableな例	T-cane歩行自立，常食全量経口摂取
Achievableではない例	がん終末期，胸椎完全麻痺患者の歩行自立
Achievableな例	がん終末期，胸椎完全麻痺患者の全介助でリクライニング車椅子移乗
Relatedではない例	（予後数日の患者に）Alb上昇，筋力向上
Relatedな例	（独居自宅退院をする患者に）杖歩行自立
Time-boundではない例	3食常食摂取，ADL自立
Time-boundな例	1週間でゼリー食摂取，1カ月で3食常食摂取

表3 SMARTなゴールのチェックポイント

Specific	特定の範囲における具体的な目標か？
Measurable	印象やあいまいな目標でなく観測・測定可能か？
Achievable	願望や夢でなく，実現可能か？
Related	場当たり的な目標でなくADLやQOLに関連しているか？
Time-bound	大体の期間ではなく，タイムリミットを決めているか？

うか見きわめる」などでも良いが，必ず期間と何を見きわめるかを明確にする。**表2**にSMARTなゴールとSMARTではないゴールの例を，**表3**にSMARTなゴール設定にするためのチェックポイントを示す。

3 短期ゴールと長期ゴール

　リハ栄養プランでは通常のリハプランと同様に，アセスメントの結果から予後予測を考慮し，短期ゴール（Short Term Goal：STG）と長期ゴール（Long Term Goal：LTG）を設定する。短期ゴールはリハ栄養プランの実施により短期間（3日，

⑥リハ栄養のゴール設定（SMARTなゴール）　45

1週間，1カ月等）で達成できると思われるゴールで，長期ゴールは最終的に達成したい長期的（1〜3カ月，あるいは6カ月以上の場合もある）なゴールとする場合が多い。ただし原疾患や機能の改善の程度によって期間は各患者で調整する。短期ゴール，長期ゴールは最終的な目標の達成に対する段階的なゴールであるため，経過に伴う変化を予測して目標同士に関連を持たせた内容にする。たとえば最終的なゴールを歩行自立とする場合は，短期目標を1週間で軽介助での短距離の歩行，長期目標を1カ月で見守り歩行とする。また短期ゴール，長期ゴールともに先述のSMARTなゴールになるように心がける。近年病院ではDPC制度により入院期間が短縮される傾向にありこのゴール設定期間も短くなる傾向にある。特に急性期病院では長期ゴール達成までは多くないが，必ず長期ゴールを設定しそれが達成できるように段階を踏んだ短期ゴールを設定するように心がける。

4 「リハからみた栄養」のゴールと「栄養からみたリハ」のゴール

　リハ栄養は「リハからみた栄養」，「栄養からみたリハ」両方の視点が必要であることから[6]，リハ栄養のゴール設定も「リハからみた栄養」のゴールと，「栄養からみたリハ」のゴールの両方を設定する。「リハからみた栄養」のゴール設定は理学療法士，作業療法士や言語聴覚士などのリハ職種からみた栄養の視点からゴールを設定する。管理栄養士が推定エネルギー消費量と同様のエネルギー投与量を設定する場合も多いが，リハでの運動内容や今後の機能改善を目的にSMARTな栄養改善を栄養のゴールにする場合もある。

　「栄養からみたリハ」のゴールは栄養状態や今後の栄養状態の予後予測からリハのゴールを設定する。たとえば栄養状態が良好で，経口摂取量も十分に摂取できている場合は，ADL向上をめざしてゴール設定を行い，積極的な筋力増強，持久力増強のトレーニングを行える場合もあるが，不応性悪液質で低栄養の場合はその後の栄養状態は悪化すると予測される。その場合にリハのゴールを機能改善として，レジスタンストレーニングや持久性トレーニングを行うと，栄養状態が悪化し，筋肉量，持久力も悪化する場合もある。そのためリハのゴールも積極的な改善をゴールにすることは難しい。その場合は維持・緩やかな悪化をゴール設定とする場合もある。ゴール設定が維持・悪化である場合も単に目標は機能面だけでなくADLやQOLの維持・向上を念頭に置いたゴール設定とする必要がある。

5 仮説思考

仮説思考とは問題解決のため，限られた情報から最もありそうな仮の仮説を立て，その仮説を実行・検証・修正することにより，効率的に最適解を導き出すという考え方である[7]。仮説思考のモデルを図1に示す[7]。仮説思考のメリットは①直観や思い込みを排除することができる。②正しい答えに到達する可能性を高める。③問題解決のための時間や作業を短縮できる。リハ栄養ではリハ栄養アセスメントからゴール設定を行い，プランを立案し実施していくことになるが，その際にアセスメントした問題や立案したプランはあくまでもそのときに入手できる情報から出した仮説であることを意識する必要がある。その仮説が実際に正しいのかどうかを，実施後に検証して判断を行う必要がある。その検証の結果現在のプランを継続するか，新たな仮説，プランを立て実施するかを決める。

実際にリハ栄養を行う現場では，初めからすべての情報がそろっているわけではなく限られた情報の中で仮説を立て，ゴール設定，プランの立案，実施，検証を繰り返していく必要がある。

6 栄養投与ルート

リハ栄養のゴール設定を行う上では，栄養投与ルートも考慮する必要がある。投与ルートは，経口摂取，経腸栄養，静脈栄養の3種類に分けられる。通常消化管機能があり，かつ消化管が安全に使用できる場合は，生理的な投与経路である経腸栄養が第1選択となる。経腸栄養は静脈栄養に比べ安価，消化管粘膜の萎縮を予防しバクテリアルトランスロケーション発生を抑制，合併症の少なさなどのメリットがある。そのため通常の栄養管理では，腸管を使用できるか否かを第一に考える場合が多い。しかし，リハ栄養では患者のQOLに貢献する投与ルートは経口摂取であることから，第一に経口摂取可能か否かを考える。経口摂取を重視した栄養投与ルー

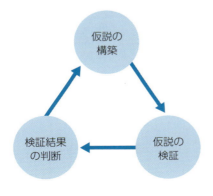

図1 仮説思考のモデル
（文献7，p16より引用）

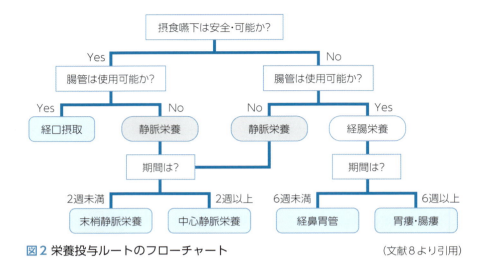

図2 栄養投与ルートのフローチャート　　　　　　　　　（文献8より引用）

トのフローチャートを図2に示す[8]。経口摂取が困難な場合，あるいは経口摂取のみでは必要なエネルギーが充足できない場合は，経腸栄養あるいは経静脈栄養による栄養投与を行う。経口摂取に関してはまず安全に経口摂取が可能かどうかを考慮し，また経口摂取のみで栄養摂取している場合も，必要なエネルギーが充足できていない可能性もあり[9]注意が必要である。栄養投与ルートに関してもゴール設定（短期ゴール，長期ゴール）を行い適切な栄養管理を行う必要がある。たとえば短期ゴールとして3日で経口摂取が安全かどうかの見きわめ，1週間でPEGを造設して全量経腸栄養，長期ゴールとしては3カ月で全量経口摂取のようにSMARTなゴールを設定する。

7 具体例

以上のことからいくつかリハ栄養のゴール設定の具体例を示す。

症例1

71歳男性，診断名：食道がん，既往歴：なし，妻と2人暮らし，発症前はADL自立，常食経口摂取可能，身長170cm。

3カ月前から食事の通過障害でミキサー食摂取レベル。体重65kgから56kgに減少。食道がんStage 3と診断され，術前化学療法後手術の方針となる。化学療法1コース目後，4日目より食欲不振と下痢により食事摂取は1〜2割程度，ADL低下し，見守り歩行レベルとなる。1カ月後の化学療法2コース目，2カ月後の手術を見据えてリハ栄養ゴールを設定する（表4）。

症例2

80歳女性，診断名：誤嚥性肺炎，既往歴：右基底核脳梗塞，サービス付き高齢者向け住宅で生活。発症まではADL自立，食事は軟飯軟菜摂取。身長155cm，体重36kg。

食欲不振と倦怠感で受診され入院。トイレ歩行程度は可能だが病棟内移動は車椅子。入院後食事で頻回なむせを認める。この例に対してリハ栄養ゴールを設定する（表5）。

症例3

78歳男性，診断名：原発不明がん第5胸椎転移，既往歴：脳梗塞（70歳時），自宅で妻と2人暮らし。入院までは自宅内のADLは自立，食事は普通食摂取。週3回デイサービスに通っていた。身長160cm，体重80kg。

表4 リハ栄養ゴールの設定

STG (3day)	下痢と食欲不振が改善するか見きわめ
STG (1week)	下痢と食欲不振が軽快して経腸栄養と経口摂取で1,500kcal投与
	下痢や食欲不振が軽快しない場合は「TPNでの栄養管理を開始する」のように仮説，プランを再構築する
STG' (1week)	ADL，体力，筋力維持
STG (2week)	現体重維持
STG (2week)	ADL自立
LTG (1month)	体重1kg増加
LTG (1month)	化学療法2コース目のADL維持
LTG (3month)	術後ADL自立，自宅退院

表5 リハ栄養ゴールの設定

STG (1week)	直接嚥下訓練可能か見きわめ
STG (1week)	ADL維持
STG (1week)	経腸栄養から推定エネルギー必要量投与
STG (2week)	ゼリー食摂取
STG (2week)	窒素バランスを正にする
STG (2week)	1カ月以内に全量経口摂取可能と思われるか見きわめ
STG (3week)	胃瘻造設して経口と経腸から推定エネルギー必要量投与
LTG (1month)	ADL自立
LTG (2month)	経口からミキサー食摂取
LTG (2month)	体重2kg増加

⑥リハ栄養のゴール設定（SMARTなゴール）　49

表6 リハ栄養ゴールの設定

STG (1week)	経口摂取可能かどうか見きわめ
STG (1week)	全介助でリクライニング車椅子に移乗
STG (1week)	経鼻経管栄養と中心静脈栄養から推定エネルギー必要量投与
STG (2week)	見守りでゼリー食摂取
STG (2week)	経鼻経管栄養で推定エネルギー必要量投与
STG (2week)	リクライニング車椅子で1時間過ごす
LTG (1month)	軟飯軟菜を全量経口摂取
LTG (1month)	介助下で車椅子坐位移乗

表7 リハ栄養ゴールの設定の変更

STG (1week)	経口摂取可能かどうか見きわめ
STG (1week)	ティルトテーブルで60度，10分を3回行う
STG (2week)	胃瘻造設し，経腸栄養と中心静脈栄養から推定エネルギー必要量投与
STG (2week)	見守りで昼のみゼリー食摂取
STG (3week)	静脈栄養離脱し全量経口と経腸栄養からエネルギー投与
LTG (1month)	全介助でリクライニング車椅子に移乗
LTG (1month)	見守りでミキサー食摂取

急に足が動かなくなり，原発不明胸椎転移による胸髄麻痺と診断され緊急手術。その後1週間の人工呼吸器管理，胸髄完全麻痺，排痰困難，術後せん妄，食事でのむせを認める。

この例に対してのゴール設定を行う（**表6**）。

これらは仮説の評価，ゴール設定であり，実施した結果この通りいかない例であった場合（つまり仮説が誤っていた場合），仮説を進化あるいは仮説を破棄して新たな仮説を生成し，ゴール設定を行う。

たとえば本例でせん妄がコントロールできず経鼻経管チューブを抜いてしまう，自律神経症状が強くリクライニング車椅子の移乗を拒否などで当初の仮説，ゴール設定が不適当である場合は仮説，ゴール設定を破棄，変更する必要がある（**表7**）。

文　献

1) Bovend'Eerdt TJH, et al : Clin Rehabil. 2009 ; 23 (4) : 352-61.
2) Hurn J, et al : Clin Rehabil. 2006 ; 20 (9) : 756-72.
3) Schut HA, et al : Disabil Rehabil. 1994 ; 16 (4) : 223-6.

4) 倉持淳子：これだけ！ SMART. すばる舎, 2014. p34.

5) Tichelaar J, et al：Br J Clin Pharmacol. 2016；82 (1)：280-4.

6) 若林秀隆, 他：理学療法学. 2015；42 (8)：671-2.

7) 江口夏郎, 他：仮説思考. ファーストプレス, 2007. p8-19.

8) 若林秀隆：PT・OT・STのためのリハビリテーション栄養　栄養ケアがリハを変える. 医歯薬出版.
   2010.

9) 西岡心大, 他：日静脈経腸栄会誌. 2015；30 (5)：1145-51.

第1章 ◉ リハ栄養

7 エネルギー必要量の設定方法

山田友美

- エネルギー必要量の設定のポイントは，リハビリテーション（以下，リハ）栄養診断の結果から予後予測を行い，栄養とリハそれぞれの視点からSMARTなゴールを設定し，実施を可能にするリハ栄養プランニングを行うことである。
- エネルギー必要量は，個々の活動量やエネルギー蓄積量を考慮した上で決定する。
- 栄養投与後の経過をしっかりとモニタリングし，必要に応じて投与量を調整しながら管理することが不可欠である。

1 エネルギー必要量の設定の流れ

　栄養投与量を決定する場合，対象者のリハ栄養アセスメント・診断・ゴール設定をもとにエネルギー必要量を算出し，次に蛋白質，脂肪，糖の順に投与量を決定する。その後，水分，電解質，ビタミン，微量元素の投与量を確認・調整し，必要に応じて喪失分の補充も行う。輸液や経腸栄養剤，栄養補助食品などは多種の使用が可能であるため，これらをうまく活用する。また使用の際には，体重当たりのエネルギーが何kcalなのか，蛋白質は何gなのかを把握することが重要である。栄養投与後は適宜モニタリングとアセスメントを行い，投与量の調整を行う（図1）[1]。

2 リハ栄養におけるエネルギー必要量の考え方

　一般的にエネルギー必要量は，①間接熱量測定法で安静時消費エネルギー量（resting energy expenditure：REE）を実測，または②Harris-Benedictの式により基礎消費エネルギー量（basal energy expenditure：BEE）を推計し，活動係数とストレス係数を乗じ総エネルギー消費量（total energy expenditure：TEE）を算出，③体重当たり25～35kcal/kg/dayの簡便法[2]といった3つの方法で算出されている。しかしこれらの方法の多くは，TEEを推計しているのみである。
　リハ栄養におけるエネルギー必要量を考えるに当たり，具体的に「○kgの体重増加」もしくは「○kgの体重減少」といったゴールを設定しなければ，適したエネル

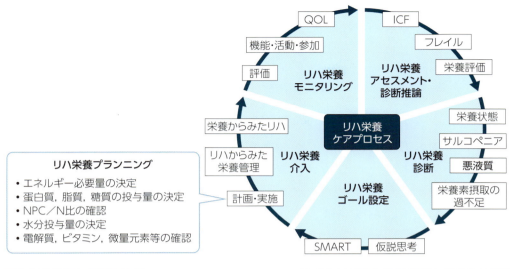

図1 リハ栄養ケアプロセス　　　　　　　　　　（文献1より引用）（1章3図1に追加の上再掲）

ギー必要量の算定は困難である。

〈リハ栄養ゴール設定の一例〉

短期（1カ月）：体重2kg増加
　　　　　　　トイレ動作自立，コード*2の嚥下調整食を3食経口摂取

長期（3カ月）：体重4 kg増加
　　　　　　　屋外歩行自立，コード4の嚥下調整食を摂取

＊コード：嚥下調整食学会分類2013[3)]に基づく

3　エネルギー必要量の設定

　総エネルギー消費量は安静時代謝量，食事誘発性熱生産，身体活動による消費エネルギーなどで構成される。身体活動による消費エネルギーは，リハ内容や日常生活活動の量の違いにより個人差が大きい。リハ栄養を実践する場合，まずリハ以外のエネルギー消費量に加え，リハ等の活動量も考慮した総エネルギー消費量を算出する。そこへ栄養状態改善を目的としたエネルギー蓄積量を付加する[4)]（**図2**）。

　ここでのリハ・活動によるエネルギー消費量は，Harris-Benedictの式より算出されたBEEに乗じる活動係数で調整，もしくは後述のメッツを参考に調整する〔p.54参照〕。

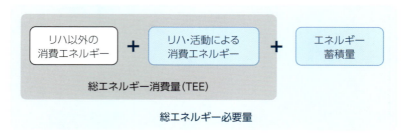

図2 リハ栄養でのエネルギー必要量　　　　　　　　　　　（文献4より引用）

1) エネルギー蓄積量

　体重1kg当たりの貯蔵エネルギーは約7,000kcalとされている。現体重と目標体重との差から，必要とされるエネルギー貯蔵量を算出し，目標とする日数で除すことで1日当たりのエネルギー蓄積量を算出できる。しかし，栄養素摂取から代謝に至るまでには様々な要因があり，すべての患者に当てはまるとは言い難い。高齢者では，体重増加に8,800～22,600kcalを必要とするとも報告されており[5]，適宜モニタリングし調整する必要がある。肥満患者の場合は，減量目標に応じ200～750kcal／dayを減じる。

〈1カ月で2kgの体重増加を目標とした場合〉
7,000kcal×2（kg）＝14,000kcal
14,000kcal／30（day）≒466.6kcal／day
1日当たり466kcalのエネルギー付加が必要

2) リハからみた栄養管理

　身体活動によるエネルギー消費量の目安として，次の2つが有効である。

① メッツ（metabolic equivalents：METs）[6,7]（表1）

　身体活動のエネルギー消費量は以下の式で計算できる。以前の計算式では1.05の係数を乗じて算出されていたが，2011年にAinsworthにより改訂されている。

エネルギー消費量（kcal）＝メッツ × 運動時間（h）× 体重（kg）

表1 主な身体活動のメッツ

METs	身体活動
1.0	静かに座る，睡眠
1.2	静かに立つ
1.3	読書（坐位）
1.5	オフィスワーク（坐位），食事，入浴（坐位），会話をする
2.0	料理（坐位・立位），洗濯，整容，シャワー
2.3	立ち仕事，掃き掃除（軽度）
2.5	歩行54m／min（平地），皿洗い，ペットの世話，ストレッチ
3.0	歩行67m／min（平地），階段を下りる，犬の散歩，エルゴメーター50ワット
3.8	歩行93m／min（平地），レジスタンストレーニング

（文献6，7より作成）

②活動係数（表2）

総エネルギー消費量（TEE）はHarris-Benedictの式により算出された基礎エネルギー消費量（BEE）から，次の式で推計できる。

TEE（kcal／day）＝ BEE× 活動係数（AI）× ストレス係数（SI，**表3**）

〈BEEの算出方法〉
男性：66.47＋13.75W＋5.0H－6.76A
女性：655.1＋9.56W＋1.85H－4.68A
単位：kcal/day，W：体重（kg），H：身長（cm），A：年齢（year）
適応条件：体重25.0〜124.9kg，身長151.0〜200.0cm，年齢21〜70歳

2〜3メッツ以上のリハを実施した場合，活動係数を次のように設定する[1]。

20分程度：1.3，1時間以上：1.3〜1.7，2時間以上：1.5〜2.0

表2 活動係数の例

活動因子	AI
寝たきり（意識低下）	1.0
寝たきり（覚醒）	1.1
ベッド上安静	1.2
ベッド外活動	1.3〜1.4
機能訓練室でのリハ	1.3〜2.0

表3 ストレス係数の例

傷害因子	SI
飢餓状態	0.6〜0.9
術後（合併症なし）	1.0
骨折	1.1〜1.3
褥瘡	1.1〜1.6
感染症	1.1〜1.5

また，回復期リハ病棟に入院する脳卒中患者が，良好な栄養状態を維持するため必要な活動係数は，やせ群1.7，標準群1.4，肥満群1.2という報告がある[8]。

3）栄養からみたリハ

①飢餓

　レジスタンストレーニングで筋肉量を増やすには，筋肉合成に必要な原材料であるアミノ酸や細胞膜に必要な脂質だけでなく，エネルギーが必要である。しかし飢餓では，原材料のアミノ酸，脂質，エネルギーがすべて不足している。つまり，飢餓のときにレジスタンストレーニングを行っても，筋肉の蛋白質をさらに分解させるため，筋肉量増加目的のレジスタンストレーニングは禁忌となる。まずは栄養状態を改善させることが優先であり，エネルギー蓄積量を考慮した「攻めの栄養管理」を行う。この間は廃用性筋萎縮の予防に，離床や2〜3メッツほどの日常生活活動を行う。「攻めの栄養管理」（参照：第1章8節「攻めの栄養管理とその実践方法」）により，栄養状態の改善が期待できそうな場合は，機能改善を目標としたリハを実施する。

②侵襲

　侵襲時には筋肉の蛋白質や脂肪が分解され，内因性のエネルギー供給を行っている。高度の侵襲では1kg/dayの筋肉量が減少する。このときに多量のエネルギーを投与しても筋肉の蛋白質の分解は抑制できず，過栄養はノルエピネフリンの分泌を増加させることにより，栄養ストレスとして骨格筋の蛋白分解を促進させる[9]。栄養状態の悪化防止・機能維持・廃用性筋萎縮の予防を目標とし，侵襲の原因疾患の治療を優先する。侵襲時の栄養管理としては以下のような目安がある[10]。

> 急性期の極期：6〜15kcal/kg/day
> 一般的な急性期と侵襲が慢性期に移行した場合：6〜25kcal/kg/day

　同化期に移行した場合には，エネルギー蓄積量を考慮した「攻めの栄養管理」と，機能改善のリハを併用して行う。

③悪液質

　悪液質はがん，COPD，慢性心不全，膠原病など，慢性的な炎症によって低栄養が生じ，筋肉の減少を認める。飢餓とは異なり適切なエネルギー必要量を投与するだけでは，栄養改善は難しいことが多く，栄養・薬剤・運動と多方面からの介入が必要となる。運動には抗炎症作用があるため，飢餓を合併していなければ積極的なリハを行う。早期に診断し，言語聴覚療法や理学療法も含めた多職種で介入することで，身体機能やQOLがより改善する可能性がある[11]。

4) 注意すべき病態

エネルギー消費量が増加する疾患として，パーキンソン病やCOPDなどがある。パーキンソン病では，ディスキネジアや固縮によりエネルギー消費量が約20〜51%増加する[12]。COPD患者の多くは炎症性サイトカインやCRP産生増大を伴う全身性炎症が認められる上に，呼吸筋のエネルギー消費も増大する。体重は呼吸機能の独立した予後因子であり[13][14]，十分なエネルギー摂取，除脂肪体重（Lean Body Mass）の維持は重要である。呼吸苦や易疲労性により十分な食事摂取量の確保が困難であれば，1日5回ほどの分割食としたり，食形態をより摂取しやすいものへ変更したり，呼吸商を考慮し脂質を増量するなど栄養素の調整も大切である。

5) Refeeding syndromeに注意

①Refeeding syndrome（以下RFS）とは

低栄養状態にある患者に急激な栄養投与を行った際に，血管内から細胞内に体液や電解質が急速に移行し，低血糖や電解質異常により重篤な合併症をきたす病態である[15]。再栄養が行われると，増加したインスリンによって水，糖，カリウム，リン，マグネシウムの細胞内流入による電解質異常，ビタミンB_1欠乏が起こる。中でも低リン血症が最も危険であり，1.0mg/dL以下になると意識障害，痙攣，筋力低下，不整脈，心不全，呼吸不全などが起こる。ヘモグロビンの酸素運搬機能の低下からクエン酸（TCA）回路の機能不全をきたし，心不全，心停止を引き起こす[16]。

RFSリスクのガイドラインはNICE[17]のものがよく知られている。①Body Mass Index（以下BMI）16未満，②最近の15%以上の体重減少，③10日以上の経口摂取不良，④治療前の低カリウム，低リン，低マグネシウム，ビタミンB_1欠乏のうち1項目を満たすか，あるいは①BMI18.5未満，②最近の10%以上の体重減少，③5日以上の経口摂取不良，④アルコール依存既往，⑤インスリンや利尿薬，がん化学療法などの薬物使用歴のうち2項目以上を満たすことがリスクとされている。なお，RFSには明確な診断基準は示されていない[18]。

②Refeeding syndromeの予防と治療

経口，経腸，静脈栄養のいずれでも起こり，投与エネルギーが多く，増量が早いほど起こりやすい。RFSのリスクは2週間ほど持続する[19]。そのためこの期間の投与エネルギーは，10kcal/kg/day以下（BMI＜14，または15日以上の絶食の場合5kcal/kg/day）から開始し，4〜7日かけて徐々に増量し，ビタミンB_1と電解質の補充を優先したPermissive underfeeding管理とする[17]。また，電解質のモニタリングと補充は少なくとも7日間は行う必要がある[20]。スクリーニング検査項目としては，通常の栄養状態把握のための項目に加え，無機リン，マグネシウム，カリウムの計測を行う。

4 栄養素別投与量の設定

1) 蛋白質

蛋白質の1日最低必要投与量は0.57g/体重（kg）/dayとされている[21]。各病態下における蛋白質投与基準は**表4**の通りである。異化亢進状態では蛋白質の供給量は増加させるが，2.0g/kg/day以上の蛋白質を投与しても蛋白質代謝は改善できないとされている。

蛋白質・アミノ酸（窒素）は大量に投与しても，適正なエネルギーの供給がない場合には利用率は良好でなく，体蛋白合成には利用されず，尿中に代謝され排泄されてしまう。窒素1gに対し，150kcalが最も効率良く窒素が利用される。この比を熱量/窒素比（non protein calorie/N ratio：NPC/N）と称し，病態によって変動はするが，腎不全を除き許容範囲は100〜200と言われている。窒素は，窒素（g）＝蛋白質（g）/6.25の式で算出できる。

リハ栄養では，1.0〜1.5g/kg/dayを目安に十分量の蛋白質補給が望ましい[22]。ただし，進行性腎不全のように摂取制限のある場合には，透析導入前0.6〜0.8g/kg/day，透析導入後0.9〜1.2g/kg/day[23]と病態に応じ調整する。

2) 脂質

脂質はエネルギー効率が良く（9kcal/g），生体調節機能に欠かせない必須脂肪酸（リノール酸，α-リノレン酸，アラキドン酸）であるため，静脈栄養であっても必ず投与する[24]。脂質の摂取目標量は1g/kg/dayであり，総エネルギー摂取量の15〜40％を脂質で供給する。静脈栄養の場合，20〜30％を脂肪乳剤で供給する。経腸栄養剤のほとんどは脂質が含有されているが，成分栄養剤の脂質含有量は低いため，使用の際には不足分を補う。

3) 糖質

蛋白質，脂質の摂取量を考慮し，総エネルギー摂取量の50〜70％（非蛋白質エ

表4 各病態下における蛋白質必要量

	蛋白質必要量 （g/kg/day）	NPC/N比
健常成人	0.8〜1.0	150〜200
内科的疾患（発熱・外傷なし）	1.1	150〜200
術後患者（合併症なし）	1.1〜1.6	150〜200
異化亢進状態（熱傷・感染症など）	1.6〜2.0	100〜150

ネルギーの60〜70％）の範囲で設定される。ケトーシス発生予防のために，100g／day以上を糖質で摂取することが望ましいとされている。血糖コントロールが必要な場合，糖質のエネルギー比を下げたり，1回に摂取する糖質の量および糖の種類を考慮する。

4) 電解質

　ナトリウム，カリウム，クロール，カルシウム，マグネシウム，リンなどの電解質バランスが崩れると，意識障害や脱力，痙攣，不整脈など，様々な重篤な症状を呈する。静脈栄養や経腸栄養剤は，1日必要量を考慮した製剤となっているが，長期管理になると，電解質，特にナトリウムやクロールが不足する可能性があるため，モニタリングを行い適宜補正する。また電解質は，嘔吐や下痢等により排泄されるため，注意が必要である。

5) ビタミン

　ビタミンのほとんどは生体内で合成することができないため，摂取する必要がある。生体補酵素の構成成分でもあり，不足すると免疫力低下や皮膚炎，代謝異常症などの欠乏症が生じる。特にビタミンB_1は欠乏するとアシドーシス，ウェルニッケ脳症などを併発することがあるので，必ず投与する。ビタミンB_1投与の二重盲検試験で食思不振，易疲労性，倦怠感の改善が得られたのと報告がある[25]。経口摂取や経腸栄養の場合には，吸収力や利用率の問題も生じる。胃切除術後では，ビタミンB_{12}の吸収障害や葉酸の吸収率低下をまねく。葉酸とビタミンB_{12}の欠乏は巨赤芽球性貧血や末梢神経障害を引き起こす可能性があるため注意する。

　経腸栄養剤は一般的に，1,500〜2,000kcalで1日のビタミン必要量が投与されるように設計されているものが多い。エネルギー投与量が少ない場合には，欠乏症に陥る可能性を考慮しなければならない。また脂溶性ビタミン（A，D，E，K），ナイアシン，ビタミンB_6，葉酸には耐容上限量が設定されており，過剰摂取にも注意が必要である。

6) 微量元素

　必須微量元素は鉄，亜鉛，銅，マンガン，セレン，クロム，モリブデン，ヨウ素，コバルトの9元素で，酵素などの活性物質として重要である。欠乏症状としては，亜鉛欠乏での皮疹や創傷治癒遅延，成長障害，銅欠乏での貧血，白血球・好中球減少，セレン欠乏での心筋症などがある。透析者ではカルシウムや鉄の欠乏をきたすが，腸管吸収が低下している亜鉛，またセレンやマンガンも欠乏をきたす[26]。

　微量元素は高度侵襲下でも，日本人の食事摂取基準2015年版[27]に示されている

1日推奨投与量を満たす量で十分である。経腸栄養剤に含まれる微量元素は製剤によって大きく異なる上に，ビタミンと同様に一定のエネルギー量を投与することによって，1日必要量が満たされるように設計されているものが多い。

7) 水分

尿量（mL/day）＋不感蒸泄量（15mL/kg/day）＋便の水分量（100mL程度）＝水分投与量（mL/day）＋代謝水（300mL程度）という式が理論的ではある。臨床では30〜35mL/kg/day，1mL×総エネルギー必要量，1,500mL×体表面積（m²）などの式が用いられている。どの方法であっても，摂取水分量と排泄量をチェックしながら脱水等に注意する。

腎不全15mL/kg/day，心不全15〜20mL/kg/day程度と，病態により摂取制限が必要な場合がある。水分コントロールを必要とする対象者においては，体重がエネルギー設定の指標とならないことがある。なお経腸栄養剤を使用する際には，半消化態栄養剤の水分量は容量の70〜85％程度であることに留意し，不足分は水分として補う。

〈エネルギー必要量の設定の一例〉

70歳男性　体重45kg　BMI16.5
1日に2，3時間3METsのリハを実施，1カ月で2kgの体重増加を目標

① エネルギー必要量：TEE 1,763kcal（BEE 1,037kcal×AI 1.7×SI 1.0）＋エネルギー蓄積量466kcal＝2,229kcal
② 蛋白質投与量：1.5g/kg/day×45＝67.5g/day（蛋白4kcal/gにより270kcal）またはNPC/N比＝200として，2,229÷200×6.25＝69.6g（278.4kcal）
③ 脂質投与量：2,229kcal×0.2〜0.3％＝445.8〜668.7kcal（脂質9kcal/gにより49.5〜74.3g）
④ 糖質投与量：2,229kcal−（270〜278.4）−（445.8〜668.7）＝1,281.9〜1,513.2kcal（糖質4kcal/gにより320.5〜378.3g）
⑤ 水分投与量：30mL×45kg＝1,350mL

---

5 まとめ

栄養のゴール，リハのゴールを目標にエネルギー必要量を設定することは，早い栄養状態・身体機能改善につながる。栄養素摂取の過程には様々な要因があるため，栄養投与後の経過をしっかりとモニタリングし，必要に応じて投与量を調整しながら管理することは不可欠である。目標値を設定するとその数値を追いがちだが，栄養とリハのゴールの先には患者の望む生活があり，それこそが真の目標である。

文献

1) 若林秀隆, 監：リハビリテーション栄養ポケットガイド. 改訂版. ジェフコーポレーション, 2014. p4, p16.
2) Kreymann G, et al：Ger Med Sci. 2009；7：Doc25.
3) 日本摂食・嚥下リハビリテーション学会医療検討委員会, 嚥下調整食特別委員会：日摂食嚥下リハ会誌. 2013；17 (3)：255-67.
4) 若林秀隆：Jpn J Rehabil Med. 2011；48 (4)：270-81.
5) Hébuterne X, et al：Curr Opin Clin Nutr Metab Care. 2001；4 (4)：295-300.
6) Ainsworth BE, et al：Med Sci Sports Exerc. 2011；43 (8)：1575-81.
7) Ainsworth BE, et al：Med Sci Sports Exerc. 2000；32 (9 Suppl)：S498-504.
8) 和田彩子, 他：JJRN. 2012；49：S214.
9) Doley J：Nutr Clin Pract. 2010；25 (1)：50-60.
10) 寺島秀夫, 他：静脈経腸栄養. 2009；24 (5)：1027-43.
11) Granda-Cameron C, et al：Clin J Oncol Nurs. 2010；14 (1)：72-80.
12) Kistner A, et al：Front Neurol. 2014；5：84.
13) Global Initiative for Chronic Obstructive Lung Disease：Global strategy for the diagnosis, management, and prevention of chronic obstructive pulmonary disease. NHLBI/WHO Workshop Report. Bethesda, National Heart, Lung and Blood Institute, chapter3. 2006.
14) Wilson DO, et al：Am Rev Respir Dis. 1989；139 (6)：1435-8.
15) Mehanna HM, et al：BMJ. 2008；336 (7659)：1495-8.
16) 鈴木 (堀田) 眞理：日内会誌. 2016；105 (4)：676-82.
17) National Institute for Health and Clinical Excellence：Guidance：Nutrition Support for Adults：Oral Nutrition Support, Enteral Tube Feeding and Parenteral Nutrition. National Collaborating Centre for Acute Care (UK). 2006.
18) 佐藤武揚, 他：外科と代謝・栄養. 2016；50 (6)：321-6.
19) Mehler PS, et al：J Nutr Metab. 2010；2010. pii：625782.
20) Crook MA, et al：Nutrition. 2001；17 (7-8)：632-7.
21) Wolfe RR：Lab Res Methods Biol Med. 1984；9：1-287.
22) Morley JE, et al：J Am Med Dir Assoc. 2010；11 (6)：391-6.
23) 日本腎臓学会, 編：日腎会誌. 2014；56 (5)：553-99.
24) Barr LH, et al：Ann Surg. 1981；193 (3)：304-11.
25) Smidt LJ, et al：J Gerontol. 1991；46 (1)：M16-22.
26) Tonelli M, et al：BMC Med. 2009；7：25.
27) 菱田 明, 他, 監：日本人の食事摂取基準. 2015年版. 第一出版, 2014, p335-42.

参考

▶ 日本静脈経腸栄養学会：静脈経腸栄養ハンドブック. 日本静脈経腸栄養学会編, 南江堂, 2011.

第1章 ● リハ栄養

8 攻めのリハ栄養管理とその実践方法

堤内啓太

> **Point**
> - 低栄養患者の体重改善を図る場合，攻めの栄養管理を行い，目標設定に沿ったエネルギー蓄積を行うことが必須である。
> - 高齢者では食欲・食事摂取量が漸減している場合が多いため，エネルギー蓄積のためには工夫が必要である。
> - 攻めの栄養管理には栄養とリハビリテーションの両面からのモニタリングが必要である。

1 攻めの栄養管理とは

　リハビリテーション（以下リハ）を受けている高齢者には低栄養の割合が多いとされ[1]，運動や身体活動によって増加する消費エネルギーを念頭に置いた，適切な栄養管理を行うことが必須である。しかしながら，消費分を追加するだけではエネルギーバランスはイコールの関係にしかならず，低栄養や低体重，サルコペニアの改善を狙う場合には不十分なことが多い。これらの改善には運動を加味した消費エネルギー量に加えて1日当たり200～1,000kcalのエネルギー蓄積を行う，「攻め」の姿勢が必要である。本項ではこうした攻めの栄養管理の概説と実践方法について述べる。

2 エネルギー蓄積量

　低栄養患者の体重増加を狙う場合，リハ栄養では必要エネルギー量に加えて，エネルギー蓄積量として200～1,000kcal/day程度を付加して摂取することを推奨している[2]。体重を1kg増やすためには7,500kcalのエネルギー蓄積が必要という報告がある[3]ため，たとえば，1カ月で1kgの体重増加を狙いたい場合には7,500÷30でおよそ250kcalの蓄積を毎日行えばよい，という計算になる。このように，目標体重と現体重との差から目標エネルギー蓄積量を算出し，目標達成までの日数で割ることで1日当たりのエネルギー蓄積量を設定することが可能である。

しかしながら，高齢者における低栄養の改善は，若者のそれと比較して困難であるとされている。前述した通り，若者においては体重を1kg増やすために必要なエネルギー蓄積量は7,500kcalだが，高齢者ではこれが8,856〜22,620kcalに及ぶとも言われる[3]。また，栄養素を摂取してから代謝に至るまでには誤差の要因となる様々な事象が存在するため，定期的に体重や体組成の計測を通じた経過のモニタリングが必要である。

3 攻めの栄養管理の実際

日本人の食事摂取基準[4]では70歳以上の高齢者で身体活動量が低い（生活の大部分を坐位で過ごし，静的な活動が中心）場合の推定エネルギー必要量は男性で1,850kcal/day，女性で1,500kcal/dayとされている。回復期リハ病棟など積極的に運動を行う環境であれば，身体活動量は普通（坐位中心の仕事だが，職場内での移動や立位での作業などを含む場合）に該当する場合も少なくなく，その場合の推定エネルギー必要量は男性で2,200kcal，女性で1,750kcalとなる（表1）[4]。

表1 70歳以上の推定エネルギー必要量 (kcal/day)

身体活動量	男性	女性
低い	1,850	1,500
普通	2,200	1,750
高い	2,500	2,000

（文献4より改変）

攻めの栄養管理を実践し，低栄養や低体重の改善を狙うためにはここに余剰エネルギーとしてさらに200〜1,000kcalを上乗せする形になる。ただし，高齢者では食欲や食事摂取量が漸減していることが一般的であり，ただ単に食事量を増量するだけの対応では摂取しきれない可能性がある。実際，回復期リハビリテーション病棟に入院している患者の1/4が，提供された食事量を十分摂取できていない[5]（図1）[4]。

高齢者の食欲および食事摂取量低下の原因は味覚・嗅覚の低下，胃腸の飽食作用の変化，レプチン等ホルモン分泌量の変化など多因子にまたがっており[6]，容易には解決しがたい。このため，量を食べられない場合でも摂取エネルギー量は増加で

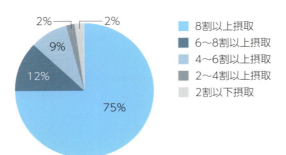

図1 回復期リハビリテーション病棟入棟患者における経口摂取可能な患者の食事摂取率の実態

（文献4より改変）

きるよう工夫が必要である。熊リハパワーライス®や，少量高エネルギー食[7]がその一例として挙げられる。熊リハパワーライス®は二度炊きの米飯に中鎖脂肪酸のオイル，パウダー，蛋白質のパウダーを混ぜ込んだものであり，150gの米飯でおよそ300kcalのエネルギーを摂取することが可能である。少量高エネルギー食は，半分量にした食事に加え，経口補助食品やのり佃煮風味，明太子風味のソースなどの栄養強化食品を使用して栄養素を強化したものである。このほかにも揚げ物・炒め物の活用や栄養補助食品の提供などが有効な選択肢となる。

目標エネルギー量は1日を通して達成できればかまわないため，3食の食事だけで無理に補う必要はない。飲料タイプやゼリータイプの栄養補助食品を分食で提供することも有用である。間食として摂取するのもよいが，サルコペニアを有する低栄養患者では理学療法，作業療法，言語療法などでレジスタンストレーニングを行った直後に食べるとより効果的である。この場合にはリハたいむ®ゼリー（クリニコ）など，BCAA高配合の栄養補助食品を選択することが好ましい。また，これらを夜食として提供することも，やせのサルコペニア改善の選択肢の1つである。睡眠前に40gの蛋白質を摂取すると睡眠中の筋肉合成が促進されるという報告がある[8]。

経口での栄養摂取が困難な場合，もしくは経口のみでは必要なエネルギー量が満たせない場合には，経腸栄養や静脈栄養などの代替栄養を使用することになる。経腸栄養が高齢者に実施される場合には腸を長期間使用していない場合があり，腸管繊毛の減少や腸管粘膜の萎縮が起こっている可能性が高い[9]。よって，直ちに攻めの栄養管理を進めてしまうと容易にリフィーディング症候群（Refeeding syndrome：RFS）を引き起こしてしまう。通常よりも少量かつ遅い投与速度で開始することを原則とし，設定した目標エネルギー量に達するまで2～3週間かけてゆっくりとエネルギー投与量を増やしていくスタンスが望ましい。静脈栄養単独の場合，攻めの栄養管理を行うことは基本的に困難である。末梢静脈栄養法では投与する輸液製剤の浸透圧に対する制限が生じるため，1,300kcal程度が1日の投与上限になる。中心静脈栄養法ではより高エネルギーの輸液が可能になるが，代謝性合併症予防のため糖質は5mg/kg/minを上限とし，200mg/dL以下で血糖変動幅の少ない管理をすることが望ましい。また脂質は投与速度が速すぎると加水分解されないため0.1g/kg/hour以下での投与が定められており，これら代謝性合併症への配慮を加味すると，静脈栄養によるエネルギーの余剰蓄積は困難ということになる[10]。

4 攻めの栄養管理のモニタリング

前述の通り，高齢者の栄養状態は予測困難な場合があるため，攻めの栄養管理で設定したエネルギー量が適切かどうかを定期的にモニタリングする必要がある。

まず基本となるのが身体計測と検査値である。身体計測では体重が計算通りに増加しているかを観察するとともに，筋肉量や筋力，歩行速度といったサルコペニアの基準にも配慮する。筋肉量の目安としては上腕・下腿の周囲径計測が最も簡易である。ただし，脂肪による肥満者では周囲長が正確に測れないため，この場合には上腕筋囲長（AMC）や上腕筋面積（AMA）を算出して脂肪を差し引いた筋肉量を推測する必要がある。肥満高齢者には，体重減少に加えて有酸素運動とレジスタンストレーニングの組み合わせが身体機能改善に有効である[11]。

　検査値には採血結果を用いるのが一般的である。前項で取り上げられたリフィーディング症候群は攻めの栄養管理によって生じやすい合併症であり，適切なモニタリングのもとで無理のない範囲から段階的にエネルギー量の増量を図るべきである。

　加えて脂肪肝，高血糖，脂質異常症（高トリグリセリド血症），腎障害といった症状の合併にも注意が必要である。脂肪肝のスクリーニングにはALTが最も簡便だが，ALT値が正常範囲内でも脂肪肝を呈することがある。より有効なスクリーニングとしてAST／ALTの比（AAR）が提唱されている。AARは肝臓の線維化進行によって上昇し，0.8以上で高度線維化を疑う[12]。この場合には攻めの栄養管理を一時中断し，腹部の超音波，CT，MRIなどによる診断を行う。採血上の糖尿病スクリーニングに用いられるものはHbA1cである。その診断基準は世界的にはまだ定められていないが，6.5％以上であれば再検査および血糖測定を実施することが推奨されている[13]。脂質異常症に関しては空腹時血中トリグリセリドが150mg／dL以上で高トリグリセリド血症を疑う[14]。急性腎不全のスクリーニングには血清クレアチニン（Cr）の上昇，糸球体濾過量（GFR）の低下，尿量の減少が用いられる[15]。

　ICFの観点から，攻めの栄養管理がリハに好影響を与えられているか，つまり機能・活動が改善してきたかどうかをモニタリングすることも重要である。ADLの評価指標としてはBarthel Index（BI）[16]やFunctional Independence Measure（FIM）[17]，嚥下機能の評価にはFunctional Oral Intake Scale（FOIS）[18]やFood Intake Like Scale（FILS）[19]を用いる。

5 攻めの栄養管理の例

　最後に，エネルギー蓄積量を考慮した攻めの栄養管理を行った結果，低栄養，サルコペニア，嚥下機能が改善した例を，いくつかのケースレポートに基づいて紹介する。

症例1[20]

　71歳男性，診断名：右上葉肺がん，身長174.5cm，体重56.8kg，術前情報：ADL自立，嚥下障害なし。

右上肺，胸壁，リンパ節の摘出術が施行され，ICU入室となる。翌日に急性心筋梗塞や肺炎などの合併症を発症し，挿管・人工呼吸が開始される。術後14日目に一般病棟へ転棟し，リハ（理学療法，言語療法）開始となった。術後53日目にはカニューレ抜管となるが，嚥下障害には著変認められず74日目に胃瘻造設，80日目にNST介入依頼となった。

NST紹介時のエネルギー摂取量は986kcalだったが，Harris-Benedictの式を用いて算出した必要エネルギー量はBEE 1,143kcal×活動係数1.3×ストレス係数1.2＝1,800kcalだったため，まずはこの必要量の摂取をめざして提供するエネルギー量を増加した。

術後87日目，嚥下障害は改善傾向（FOIS Lv3）だったが体重に変化が認められなかったため，低栄養，サルコペニア，嚥下障害を改善するためにはさらなるエネルギー摂取が必要と判断し，400kcalのエネルギー蓄積を追加した2,200kcalの投与を開始した。

結果として，その後120日目にはFOIS Lv5となり胃瘻は抜去となった。また131日目にはFOISがLv6まで改善し，自宅退院が決定した。その後も外来リハを継続し，術後253日目には嚥下障害および低栄養の改善のため介入終了となった。

	一般病棟転棟時	NST紹介時	終了時
摂取エネルギー量（kcal／day）	986	1,800	2,200
体重（kg）	54.1	46.6	55.5
Barthel Index	27	42	100
FOIS	1	1	7
MNA-SF	2	3	11
SMI（cm²／m²）		4.61	4.89
握力（kg）		14.5	20
歩行速度（m／s）	0	0.5	0.8

症例2 [21]

80歳女性，診断名：誤嚥性肺炎，身長153cm，体重24kg，入院前情報：Barthel Index：80／100点，FOIS：Lv6。

加齢に伴う身体機能低下のため施設に入所していたが，半年前に転倒して以来嚥下困難を訴えるようになった。その後，誤嚥性肺炎を2回発症し，治療のために入院となった。入院後，リハ（理学療法，言語療法）が施行されたが，2カ月経過しても改善には至らず，NSTの介入開始となる。

骨格筋量，筋力の低下からサルコペニアおよびサルコペニアの嚥下障害と診断さ

れた。経腸栄養でのエネルギー摂取量は23.2kcal/IBW（1.53×1.53×22kg）＝1,200kcal/dayに設定されていたが，過去5カ月間で27.3%の体重減少が認められていた。よって，低体重およびサルコペニアの改善を目標にエネルギー蓄積量600kcalを追加し，合計1,800kcal/dayの提供を開始した。

攻めの栄養管理開始後2週間で安全にゼリーを摂取できるまでに嚥下障害は改善，6週間後には嚥下調整食を摂取可能になり，経口摂取と経管栄養が併用となった。9週間後，完全経口摂取へ移行した。

	入院時	NST介入時	入院7カ月後
摂取エネルギー量 (kcal／day)	1,200	1,800	1,700
体重 (kg)	24	22	29.1
Barthel Index	0	0	40
FOIS	1	1	5
上腕筋面積 (cm^2)	8.2		19.4
握力 (kg)	2		6.5

症例3 [22]

75歳女性，嚥下困難の訴えで受診，身長158cm，体重34kg。

2年前に舌がんの診断を受け，切除および再建術が施されていた。またその後に肺がん，乳がんも併発しており，切除・複合術が施行されていた。入院時点で術後17カ月間が経過していたが，その間に14kg以上の体重減少を認めていた。

がんの管理は適切だったが，1日当たりプリン1個と経腸栄養のパック1つのみ，という著しいエネルギー摂取不良のため低栄養に陥っていた。必要エネルギー量はBEE 921kcal×活動係数1.5×ストレス係数1.0＝1,382kcalと算出され，実際の投与量は1,500kcalに設定，経鼻経管栄養での投与を開始した。入院9日目には胃瘻が造設された。

低栄養，嚥下障害の改善のためにリハ栄養チームの介入が開始されたが，栄養補給が必要エネルギー量を満たしているにもかかわらず体重は32kgに減少していた。サルコペニアの悪化を防ぐためにエネルギー蓄積量を含む600kcalを追加し，摂取エネルギー量を1,900kcal/dayまで増加した。リハは言語療法と作業療法の介入を週5回行った。入院29日目に退院となり，以後言語聴覚士による嚥下評価およびリハが11カ月間継続して行われた。

体重，栄養状態，身体機能，嚥下機能のいずれも徐々に改善が認められ，退院9カ月後には経口からの栄養摂取も併用可能になった。1日のエネルギー摂取量は経口から800kcal，経腸で1,000kcalとなった。その後も誤嚥性肺炎を発症す

ることはなく，退院19カ月後にはサルコペニアおよび低栄養からの回復が認められた。

	入院時	退院時	退院19カ月後
摂取エネルギー量 (kcal／day)	400	1,900	1,800
体重 (kg)	34	32	45
Barthel Index	70	75	100
FOIS	1	1	3
MNA-SF	5	8	11
SMI (cm²／m²)	3.59		4.01
歩行速度 (m／s)	0.32		

文 献

1) Kaiser MJ, et al：J Am Geriatr Soc. 2010；58 (9)：1734-8.
2) 若林秀隆：Jpn J Rehabil Med. 2011；48 (4)：270-81.
3) Hébuterne X, et al：Curr Opin Clin Nutr Metab Care. 2001；4 (4)：295-300.
4) 厚生労働省：日本人の食事摂取基準 (2015年版). 策定検討会報告書, 2015. p73.
5) 西岡心大：日静脈経腸栄会誌. 2015；30 (5)：1145-51.
6) Morley J：J Gerontol A Biol Sci Med Sci. 2001；56 (suppl_2)：81-8.
7) 西岡心大：Modern Physician.2017；37 (5)：429-32.
8) Trommelen J, et al：Nutrients. 2016；8 (12)：763.
9) 日本静脈経腸栄養学会：静脈経腸栄養テキストブック. 南江堂, 2017, 531-7.
10) 日本静脈経腸栄養学会：静脈経腸栄養ガイドライン. 第3版. 照林社, 2013. p41, p144.
11) Villareal DT, et al：N Engl J Med. 2017；376 (20)：1943-55.
12) 日本消化器病学会：NAFLD／NASH診療ガイドライン2014. 南江堂, 2014. p54-6
13) Takeshi Kuzuya, et al：Journal of the Japan Diabetes Society. 1999；42 (5)：385-404.
14) 佐々木 淳：脂質異常症. 総合健診. 2011, 39 (2)：305-12.
15) AKI (急性腎障害) 診療ガイドライン作成委員会：日腎会誌. 2017；59 (4)：419-533.
16) Collin C, et al：Int Disabil Stud. 1988；10 (2)：61-3.
17) 道免和久, 他：総合リハビリテーション. 1990；18 (8)：627-9.
18) Crary MA, et al：Arch Phys Med Rehabili. 2005；86 (8)：1516-20.
19) Kunieda K, et al：J Pain Symptom Manage. 2013；46 (2)：201-6.
20) Wakabayashi H, et al：Am J Phys Med Rehabil. 2016 95 (6)：e84-9.
21) Maeda K, et al：J Acad Nutr Diet. 2016；116 (4)：573-7.
22) Hashida N, et al：Nutrition. 2017；35：128-31.

参 考

▶ 西岡心大：低栄養とリハビリテーション栄養管理の考え方：特にエネルギー必要量に関して (特集 リハビリテーション栄養管理の現状と展望). 日本静脈経腸栄養学会雑誌. 2016；31 (4)：944-8.

第2章 ● サルコペニア

1 サルコペニアの概念・診断基準・展望

荒井秀典

> **Point**
> ● サルコペニアは加齢に伴って筋肉が減少する病態であり，骨格筋量の低下とともに握力や歩行速度の低下など機能的な側面を含む概念である。
> ● サルコペニアの診断は，四肢骨格筋量に加えて，握力，歩行速度などの身体機能の評価を含めて行われるが，世界的には複数の診断基準が提唱されている。
> ● 骨格筋量の測定にはDXAまたはバイオインピーダンス法が使われ，四肢骨格筋量（除脂肪体重）を身長の2乗で割った値を用いる。

1 はじめに

　サルコペニアは加齢に伴って筋肉が減少する病態であり，骨格筋量の低下とともに握力や歩行速度の低下など機能的な側面を含む概念である。その診断基準に関しては，欧州の研究者を中心としたグループであるEuropean Working Group on Sarcopenia in Older People（EWGSOP），米国を中心としたグループであるInternational Working Group on Sarcopenia（IWGS），そして日本を含むアジアを中心としたグループAsian Working Group for Sarcopenia（AWGS）などがそれぞれ人種差を考慮した診断基準を提唱している。本項では，サルコペニアの概念，診断基準，そしてこれからの展望についてまとめてみたい。

2 サルコペニアの概念

　加齢とともに骨格筋量は減少し，筋力は低下する。ヒトの骨格筋量は30歳代から年間1〜2％ずつ減少し，80歳頃までに約30〜40％の筋肉が失われると言われている。このような骨格筋量の減少は骨密度や脳重量の減少のように加齢による生理的な現象としてとらえられてきた。骨格筋量の減少は加齢に伴って起きる変化ではあるが，ある一定量以上に骨格筋量が減少した場合には，生理的な骨格筋量低下と区別すべきであるという考えのもと，1980年代後半にRosenbergは，ギリシャ語のsarx，peniaというそれぞれ筋肉，減少を意味する語を組み合わせて，サルコ

①サルコペニアの概念・診断基準・展望　69

ペニア（sarcopenia）という概念を提唱した[1]。その後，Baumgartnerらは，New Mexicoの883名の高齢者を対象として，DXA法により四肢の骨格筋量を測定した。DXA法においては身体組織の組成を骨，脂肪，除脂肪の3種に分け計測することができ，特に内臓重量の影響を受けない上下肢においては，除脂肪量と骨格筋量はほぼ同等であるとみなせる。したがって，上下肢の除脂肪量が骨格筋量の評価のため用いられており，体格による影響を補正するため，被検者の身長の2乗で除した値であるskeletal muscle mass index（SMI）が指標として用いられている。このDXA法による骨格筋量の推定は，全身スキャン用の装置がいるものの，低被曝量で値が得られるため，サルコペニアの研究では頻用されてきた。そして，彼らは若年平均の2SD以下をサルコペニアと定義し，その出現率は65〜70歳で13〜24%，80歳代では50%以上と報告している[2]。わが国においてもSanadaらは1,488名の70〜85歳高齢者において，DXA法にてSMIを測定し，若年平均の2SD以下の頻度は男女それぞれ，6.7%，6.3%としている[3]。

　その後，2006年Newmanらは，Health ABCにおいて70〜79歳の2,292名の追跡により，DXA法で求められた骨格筋量と死亡は関係せず，むしろ握力のほうが死亡と強く相関することを明らかにした[4]。すなわち，男性30kg未満，女性20kg未満の握力と追跡期間中の死亡とは明らかな関連が認められた。一方，骨格筋量については男性の骨格筋量をCTで測定した値については死亡との関係はあったものの，女性ではそのような関係は認められず，DXAで測定した骨格筋量に関しては有意な関係が認められなかった。また，Dumurgierらは3,208名の65歳以上の男女を最大歩行スピードで3群に分け，追跡したところ，最もゆっくりしか歩けない高齢者の死亡率が最も高いことを明らかにした[5]。さらにはこのような骨格筋量，筋力の変化は死亡のみならず，ADL低下，転倒，入院などのリスクを高めることが明らかになってきた。骨格筋量の低下は必ずしも，筋力や歩行スピードときれいな相関関係を示すわけではないが，骨格筋量の減少だけでなく，それに伴う歩行速度の低下や握力など筋力低下がサルコペニアの概念を形成する上できわめて重要であると考えられるようになってきた。

3 EWGSOPとIWGSの診断基準

　このようなサルコペニアに関する研究の流れを受けて，欧州老年医学会は2009年に，日常診療や調査研究で用いるためのサルコペニアの定義および診断基準を設定するサルコペニアワーキンググループを結成した。そのほかに欧州臨床栄養・代謝学会，国際栄養・加齢学会，および国際老年学・老年医学会—欧州地域がこのグループに加えられ，欧州でのサルコペニアワーキンググループが結成された。すな

わち，このワーキンググループであるEWGSOPは，2009年1月に最初のミーティングを行い，その後会議やメール会議による議論の後，2010年にコンセンサス論文を発表した[6]。本論文において，サルコペニアは，「筋量と筋力の進行性かつ全身性の減少に特徴づけられる症候群で，身体機能障害，QOL低下，死のリスクを伴うもの」と定義されている[6]。本論文でEWGSOPによる筋量低下，筋力低下（握力：男性30kg未満，女性20kg未満），身体機能低下（歩行速度0.8m/sec以下）から構成される臨床的な診断手順が示された。本基準では65歳以上の高齢者を対象とし，骨格筋量低下が必須条件とされ，それに筋力低下または身体機能低下のどちらかが加われば，サルコペニアの診断に至る。なお，骨格筋量の評価にはDXA（dual-energy X-ray absorptiometry）法が推奨され，DXAにより求めたSMIが用いられる。そして，低骨格筋量の定義は若年者（おおむね20〜40歳，男女別）の平均値−2SD未満とされている。さらに，サルコペニアの病期分類として，骨格筋量低下のみをプレサルコペニア，骨格筋量低下，筋力低下，身体機能低下すべてを満たす場合を重度サルコペニアと定義している。

　また，米国を中心としたグループであるInternational Working Group on Sarcopenia（IWGS）も，同じく2009年よりサルコペニアの診断基準作成に向けた活動を始めたが，彼らはサルコペニアについて以下のように定義づけている。すなわち，サルコペニアは加齢とともに起こる骨格筋量とその機能の低下である。サルコペニアは複雑な症候群であり，骨格筋量のみの低下のときもあれば，それに肥満を合併している場合もある。サルコペニアは様々な原因により発症するが，廃用や内分泌機能の低下，慢性疾患，炎症，インスリン抵抗性，栄養不足などの原因が考えられる。カヘキシアも類似の病態であるが，同一の病態ではない，と記している。IWGSの基準は歩行速度（1m/s以下）と骨格筋量の低下を同時に満たす場合をサルコペニアと診断するとしている[7]。

4 AWGSの診断基準

　このようにサルコペニアに関する研究は欧米が先行しており，診断基準が作成されてきた経緯がある。しかしながら，欧米人の基準がアジア人にそのまま適用できるかどうかについても明らかではないため，我々は，2013年3月に日本，韓国，中国，台湾，香港，インドネシア，タイの7カ国の研究者からなるアジアサルコペニアワーキンググループ（Asian Working Group for Sarcopenia：AWGS）を設立し，そこでの議論を経て，アジア人のための診断基準を提唱した（図1）[8]。我々の診断基準においては，ヨーロッパの基準同様に握力・歩行速度いずれかの低下を有し，骨格筋量の減少が認められる場合にサルコペニアと診断することとした。しかしな

①サルコペニアの概念・診断基準・展望　71

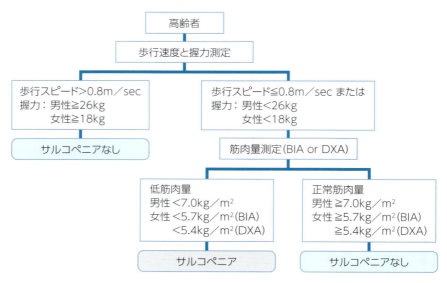

図1 アジアのサルコペニア診断基準 (文献8より改変)

がら，欧米人とは体格や生活習慣も異なり，筋力や骨格筋量に違いがあることが明らかになり，握力と骨格筋量についてはアジア人独自の基準を定めた。すなわち，握力は男性26kg未満，女性18kg未満を握力低下とし，骨格筋量についてはDXAでは，男性7.0kg/m²未満，女性5.4kg/m²未満，生体（電気）インピーダンス法（BIA）では，男性7.0kg/m²未満，女性5.7kg/m²未満を骨格筋量低下と定義した。本診断基準でBIAを採用した理由はアジアでBIAを用いた多くのエビデンスがあるということに加え，DXAが使える施設がまだまだ少ないという理由による。これらAWGSの診断基準におけるカットオフ値は，アジア人，特に日本，韓国，中国，香港，台湾の疫学研究をもとにその値が設定された。

5 展望

現在表1に示すように，EWGSOP，IWGS，AWGS以外にいくつかの研究グループがサルコペニアの診断基準を提唱している。いずれの診断基準においても骨格筋量に加え，握力または歩行速度を用いて診断することが推奨されている。今後は世界的な統一基準の作成に向けた活動が必要になるであろう。また，骨格筋量の測定に関して，現在DXA，BIAが主として使用されているが，様々な問題点が指摘されており，より簡便に，しかも正確に骨格筋量の測定ができる検査法を確立する必要がある。エコーを用いた骨格筋量の測定が期待されるが，前向き研究の結果が待たれる。歩行速度の測定についても診察室内で簡便に行うことが困難であり，他の方法で代替することも検討が必要であろう。

表1 サルコペニア定義における各研究グループの筋量，筋力，身体機能の扱い

研究グループ（文献番号）	筋量低下	筋力低下	身体機能低下
EWGSOP	必須	いずれか（測定は握力，歩行速度の両方）	
AWGS	必須	いずれか（測定は握力，歩行速度の両方）	
IWGS	必須	採用せず	必須（歩行速度）
FNIH	必須	必須（握力）	追加項目（歩行速度）
SSCWD	必須	採用せず	必須（歩行速度）
ESPEN-SIG	必須	採用せず	必須（歩行速度）

グループ略称：EWGSOP, European Working Group on Sarcopenia in Older People；AWGS, FNIH, Foundation for the National Institutes of Health；SSCWD, Society on Sarcopenia, Asian Working Group for Sarcopenia；IWGS, International Working Group on Sarcopenia；Cachexia and Wasting Disorders；ESPEN-SIG, ESPEN-Special Interest Group

　一方，2016年10月1日よりサルコペニアはICD-10-CMのコードM62.84が付与された。これはサルコペニアの診断・治療への大きな一歩であり，日本においても保険病名としてサルコペニアを登録することが必要である。この点については日本サルコペニア・フレイル学会を中心とした活動が期待される。また現在，日本サルコペニア・フレイル学会を中心にサルコペニア診療ガイドラインが作成されている。2017年12月には発刊され，今後ますますサルコペニアの診断・治療の重要性が増すことが期待される。

6 おわりに

　サルコペニアの概念，診断基準，および展望について述べた。診断基準については今後とも改訂に向けた作業が必要になるが，アジアの研究者と連携し，日本サルコペニア・フレイル学会が日本を代表して行っていく予定である。

文　献

1) Rosenberg IH：J Nutr. 1997；127 (5 Suppl)：990S-1S.
2) Baumgartner RN, et al：Am J Epidemiol. 1998；147 (8)：755-63.
3) Sanada K, et al：Eur J Appl Physiol. 2010；110 (1)：57-65.
4) Newman AB, et al：J Gerontol A Biol Sci Med Sci. 2006；61 (1)：72-7.
5) Dumurgier J, et al：BMJ. 2009；339：b4460.
6) Cruz-Jentoft AJ, et al：Age Ageing. 2010；39 (4)：412-23.
7) Fielding RA, et al：J Am Med Dir Assoc. 2011；12 (4)：249-56.
8) Chen LK, et al：J Am Med Dir Assoc. 2014；15 (2)：95-101.

第2章 ● サルコペニア

2 サルコペニアの原因（一次性，二次性）

神﨑恒一

> **Point**
> - サルコペニアには加齢以外に原因が明らかでない一次性サルコペニアと，器質的疾患，活動性の低下，栄養障害による二次性サルコペニアがある。
> - サルコペニアの発症には運動単位の減少，サテライト細胞の減少，液性因子，ホルモン，炎症，血流障害，筋蛋白同化抵抗性など様々な要因が関与する。
> - 二次性サルコペニアの原因として重要な「疾患に伴うサルコペニア」は，悪性腫瘍，心不全，肝臓病，腎臓病などに伴って生じ，カヘキシアと呼ばれる。

1 はじめに

サルコペニアは筋量の低下と筋力，もしくは身体機能（歩行速度など）の低下によって生じる病的な状態である。本項ではサルコペニアの原因について概説する。

2 サルコペニアの分類

サルコペニアは原因によって一次性と二次性に分けることができる（表1）。二次性は①悪性腫瘍や慢性閉塞性肺疾患，重症心不全などの器質的疾患によるもの，②活動性の低下によるもの，③栄養状態の低下によるもの，に分けられる。一次

表1 サルコペニアの分類

分類		原因
一次性サルコペニア（加齢性サルコペニア）		加齢以外に明らかな原因がないもの
二次性サルコペニア	疾患に伴うサルコペニア（カヘキシア）	重症臓器不全（心臓，肺，肝臓，腎臓，脳），炎症性疾患，悪性腫瘍などに伴うもの
	活動低下によるサルコペニア	寝たきり，不活発な生活スタイル，無重力状態などが原因で起こるもの
	栄養障害によるサルコペニア	消化管疾患，吸収不良，および薬剤有害事象などに伴い，摂取エネルギーや蛋白質の摂取力不足が原因で起こるもの

性は加齢以外に原因が明らかでない場合である。一次性サルコペニアは"加齢性筋肉減少症"とも呼ばれ，加齢に伴って生じることがほとんどであるが，二次性の場合高齢者でなくともサルコペニアが起こりえる。また，一次性（加齢性）の場合であってもしばしば二次性の要因が関与する。

3 サルコペニアの発症機序

サルコペニアの発症と進行に関しては様々な要因が影響し（**表2**）[1]，実際，多要因が複合的に関わると考えられる。加齢に伴う骨格筋量の減少は筋線維自体の減少と筋線維の萎縮が原因になる。骨格筋線維は遅筋線維（Ⅰ型，ミトコンドリアによる代謝が主）と速筋線維（Ⅱ型，解糖系による代謝が主）で構成されるが，加齢とともに比較的早期から速筋線維が減少する。

筋線維は脊髄から出て分枝した運動ニューロンによって支配され，運動ニューロンと筋線維を併せて運動単位と呼ばれる。そして，加齢とともに運動単位は減少することが知られている。また，加齢によって神経・筋シナプスは形態変化，機能低下が生じ，その結果骨格筋は機能低下と萎縮が生じると考えられている。特に速筋線維を支配するシナプスに選択的脆弱性があり，近傍の遅筋線維を支配するシナプスからレスキュー的に再神経支配されたときに速筋線維から遅筋線維に形質変換すると考えられている。また，peroxisome proliferator-activated receptor-γ coactivator-1α（PGC-1α）はIL-6，TNF-αなどの炎症性サイトカインの筋での発現を抑制し，ミトコンドリアの機能を向上させ，速筋から遅筋への形質変換を促進することが報告されている。

筋線維の形質膜と基底膜の間に存在する筋衛星細胞（サテライト細胞）は，通常は休止状態にあるが，刺激により活性化され，分化，増殖し，筋細胞に融合したり，

表2 サルコペニアの要因

サルコペニアの要因	
・身体活動度の低下	・ホルモン（GH，IGF-1，DHEA）↓
・栄養（蛋白質）不足	・インスリン抵抗性
・筋蛋白質同化抵抗性	・ミトコンドリア機能低下
・骨格筋幹細胞（サテライト細胞）の減少・活性化不全	・アポトーシス
・運動単位の減少	・ビタミンD↓，副甲状腺ホルモン↑
・神経・筋接合不全	・筋肉血流↓
・酸化ストレス	・未知の液性因子
・炎症（TNF-α，IL-6↑）	

TNF-α：tumor necrosis factor-α, IL-6：interleukin-6, GH：growth hormone, DHEAS：dehydroepiandrosterone sulfate, IGF-1：insulin-like growth factor-1

（文献1より引用）

筋再生に重要な役割を果たすため骨格筋幹細胞とも呼ばれる。サテライト細胞は加齢とともに機能が低下するため，筋再生能力が低下し，筋線維が減少すると考えられている。これら以外に，ホルモン，炎症，血流障害，インスリン抵抗性などもサルコペニアに関わっていると言われている。

1) 液性因子の関与

老化したサテライト細胞ではNotchリガンドであるDeltaの発現が低下しており，これはサテライト細胞の増殖能の低下に関与していると考えられている。さらに，老化したサテライト細胞ではWntシグナリングの亢進が起こっており，このシグナルはサテライト細胞をfibrogenicな細胞に分化させることが報告されている。老齢マウスと若齢マウスのパラビオーシス（2匹のマウスを結合させ，2匹の間で血液循環を共有させる実験手法）により，老齢マウスのサテライト細胞におけるNotchシグナリングが改善し[2]，Wntシグナリングが抑制されることが報告された[3]。すなわち，若齢マウスの血液中に存在する液性成分が高齢マウスのサテライト細胞の若返りをもたらすと考えられる。そのような血液成分の本体に注目が集まり，2014年に候補物質としてGrowth differentiation factor11（GDF11）が同定された[4]。しかしながら，後にGDF11はむしろ老化促進物質との報告もあり[5]，真偽のほどは不明である。

2) ホルモンの関与

加齢とともに男性ではアンドロゲン作用が低下し，筋量，筋力は低下する。事実，大腿筋四頭筋力は血中テストステロン濃度と正の相関を示す（図1）[6]。一方，高齢男性にアンドロゲンを外因的に投与することによってサルコペニアが改善することが，治療の適否は別として，メタ解析で示されており[7]，加齢によるアンドロゲン濃度の低下がサルコペニアの発症に関与することは間違いなさそうである。テストステロンにはサテライト細胞増加作用があることも知られている[8]。

女性ホルモンであるエストロゲンはテストステロンと異なり，筋量や筋力との関係に定見はない。デヒドロエピアンドロステロン（DHEA）もまた，男性のテストステロン，女性のエストロゲン同様，加齢とともに低下する。高齢者にDHEAを補充すると男性ではIGF-1が，女性ではテストステロンが上昇するが，筋量や筋力に対する効果は明らかではない。Insulin-like growth factor-1（IGF-1）も加齢とともに低下（図2）[9]する。IGF-1は筋蛋白の合成を促進し，分解を低下させるが，血中濃度と筋力の関係は明らかではない。

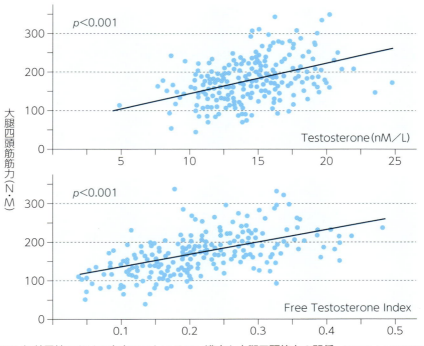

図1 加齢男性における血中テストステロン濃度と大腿四頭筋筋力の関係 （文献6より引用改変）

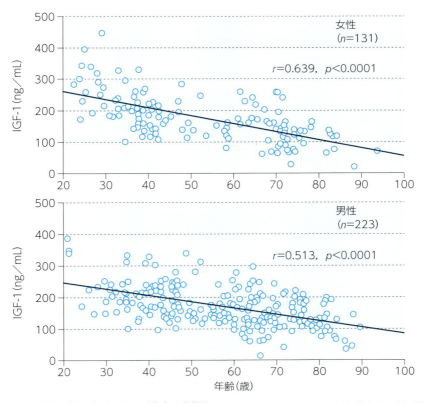

図2 加齢に伴う血中IGF-1濃度の低下 （文献9より引用改変）

3) 栄養の問題，特に蛋白質，アミノ酸

　筋線維の萎縮または肥大はその蛋白量に依存している。実際筋肉の乾燥重量の88％が蛋白質で構成されており，筋蛋白の合成が増加し，分解が抑制されれば理論上筋肉は肥大し，逆に分解が亢進し，合成が抑制されれば筋肉は萎縮する（図3）[1]。筋細胞での蛋白同化の刺激は，1) アミノ酸（ロイシンなどの分岐鎖アミノ酸），2) 運動，3) インスリン（insulin-like growth factor-1：IGF-1），の3要素があることが知られている（図4）[1]。これらの刺激はすべて筋細胞内でmammalian target of rapamycin（mTOR）のリン酸化を誘導し，70-kDa ribosomal protein S6 kinase（p70S6K）やeukaryotic initiation factor 4E binding protein-1（4E-BP1）の活性化を介して蛋白同化作用を示す。食事から摂取された蛋白質は腸管で消化分解されアミノ酸として腸管から吸収される。アミノ酸の中でも不可欠アミノ酸，特に分枝

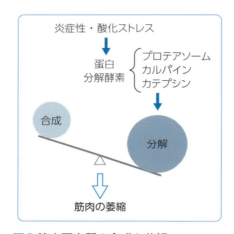 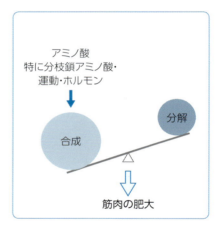

図3 筋肉蛋白質の合成と分解　　　　　　　　　　　　　　　　　　　　　　　　　　（文献1より引用）

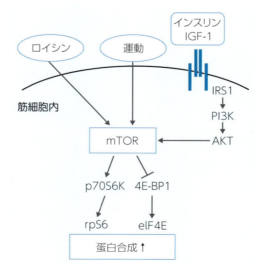

図4 筋肉蛋白質の合成シグナル

（文献1より引用）

鎖アミノ酸(ロイシンなど)は筋蛋白の器質となるだけでなく,筋細胞に直接働き,蛋白合成(同化)を誘導することが明らかにされている。腸管での蛋白質分解,アミノ酸吸収能は加齢の影響をあまり受けないことが知られている。しかし,加齢とともに蛋白質摂取量は減少するため,十分な血中アミノ酸濃度を達成できないのがサルコペニアの要因の1つになっている可能性がある。

4) 蛋白同化抵抗性

加齢とともに筋肉での蛋白合成能は低下し,同量のアミノ酸が血中に存在しても高齢者の筋肉では蛋白同化反応は低下している(anabolic resistance：蛋白同化抵抗性)と呼ばれる。その原因として高齢者ではロイシンなどのアミノ酸によるmTORリン酸化反応が低下していることが指摘されている。その理由の1つは筋細胞周囲の毛細血管の血流低下ならびにアミノ酸の筋細胞内への移送能力が低下しているため,細胞内アミノ酸濃度が低下している可能性がある。しかしながら,細胞内のアミノ酸濃度を上昇させても蛋白同化反応は低下していることから,蛋白同化抵抗性は筋細胞内へのアミノ酸の移送能力の低下だけでは説明できない。一方,十分量のロイシンが存在すれば高齢者も若年者と同様に筋蛋白合成が増加することから,高齢者の骨格筋ではロイシンが低濃度である場合,蛋白質同化が進まない可能性がある。

5) カヘキシア (Cachexia)

「カヘキシア」はギリシャ語のkakos(悪い)とhexia(状態)という言葉に由来しており,悪性腫瘍,うっ血性心不全,末期腎不全などの疾患に付随して起こる[10]。わかりやすいのは,がん患者にみられる急激な体重減少である。カヘキシアは慢性消耗性疾患による強い低栄養状態であり,多くの場合,疾患に関連して食欲不振,炎症の亢進,インスリン抵抗性,筋蛋白異化亢進などの代謝異常が生じ,その結果サルコペニア(もしくは類似の状態)が起こると考えられる(図5)[11]~[13]。カヘキシアとサルコペニアを区別する向きもあるが,病態は類似性が高く,背景疾患の違いを除いて両者を区別する意味はあまり大きくないと考えられる。

---

4 おわりに

超高齢社会を迎えた日本において,サルコペニアはフレイルと連結する重要な臨床課題である。可能な限り原因を追究して,根本的な対策を講じる必要があるが,それと同時に2つの大きな問題点である活動量の低下,蛋白をはじめとする栄養摂取の低下に対して,予防を含めた対策を立てることが重要である。

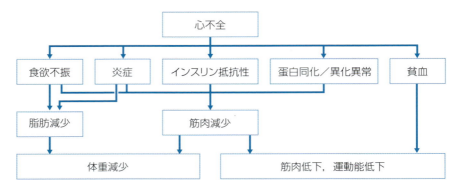

図5 カヘキシアの概念
カヘキシアは炎症の亢進，インスリン抵抗性，蛋白異化の亢進など多くの因子を包括した概念であり，骨格筋の筋肉量とともに，脂肪組織も減少する。　　　　　　　　　（文献13より改変）

文　献

1) 葛谷雅文：日老医誌. 2015；52 (4)：343-9.
2) Conboy IM, et al：Nature 2005；433 (7027)：760-4.
3) Brack AS, et al：Science. 2007；317 (5839)：807-10.
4) Sinha M, et al：Science. 2014；344 (6184)：649-52.
5) Egerman MA, et al：Cell Metab. 2015；22 (1)：164-74.
6) Roy TA, et al：Am J Physiol Endocrinol Metab. 2002；283 (2)：E284-94.
7) Ottenbacher KJ, et al：J Am Geriatr Soc. 2006；54 (11)：1666-73.
8) Rolland Y, et al：J Nutr Health Aging. 2008；12 (7)：433-50.
9) Giovannini S, et al：Mech Ageing Dev. 2008；129 (10)：593-601.
10) Thomas DR：Clin Nutr. 2007；26 (4)：389-99.
11) Morley JE, et al：J Nutr Health Aging. 2009；13 (1)：47-55.
12) Durham WJ, et al：Curr Opin Clin Nutr Metab Care. 2009；12 (1)：72-7.
13) Evans WJ, et al：Clin Nutr. 2008；27 (6)：793-9.

第2章 ● サルコペニア

③ サルコペニアの診断基準

杉本　研，楽木宏実

Point

- サルコペニアは元来，筋量減少のみの概念であったが，現在は筋量減少に伴う筋力，身体機能の低下とされている。
- サルコペニアの診断基準はいくつか存在するが，わが国を含むアジア諸国ではアジアのサルコペニアワーキンググループ（AWGS）の基準が広く用いられている。
- サルコペニアの診断基準には，筋量，握力，歩行速度が指標として用いられ，それぞれのカットオフ値に基づきサルコペニアを診断する。

1 はじめに

　　わが国は世界に先んじて超高齢社会を迎えており，高齢化以前には重要視されていなかった高齢者の機能障害に目を向けることが，要介護状態への移行を予防し健康長寿を達成するために重要であるとの認識が高まりつつある。高齢者の機能障害をとらえる方法として登場したのがサルコペニアやフレイルといった概念であり，老年医学における中心的な課題として注目されている。本項では，サルコペニアの診断基準について，現状と問題点を含めて解説する。

2 サルコペニアの診断基準

　　サルコペニアは1989年にRosenbergによって提唱された概念であり[1]，当初は筋量減少のみに着目していたが，近年は筋量減少に伴う身体機能低下の意義が注目されるようになり，様々な定義と基準が用いられるようになった。

　　2010年に欧州のEuropean Working Group on Sarcopenia in Older People（EWGSOP）[2]から操作的定義が発表され，それに続き日本人を含むアジアの疫学データをもとにしたAsian Working Group for Sarcopenia（AWGS）[3]からの定義など，次々と各研究グループによる定義が発表された。

　　EWGSOPにおいては，低筋量をベースに低筋力または低身体機能のいずれかを

③サルコペニアの診断基準　81

満たすとサルコペニア，低筋量のみでプレサルコペニア，すべて満たすと重度サルコペニアと，その病期が定義されている。AWGSから発表された判定アルゴリズムでは，握力，歩行速度の両方を必須項目とし，いずれかまたは両方が低下していれば四肢筋量を測定し筋量低下があればサルコペニアと判定する。このように，基本的にすべての定義が骨格筋量低下とそれによる機能低下から構成されており，骨格筋量はいずれの定義でも必須項目である。筋力と身体機能については，両者あるいはどちらか一方のみを採用するものに分かれているが，筋力については握力，身体機能については歩行速度の測定がいずれの定義でも採用されている（表1）[2～6]。

　四肢筋量の測定方法については，多くの研究でDXA法やBIA法が採用されているが，ゴールデンスタンダードとされているCTやMRI，年齢や体重などからの推定式も用いられている。表2に示す6種類の診断コンセンサスでは，すべてにおいてDXA法を推奨しており，そのうちEWGSOPとAWGSについてはBIA法も同時に推奨している。四肢骨格筋量の補正方法は統一されておらず，多くは四肢骨格筋量を身長の2乗値で補正しているが，BMIでの補正や四肢除脂肪量を用いているものもある。カットオフ値は若年層の平均値－2SD（標準偏差値）未満が用いられている。

　筋力は膝伸展筋力測定が適切とされるが，測定方法が煩雑なため，膝伸展筋力と相関性が高い握力が前述のように用いられている。6種類の診断コンセンサスのうち4種類でカットオフ値が設けられている。

　身体機能は，前述のように歩行速度により評価されるものがほとんどであり，6種類のうち5種類で通常歩行速度のカットオフ値（多くは0.8m/sec以下あるいは1.0m/sec未満）が設けられている。

　現状では，世界的にはEWGSOPの基準が多くの研究で用いられており，わが国を

表1 世界のサルコペニア診断基準の概要

研究グループ	筋量低下	筋力低下	身体機能低下
EWGSOP	必須	いずれか（測定は握力，歩行速度の両方）	
AWGS	必須	いずれか（測定は握力，歩行速度の両方）	
IWGS	必須	採用せず	必須（歩行速度）
FNIH	必須	必須（握力）	追加項目（歩行速度）
SSCWD	必須	採用せず	必須（歩行速度）
ESPEN-SIG	必須	採用せず	必須（歩行速度）

EWGSOP：European Working Group on Sarcopenia in Older People, AWGS：Asian Working Group for Sarcopenia, FNIH：Foundation for the National Institutes of Health, SSCWD：Society on Sarcopenia, Cachexia and Wasting Disorders, IWGS：International Working Group on Sarcopenia, ESPEN-SIG：ESPEN-Special Interest Group

（文献2～6より作成）（第2章①表1再掲）

表2 各診断基準の筋量，筋力，身体機能のカットオフ値

		EWGSOP	AWGS	IWGS	FNIH	FNIH slowness	SSCWD
四肢筋量	評価基準	四肢筋量の身長補正値(ASM)	四肢筋量の身長補正値(ASM)	四肢筋量の身長補正値(ASM)	四肢筋量のBMI補正値	四肢筋量のBMI補正値	四肢除脂肪量(kg)
	カットオフ値(測定方法)	DXA 若年層の平均値 −2SD未満 BIA 若年層の平均値 −2SD未満	DXA(kg/m²) 男性<7.0 女性<5.4 BIA(kg/m²) 男性<7.0 女性<5.7	DXA(kg/m²) 男性<7.23 女性<5.67	DXA(kg/BMI) 男性<0.789 女性<0.512		DXA 若年層(20〜30歳)の平均値 −2SD未満
筋力(握力)		男性<30kg 女性<20kg	男性<26kg 女性<18kg	— —	男性<26kg 女性<16kg	男性<26kg 女性<16kg	— —
身体機能(通常歩行速度)		0.8m/sec以下(4m)	0.8m/sec以下(6m)	1.0m/sec未満	—	0.8m/sec以下	1.0m/sec未満あるいは400m未満(6分間歩行)

EWGSOP：European Working Group on Sarcopenia in Older People, AWGS：Asian Working Group for Sarcopenia, IWGS：International Working Group on Sarcopenia, FNIH：Foundation for the National Institutes of Health, SSCWD：Society on Sarcopenia, Cachexia and Wasting Disorders

含むアジア諸国ではAWGSの基準が多くの研究で用いられているが，それ以外に独自の診断基準を用いている研究もある。このように，サルコペニアの判定方法は，基準によってカットオフ値の設定が大きく異なっており，統一された指標はまだない。

3 サルコペニア指標の測定における問題点

　サルコペニアの判定に用いられている指標は，前述のように筋量，筋力，歩行速度の3つが用いられているものの，実臨床において測定する際にはいくつか注意が必要である。

　筋量測定については，わが国ではCTやMRIのみならず，骨粗鬆症診断で主に用いられるDXA法も筋量測定の方法として保険適応ではないため，生体(電気)インピーダンス(BIA)を用いた測定が代替法として用いられていることが多い。BIA法は，測定機器も比較的安価であり，測定時間も30秒程度と短いことから汎用されている。BIA法は，現在はマルチ周波数生体電気インピーダンス法という，体内の各部位に複数の周波数の電流を流し，その抵抗値の差から脂肪，水分，筋肉量を推定する方法が用いた機器が主流であるが，測定機器を販売する業者ごとに独自のアルゴリズムを用いて算出しているため，測定機器が異なると比較が難しいことが問題となって

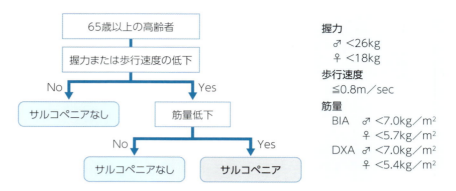

図1 サルコペニアの診断アルゴリズム（AWGS基準）　　　　　（文献3より改変）

いる。しかし，内蔵されている周波数はほぼ共通していることから，実測値を用いた筋量算出方法が考案[7]されており，今後はその問題は解決されると期待される。

　筋力測定は，本来，膝伸展筋力測定が適切とされるが，測定のためには大型の設置式筋力計かハンドヘルドダイナモメーター（HDD）が必要であり，また検者間で差が生じやすいため，膝伸展筋力と相関性が高い握力が，前述のように汎用されている。握力測定については，従来法である立位による利き手の握力が用いられているが，坐位で肘を直角に曲げての測定が推奨されている。

　歩行速度については，測定距離〔8フィート（2.44m，4m，5m，10mなど）〕や測定方法（助走距離を設定するか否か）が統一されていないという問題点がある。また，AWGSの診断アルゴリズム（図1）[3]をわが国で適用する際，歩行速度低下を0.8m/sec以下とするとわが国の高齢者一般集団では著しく該当率が低いことなどから，わが国ではIWGSの基準やフレイルの判定基準に用いられている1.0m/secとするほうがよいとする考え方もあり，わが国独自の診断基準の確立が必要である。こうした歩行速度測定の煩雑性から，歩行速度の代わりに片足立ち時間を用いてサルコペニアを判定することの妥当性を示す報告[8]もある。

4　サルコペニアの有病率と実臨床における判定の意義

　サルコペニアの有病率は，定義や対象者によって異なる。サルコペニアの定義による差異を最小化するために国際的なコンセンサス形成のための報告が，ヨーロッパ（EWGSOP）と国際（IWGS）のワーキンググループおよびアジアのワーキンググループ（AWGS）からなされ，ヨーロッパの定義におけるサルコペニア有病率は1～29%とされた。この中にはわが国の報告も含まれており，11～24%がサルコペニアの有病率とされ，アジアにおけるサルコペニアの有病率は比較的高いと報告された。ただし，以後のわが国における報告においては，大規模調査（$n = 4,811$）で

のサルコペニア有病率は7.5%[9]，5つの研究のメタ解析（$n = 1,529$）でのサルコペニア有病率は7.9%であることが示されており[10]，わが国を含むアジアにおけるサルコペニア頻度については結論が得られていない。

　最近報告されたサルコペニア有病率のシステマティックレビューによると，サルコペニアを骨格筋の筋量低下（骨格筋指数）としてとらえた場合の有病率は6.0〜59.8%であり，歩行速度の低下や握力低下を含んだEWGSOPの定義では7.5〜77.6%であった。どちらにしても有病率の幅が広いことが明らかとされた[11]。

　また，サルコペニアの有病率は，対象者の属性によって大きく異なる。施設入所高齢者では，14〜33%がサルコペニアに該当し，回復期やリハビリテーション病棟などの障害を有する者が多い場合には，78%がサルコペニアに該当するとの報告もある[12]。急性期病棟におけるサルコペニアの頻度を，EWGSOP基準で診断した検討[13]では，対象の198例（平均年齢82.8歳）の25.3%（50例）にサルコペニアを認め，うち重度サルコペニアは18.7%（37例）であった。急性期症例のため38.4%（76例）に浮腫を認め，その群では筋量が有意に多いと判定されたが，浮腫例を除外した場合のサルコペニア有症率は31.1%であった。

　以上のように，サルコペニアの有病率は，定義や対象者の属性によって異なるためその特定は困難であるが，前述の大規模研究からは6〜12%であり，一般的にはこの程度の有病率と理解するのが現状では妥当である。

　サルコペニアは，加齢以外に明らかな原因がない一次性サルコペニアと，二次性サルコペニアに分類される。二次性サルコペニアには，活動低下や摂取エネルギー低下によるもののほか，糖尿病などの生活習慣病や心，肺，腎臓等の重症臓器不全や悪性腫瘍等に伴う疾患に関連するものがあり，こちらには廃用障害やカヘキシアの要素も含まれる。サルコペニアは一般に速筋線維の萎縮を特徴とするが，廃用障害やカヘシキアにおいては遅筋線維を含む筋線維全体の萎縮が生じる。サルコペニアの判定が必要となる高齢者は，一般に多病であるため双方が合併していることが多く，その区別は困難であるが，個々の患者においてその背景因子を鑑別することにより，サルコペニアへの適切な対応が可能となる。

5 おわりに

　サルコペニアの概念は浸透しつつあるが，統一した診断基準に基づいて研究が行われなければ，研究結果を実臨床に応用できないため，わが国では少なくともAWGSの診断アルゴリズムに沿って研究・臨床を行うことが，現状では推奨される。筋量，筋力は，特殊な疾患がない限り若年期に増加するが，その後加齢とともに低下し，高齢期には身体機能障害に陥らないまま生涯を終える場合，生活習慣や

③サルコペニアの診断基準　85

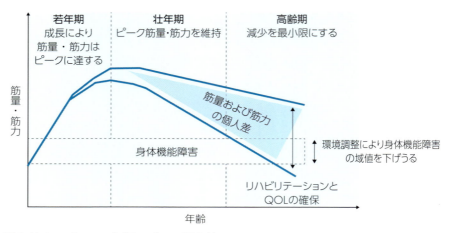

図2 サルコペニアの生涯モデルと個人差　　　　　　　　　　　　　　　（文献13より改変）

環境，併存疾患などの影響により途中で身体機能障害に陥る場合，というように大きな個人差が生じる（図2）[13]。高齢期以前の早い段階でサルコペニアの程度を本項で述べた診断基準により判定し，サルコペニア発症リスクがあれば早期に適切な介入を行うことにより健康寿命の延伸が実現可能となる。これまでの研究から，筋量より筋力や身体機能が予後に関連することが知られているため，実臨床における筋量測定の意義については論議があるが，本項でも触れたように，より簡便で正確な筋量測定法が開発中であり，その実用化によりサルコペニア診断の重要性が向上することに期待したい。

文　献

1) Rosenberg IW：Am J Clin Nutr. 1989；50：1231-3.
2) Cruz-Jentoft AJ, et al：Age Ageing. 2010；39：412-23.
3) Chen LK, et al：J Am Med Dir Assoc. 2014；15：95-101.
4) Fielding RA, et al：J Am Med Dir Assoc. 2011；12 (4)：249-56.
5) McLean RR, et al：J Gerontol A Biol Sci Med Sci. 2014；69 (5)：576-83.
6) Morley JE, et al：J Am Med Dir Assoc. 2011；12 (6)：403-9.
7) Yamada Y, et al：Int J Environ Res Public Health. 2017；14 (7)：pii：E809.
8) Ohara M, et al：Sci Rep. 2017；7：46419.
9) Yoshida D, et al：Geriatr Gerontol Int. 2014；14 (Suppl 1)：46-51.
10) Kojima G, et al：J Epidemiol. 2017；27 (8)：347-53.
11) Lardiés-Sánchez B, et al：European Geriatric Medicine. 2016；7 (3)：256-61.
12) Rubio-Maicas C, et al：Rev Clin Esp. 2014；214 (6)：303-8.
13) Smoliner C, et al：J Am Med Dir Assoc. 2014；15 (4)：267-2.

参　考

▶ Sayer AA, et al：J Nutr Health Aging. 2008；12 (7)：427-32.

第2章 ● サルコペニア

4 サルコペニアの運動療法

山田 実

Point
- サルコペニアでは，骨格筋の量のみならず質も低下することから，両者を改善させるような運動療法が求められる。
- 高齢者に対してレジスタンス運動を実施する際には，継続して実施する，低負荷でも量（回数・セット数）を担保するということが重要である。
- サルコペニア高齢者に対しては，運動療法に栄養療法（特に蛋白質摂取）を併用することが重要となる。

1 はじめに

　サルコペニアは，加齢に伴う骨格筋量減少および筋力低下の両者を兼ね備える疾病である。そのため，サルコペニアに対して運動療法を実施する場合には，骨格筋量増加および筋力増強をめざす必要がある。一方，サルコペニアと類似した概念にダイナペニアがあり，これは加齢に伴って筋力低下を示すものを指す。サルコペニアとダイナペニアは"量"という要素は著しく異なるものの（サルコペニア＜ダイナペニア），"質"の要素は非常に類似しており，いずれの状態であっても著しく質が低下する（図1)[1]。加えて，いずれの状態であっても，能力障害発生，ADL制限発生のリスクは高まることが示されており[2,3]，高齢者の健常寿命延伸のためには対応必須な病態であると考えられる。

2 骨格筋の加齢変化

　骨格筋の"質"とは，おおむね単位筋量当たりの筋力（固有筋力）を指す場合が多い。この固有筋力が低下する要因としては，筋線維タイプの変化や骨格筋内脂肪の増加，線維化組織の増加などが挙げられる（図2）。筋線維タイプには遅筋線維（Type I 線維）と速筋線維（Type II 線維）があり，加齢により Type II 線維が減少し，Type I 線維の割合が増加する。この筋線維割合の変化が筋出力に影響を及ぼすことは明白であり，加齢に伴う筋力低下の主要因の1つと考えられる。また筋線

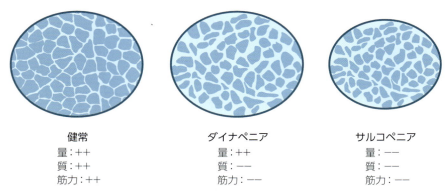

図1 サルコペニアにおける骨格筋の量と質

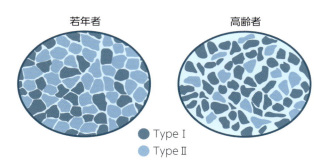

図2 骨格筋の加齢変化

維(細胞)の萎縮によって拡大した細胞間隙には，骨格筋内脂肪などの非収縮組織が浸潤することになり，さらに質を低下させることになる。つまり，このように筋外膜で覆われた"見かけ上の骨格筋(非収縮組織を含むため，ここではこのような表現を採用)"以上に，収縮組織を指す"真の骨格筋(見かけ上の骨格筋に対応する言葉として，ここではこのような表現を採用)"の加齢変化は著しい可能性がある。このような骨格筋内脂肪は，二型糖尿病や非アルコール性脂肪性肝疾患などで増加しやすいことも知られている。なお，報告数はあまり多くないものの，レジスタンス運動[4]や有酸素運動[5]，さらにβヒドロキシβメチル酪酸(HMB)の摂取[6]によって骨格筋内脂肪減少，筋密度の改善などが得られる可能性が示唆されている。

3 骨格筋量と筋力

骨格筋量と筋力は必ずしも並行して推移するのではなく，両者には共通する因子と異なる因子が関与していると考えられている。ダイナペニアという概念を提唱したClark，Maniniらは，筋力と骨格筋量の加齢変化をまとめ，筋力のほうが骨格筋

量よりも早期に低下してくることを示した[3]。また，レジスタンストレーニングによって早期に改善するのは筋力であることは周知の事実である。Morleyは，筋力低下と骨格筋量減少に関与する因子をレビューし，両者に共通する因子として身体活動量減少，テストステロン減少，アテローム性動脈硬化などがあるものの，ビタミンD濃度低下やインスリン抵抗性は筋力低下のみに，蛋白質摂取量減少やインスリン様成長因子減少などは骨格筋量のみに関与する可能性があることをまとめている[7]。なお，レジスタンス運動によって早期に改善するのは筋力であり，ついで骨格筋量が増加することになる。レジスタンス運動の初期には，神経系の影響により筋肥大を伴わずに筋力増強効果が出現する。つまり，骨格筋量に対してはやや遅れて効果が出現するため，筋力増強効果が得られたからといってトレーニングを休止するのではなく，骨格筋量の増加までを目標にトレーニングを継続すべきである。

4 デトレーニングの影響

　おおむね，健常高齢者に対してはレジスタンストレーニングによる筋力増強効果，骨格筋量増加効果が認められているが，これらのトレーニング効果は永続するものではない。デトレーニング期間（トレーニング休止期間）を設けてレジスタンストレーニングの持続効果を検証した複数の研究では，いずれもトレーニングを休止することによって筋力増強・骨格筋量増加効果は減弱することが示されている。具体的には，12週間のトレーニングによって増加した効果は，12週間のデトレーニングによって半減し，24週間のデトレーニングによってほぼ消失することが示されている（図3）。これらより，高齢者に対してトレーニングを実施する場合には，

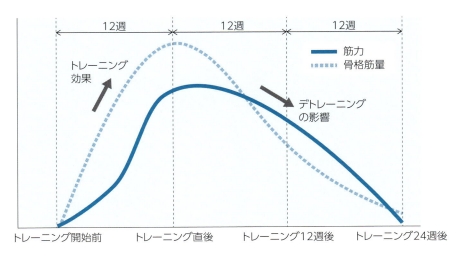

図3 トレーニング効果とデトレーニングの影響

トレーニング期間と同等期間は休息期間を設けてもよいが，それ以上になると効果が消失するためにトレーニングを再開すべきと考えられている。これらの背景より，筆者らが高齢者に対してトレーニングを処方する際，難易度の高い一時的な運動ではなく，難易度を落とした継続しやすい運動を選択するようにしている。

5 高齢者におけるレジスタンス運動

一般的に骨格筋機能向上をめざす場合，1 repetition maximum（1RM）の70〜80％程度の負荷で実施すべきと考えられているが，高齢者においては40％程度の低負荷でも効果が得られる可能性が示されている。米国スポーツ医学会の提唱によると，これから運動を開始する高齢者や，非活動的な高齢者においては，1RMの40〜50％程度の負荷でも筋力増強効果が得られる可能性を示している[8]。さらに，Van Roieらは1RMの20％程度でも筋力増強効果が得られること[9]，Agergaardらは1RMの16％程度でも筋蛋白合成反応が高まることを示し[10]，Csapoらは負荷量と回数，セット数を乗じることによって算出される仕事量をそろえることで，高負荷でも低負荷でも同等の効果が得られるというレビューを報告した[11]。低負荷のトレーニングでも骨格筋機能向上効果が得られるというこれらの研究は，主に自重を用いてトレーニングを行うホームエクササイズや介護予防現場に向けて力強いエビデンスを提供した（図4）。

6 栄養介入の併用

予防目的ではなく，サルコペニアの改善（治療）を目的とした場合には，レジスタンストレーニング単独ではなく蛋白質やアミノ酸等の栄養介入を併用することが重

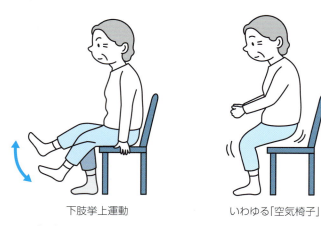

下肢挙上運動　　　　　いわゆる「空気椅子」

図4 自重を用いた下肢筋力トレーニングの例

要である。これまでに報告された研究の多くで，レジスタンス運動と栄養介入の併用療法による骨格筋量増加および筋力増強効果が示されており，もちろん，この効果はレジスタンス運動単独と比較しても高い。しかし，どのような高齢者であっても蛋白質摂取の有用性が認められるのではなく，サルコペニアやフレイル高齢者においては併用療法の上乗せ効果が認められるものの，そうでない健常な高齢者においては併用療法の上乗せ効果はあまり認められないことが多い[12]。この背景には，日常的な蛋白質摂取習慣が関与していると考えられており，蛋白質摂取習慣が良好である場合には，蛋白質を追加する必要性は低く，むしろ蛋白質摂取が少ないサルコペニアやフレイル高齢者には追加することの意義が認められるものと考えられている[13]。

なお，アミノ酸や蛋白質を摂取するタイミングについても検討がなされており，アミノ酸であればおおむね運動直後の摂取が[14]，蛋白質であれば午前中に摂取することが有用と考えられている[15]。いずれの場合でも，運動後の筋蛋白の異化を抑制し同化を促進する狙いがあるが，蛋白質を摂取した場合にはアミノ酸に分解されるまでの時間が必要となるため，運動直後に摂る意義はあまり少ないという考えもある。そのため，蛋白質を摂取して血中のアミノ酸濃度を高めることを目的とする場合には，一般的に蛋白摂取量が少ないと考えられる午前中に追加しておくことが推奨される。また，就寝中の筋蛋白合成反応を高める目的で，就寝前に蛋白質を摂取するという考えもある[16]。

7 おわりに

サルコペニアに対してはレジスタンス運動が基本であり，骨格筋に負荷をかけながらトレーニングを実施する必要がある。ただし，ここでも示したように，高齢者に対しては低負荷であっても十分な回数を担保し，継続することの意義を理解し，対象者の機能レベルによっては栄養介入の併用も検討することが重要である。サルコペニアは高い有病率を示すことから，運動療法の特性を十分に理解した上で種々のフィールドへ波及させていく必要がある。

文献

1) Yamada M, et al：J Am Med Dir Assoc. 2017. pii：S1525-8610 (17) 30278-5. [Epub ahead of print]
2) Beaudart C, et al：PLoS One. 2017；12 (1)：e0169548.
3) Clark BC, et al：Nutrition. 2012；28 (5)：495-503.
4) Popadic Gacesa JZ, et al：J Magn Reson Imaging. 2011；33 (5)：1114-20.
5) Ryan AS, et al：Clin Interv Aging. 2014；9：395-402.
6) Berton L, et al：PLoS One. 2015；10 (11)：e0141757.
7) Morley JE：Rev Invest Clin. 2016；68 (2)：59-67.

8) Garber CE, et al : Med Sci Sports Exerc. 2011 ; 43 (7) : 1334-59.
9) Van Roie E, et al : Exp Gerontol. 2013 ; 48 (11) : 1351-61.
10) Agergaard J, et al : Am J Physiol Endocrinol Metab. 2017 ; 312 (4) : E326-38.
11) Csapo R, et al : Scand J Med Sci Sports. 2016 ; 26 (9) : 995-1006.
12) Komar B, et al : J Nutr Health Aging. 2015 ; 19 (4) : 437-46.
13) Thomas DK, et al : J Am Med Dir Assoc. 2016 ; 17 (10) : 959. e1-9.
14) Drummond MJ, et al : J Appl Physiol (1985). 2009 ; 106 (4) : 1374-84.
15) Paddon-Jones D, et al : Am J Clin Nutr. 2015. pii : ajcn084061. [Epub ahead of print]
16) Cermak NM, et al : Am J Clin Nutr. 2012 ; 96 (6) : 1454-64.

第2章 ● サルコペニア

⑤ サルコペニアの栄養療法

木下かほり，佐竹昭介

Point

● サルコペニアの予防には，体重当たり1.0〜1.2g／dayの蛋白質摂取が推奨される。

● 運動と栄養の併用療法が効果的で，運動直後から骨格筋合成が増大するため，栄養補給は，蛋白質は運動直後に，アミノ酸は運動直前の摂取が有効と考えられる。

● サルコペニア治療に対する栄養療法のエビデンスは，現時点では不十分であり，実証試験を進める必要がある。

1 はじめに

　　サルコペニアは，1980年代の終わりにRosenbergによって，加齢に伴う除脂肪体重の減少として定義され，高齢者の身体機能低下に関連することから重要性が強調された[1]。その後の研究により，筋量よりも筋力や身体機能の低下のほうがより死亡率と関連することが報告されるようになり[2,3]，サルコペニアの定義に筋力や身体機能の低下が加えられた[4]。これらの改善について栄養療法単独での効果については，改善効果を認めなかったとする報告も多いのが現状であり，栄養療法に運動療法が加わるほうがより効果を発揮することについて多くの報告で確認されている。その意味で，栄養療法と運動療法の組み合わせによる「リハ栄養」が重要であり，この点を前提にして，サルコペニアの栄養療法について述べる。

2 栄養素の役割 — アミノ酸・蛋白質

　　骨格筋の主な構成成分である蛋白質は，多数のアミノ酸がペプチド結合した高分子化合物である。食物として摂取した蛋白質は，体内でアミノ酸まで分解され，再び蛋白質として合成される。アミノ酸は20種類存在し，体内で合成可能な「非必須アミノ酸」と外から摂取する必要がある「必須アミノ酸」がある。必須アミノ酸は9種類あり，トリプトファン，リジン，メチオニン，フェニルアラニン，スレオニン，バリン，ロイシン，イソロイシン，ヒスチジンである。これらの中でも，バリン，

⑤サルコペニアの栄養療法　93

ロイシン，イソロイシンは，分岐鎖アミノ酸（BCAA：branched chain amino acids）と呼ばれ，骨格筋の維持・増加に重要な働きをしている。BCAAは食物蛋白質の必須アミノ酸の約50%，骨格筋蛋白質の必須アミノ酸の約35%を占める[5]。蛋白質やアミノ酸の摂取量が不足すると骨格筋減少をきたしやすくなるが，それは，生命を維持するための機能でもあるオートファジー（細胞内の蛋白質を分解する仕組み）によるためである。アミノ酸は，体内では遊離型で存在しており，体蛋白質合成の材料として利用される。体内の遊離アミノ酸は一定量に保たれているが，その供給は食事から摂取したアミノ酸（蛋白質）および体蛋白の分解による。アミノ酸の需要が高まるとき，すなわち，レジスタンストレーニングなどの運動時や飢餓時など，体内でアミノ酸消費が進むと骨格筋に蓄えられたアミノ酸の放出が起こるため摂取量が不足すれば骨格筋は萎縮する。エネルギー代謝が著しく上昇した運動時にBCAA分解が亢進することが報告されており[6]，その意味でもBCAAの摂取が重要である。これらはマグロ，カツオ，肉の赤身，鶏卵，チーズなどに多く含まれるが，食事のバランスが崩れているとき，摂取量が十分でないとき，リハビリテーションを行っているときなど，安定した供給量の維持が必要なときは栄養補助食品の活用が効果的である。特にロイシンは骨格筋合成刺激が高いことが報告されており[7]，その代謝産物である β-ヒドロキシ-β-メチル酪酸（HMB：β-Hydroxy-β-Methylbutyrate）[8]による骨格筋の分解抑制および合成促進効果が注目されている。

3 栄養素の役割──ビタミンD

　ビタミンDは脂溶性ビタミンの1つで，エルゴカルシフェロール：D_2（Ergocalciferol）とコレカルシフェロール：D_3（Cholecalciferol）に分類され，前者は植物に多く含まれる。後者は動物に多く，ヒトの皮膚においても紫外線により合成され，日本では夏場は10～20分，冬場は40分程度（寒い地域では約140分，暑い地域では約15分）の日光浴で合成されると考えられている[9]。

　ビタミンDは，腸管のカルシウム吸収を亢進し，腎臓でのカルシウム尿中排泄を抑制し，骨からのカルシウム血中放出を亢進する。これらにより，血中のカルシウム濃度を高める働きがある。そのため，骨の恒常性維持における重要性から骨粗鬆症の治療薬としても用いられている。また，骨格筋のビタミンD受容体にビタミンDが結合すると骨格筋合成とカルシウムの取り込みが促進されると考えられており[10]，ビタミンD欠乏群では，充足群に比べてⅡ型筋繊維が萎縮しているとの報告がある[11]。長期にわたるビタミンD血中濃度の低値は，転倒や骨折のリスクを高めると報告され[12]，ビタミンD製剤の有意な骨折抑制効果と転倒抑制効果が示されている[13][14]。また，ビタミンD補充による体幹の揺れや転倒の減少について示されており，これ

らの効果はビタミンＤの筋骨格系への作用によるものと考えられ[15)16)]，サルコペニアの予防や改善への効果が期待されている。

4 サルコペニアに対する介入試験から

サルコペニアに対する栄養療法に関する研究は，これまでに数多くの報告がある。その改善効果は，骨格筋量増加，筋力向上，身体機能改善のそれぞれがあり，用いられている栄養素はアミノ酸や蛋白質が多いものの，それ以外には茶カテキン，オメガ３系脂肪酸，クレアチンなどで，対象者は寝たきりの者を対象にした研究から，健常者を対象にしたものなどあり，その目的も予防的観点と治療的観点の両者が存在する。介入方法も，栄養単独による介入試験から，強度の高い定期的な運動療法を併用した試験など様々である。そのため，メタアナリシスやシステマティックレビューも多く報告されている。

2017年に報告されたYoshimuraら[17)]のサルコペニアに対する治療介入に関するシステマティックレビューおよびメタアナリシスでは，2000年1月〜2016年12月までに行われた7つのRCTのうち，身体機能や筋力，骨格筋量に対する効果について，栄養単独介入によるRCTは5つ，運動・栄養の併用療法によるRCTは4つあり，「3カ月間の栄養介入により筋力を改善する可能性」と「3カ月の栄養＋運動介入により歩行速度を改善する可能性」が示唆されている。しかしながら，これらのエビデンスは低いことを指摘している。

同じく2017年に報告されたBeaudartら[18)]による60歳以上を対象にした運動・栄養の併用療法に関するシステマティックレビューでは，合計で37のRCTが特定され，運動単独介入で改善した研究報告数と，運動・栄養の併用療法で改善した研究報告数について比較している。「筋量の改善効果」を示した報告について，運動単独では，34のRCTのうち27論文（79％）であったのに対し，運動・栄養の併用療法では，34のRCTのうち8論文（23.5％）であった。「筋力の改善効果」を示した報告について，運動単独では，35のRCTのうち29論文（82.8％）であったのに対し，運動・栄養の併用療法では，35のRCTのうち8論文（22.8％）であった。「身体機能の改善効果」を示した報告について，運動単独では，28のRCTのうち26論文（92.8％）であったのに対し，運動・栄養療法では，28のRCTのうちわずか4論文（14.3％）であった。この結果より，栄養補充による効果に対するエビデンスは十分とは言い難い。しかしながら，これらのRCTの多くは栄養状態の良い者を対象にしているため，運動と栄養の相互作用による骨格筋機能に対する効果が限定的であった可能性もあり，今後，実証試験を進める必要がある。

Beaudartらは，栄養療法に用いられた栄養素は，蛋白質，必須アミノ酸，クレ

表1 骨格筋量，筋力，身体機能をアウトカム指標としたRCTのうち有意な改善を示した文献数

アウトカム	骨格筋量		筋力		身体機能	
介入方法	運動	運動＋栄養	運動	運動＋栄養	運動	運動＋栄養
蛋白質	11／12	3／12	12／12	3／12	9／9	0／9
必須アミノ酸	2／3	0／3	2／3	0／3	2／2	0／2
HMB	3／3	1／3	2／3	0／3	2／2	0／2
マルチ栄養素	2／4	0／4	3／5	1／5	3／4	0／4
クレアチン	5／5	4／5	5／5	4／5	3／4	1／4
ビタミンD	0／1	0／1	2／2	0／2	2／2	1／2
その他	4／6	0／6	3／5	0／5	4／5	2／5

（文献18より作成）

アチン，HMB，ビタミンD，複合的な栄養素，その他であったとし，それらについて，骨格筋量，筋力，身体機能をアウトカムとしたRCTについて，運動単独による効果と運動・栄養併用療法による効果についてまとめている（**表1**）[18]。

これらのレビューで挙げられた文献のうち，サルコペニアを対象にした報告について，以下に紹介する。

1) 茶カテキン[19]

日本の75歳以上のサルコペニア女性128名を対象に，3カ月の介入を行った。運動＋茶カテキン群，運動群，茶カテキン群，対照群の4群に分類したところ，運動＋カテキン群で下肢筋量と歩行速度が対照群に比べて有意に改善した。

サプリメント投与量は，540mgカテキンを含む強化飲料350mL／dayで，運動負荷量は，ストレッチ，筋強化訓練，バランス歩行訓練を包括した運動プログラムを60分，週2回であった。

2) コラーゲンペプチド[20]

ドイツのサルコペニア男性（72.2±4.68歳）53名を対象に，12週間の介入を行った。運動＋コラーゲンペプチド群，運動＋プラセボ群に分類したところ，介入群で有意に，除脂肪量が増加し，等速性大腿四頭筋強度が改善し，脂肪量は減少した。

サプリメント投与量は，コラーゲンペプチド15g／day，運動負荷量は，フィットネス機器を用いたレジスタンストレーニングを60分以上，週3回であった。

3) 大豆蛋白[21]

マレーシアのサルコペニア男女（67.1±5.3歳）65名を対象に，12週間の介入を行った。運動群，大豆蛋白群，運動＋大豆蛋白群，対照群に分類したところ，椅子起立

テストは，大豆蛋白群で最も改善し，ついで運動＋大豆蛋白群で改善した。

サプリメント投与量は，大豆蛋白20g/day（男性），40g/day（女性），運動負荷量は，中等度の運動を60分，週2回であった。

4) 蛋白質＋必須アミノ酸 (牛乳または豆乳由来) [22]

60～75歳のサルコペニア男性26名を対象に，4カ月間の介入を行った。運動＋蛋白質＋牛乳由来必須アミノ酸群，運動＋蛋白質＋豆乳由来必須アミノ酸群，運動＋蛋白質＋ライスミルク群（対照群）の3群に分類したところ，筋力，除脂肪量はすべての群で改善し，群間差はなかった。レジスタンストレーニングは蛋白質の種類に関係なく身体機能の改善に有効であることが示唆された。

サプリメント投与量は，蛋白質は12g/dayで，必須アミノ酸は牛乳由来と豆乳由来のどちらも7g/day（ライスミルク群は0g/day），運動負荷量は，レジスタンストレーニングを週3回であった。

5) 必須アミノ酸 [23]

日本の75歳以上のサルコペニア女性155名を対象に，3カ月間の介入を行った。必須アミノ酸群，運動群，運動＋必須アミノ酸群，対照群に分類したところ，歩行速度は，運動＋必須アミノ酸群と運動群で改善し，下肢筋肉量は，運動＋必須アミノ酸群で改善した。膝伸展強度は運動＋必須アミノ酸群で改善した。しかしながら，運動群と運動＋必須アミノ酸群では有意差は得られず，アミノ酸補充による効果の増大は実証されなかった。

サプリメント投与量は，必須アミノ酸6g/day（ロイシン42.0％，リジン14.0％，バリン10.5％，イソロイシン10.5％，スレオニン10.5％，フェニルアラニン7.0％，その他5.5％）で，運動負荷量は，レジスタンストレーニングを含む包括的な運動プログラムを60分，週2回であった。

6) 必須アミノ酸＋ビタミンD＋茶カテキン [24]

日本の70歳以上のサルコペニア肥満高齢女性139名を対象に，3カ月間の介入を行った。運動＋〔必須アミノ酸＋ビタミンD＋茶カテキン群（以下，栄養群）〕，運動群，栄養群，対照群に分類したところ，体脂肪量は，運動＋栄養群で有意に減少，ストライドの伸びは運動群で改善，ビタミンDは栄養群と運動＋栄養群で有意に改善した。

サプリメント投与量は，ロイシンが強化された必須アミノ酸3.0g/dayとビタミンD20μg/dayと茶カテキン540mg/dayで，運動負荷量は，レジスタンストレーニングを60分，週2回であった。

5　サルコペニアの栄養療法

　高齢者における蛋白質摂取量について欧州臨床栄養代謝学会は，健常高齢者では1.0〜1.2g/kg体重/day，急性/慢性疾患に罹患している高齢者では1.2〜1.5g/kg体重/day，重症例では1.2〜1.5g/kg体重/dayの摂取量を推奨している[25]。65歳以上のサルコペニア肥満女性を対象にした介入試験においても，20〜25kcal/kg理想体重/dayの制限下において，蛋白質を0.8g/kg理想体重/dayとした群と，1.2g/kg理想体重/dayとした群での比較では，前者では有意な骨格筋減少を認め，後者では有意に骨格筋量が増加した[26]。以上のことから，サルコペニア予防には，1.0〜1.2g/kg体重/dayの蛋白質摂取が望ましい。ビタミンDの推奨量については，「骨粗鬆症の予防と治療ガイドライン2015年版[27]」から参照できる。そこでは，ビタミンDは400〜800IU（10〜20μg）/dayを推奨しており，ほかには，カルシウムを食品から700〜800mg/day，ビタミンKは250〜300μg/dayの摂取を推奨している（**表2**）。骨粗鬆症による活動量の低下はサルコペニアの原因となりうるため，サルコペニアと同時に骨粗鬆症を予防することも重要である。

　運動との併用療法として，栄養補給のタイミングも重要である。運動により，体蛋白分解が亢進すると同時に合成が抑制されるが，運動終了直後から体蛋白質合成が増大する。そのため，この同化反応のタイミングで血中アミノ酸濃度が高まることが望ましい。蛋白質は摂取後120分以上，アミノ酸は10〜20分で血液中に放出されると考えられているが[28]蛋白質サプリメントを用いた70歳代の高齢者を対象にした実証試験では，レジスタンストレーニングの直後で摂取する群と2時間後に摂取する群との比較において，直後に摂取したほうが筋力と骨格筋量が増加したとしている[29]。アミノ酸サプリメントの実証試験では，運動直前の摂取と直後の摂取を比較したところ運動直前の摂取で骨格筋合成率がより高いことが報告されている[30]。

表2 推奨される栄養素

栄養素	推奨量	多く含む食品
蛋白質	1.0〜1.2g/kg体重/day以上	肉，魚，鶏卵，豆類，牛乳，乳製品
カルシウム	食品から700〜800mg（サプリメント，カルシウム剤を使用する場合には注意が必要）	牛乳，乳製品，小魚，緑黄色野菜，大豆・大豆製品
ビタミンD	400〜800IU（10〜20μg）	魚類，キノコ類，卵黄
ビタミンK	250〜300μg	納豆，緑黄色野菜

（文献26，27より作成）

6 おわりに

　サルコペニアに対する栄養介入について予防効果の検証の多くは運動と栄養補充を組み合わせたものであり，その効果を認める報告もあるが高いエビデンスとするには不十分である。しかしながら，日常的な運動と過不足のない蛋白質の摂取，バランスの整った食事から必要な栄養素を満遍なく十分摂取することが大切なことは言うまでもない。治療効果の検証については論文数が少ないため実証試験を進める必要がある。高齢者では加齢に伴う心身機能の変化のみならず，生活環境の変化をきたしやすく，これらから食事摂取内容に影響が生じることが少なくない。なぜなら，食事は生活の一部であるためである。医療者が単に理想を押し付けるのではなく個々の生活機能や特性に合わせた栄養支援が重要である。食生活環境も含めた"機能"の範囲で，必要な栄養素の摂取量を理想に近づける工夫をすることが大切であることを忘れてはならない。

文献

1) Rosenberg IH：Am J Clin Nutr. 1989；50 (5)：1231-3.
2) Newman AB, et al：J Gerontol A Biol Sci Med Sci. 2006；61 (1)：72-7.
3) Cesari M, et al：J Gerontol A Biol Sci Med Sci. 2009；64 (3)：377-84.
4) Cruz-Jentoft AJ, et al：Age Ageing. 2010；39 (4)：412-23.
5) Harper AE, et al：Annu Rev Nutr. 1984；4：409-54.
6) Shimomura Y, et al：J Nutr. 2006；136 (1 Suppl)：250s-3s.
7) Kobayashi S, et al：Nutr J. 2013；12：164.
8) Van Koevering M, et al：Am J Physiol. 1992；262 (1 Pt 1)：E27-31.
9) 宮内 正, 他：ビタミン. 2014；88 (7)：349-57.
10) Bischoff HA, et al：Histochem J. 2001；33 (1)：19-24.
11) Sato Y, et al：Bone. 2002；30 (1)：325-30.
12) Faulkner KA, et al：Osteoporos Int. 2006；17 (9)：1318-28.
13) Papadimitropoulos E, et al：Endocr Rev. 2002；23 (4)：560-9.
14) Bischoff-Ferrari HA, et al：BMJ. 2009；339：b3692.
15) Pfeifer M, et al：J Bone Miner Res. 2000；15 (6)：1113-8.
16) Bischoff HA, et al：J Bone Miner Res. 2003；18 (2)：343-51.
17) Yoshimura Y, et al：J Am Med Dir Assoc. 2017；18 (6)：553.e551-3.e516.
18) Beaudart C, et al：Osteoporos Int. 2017；28 (6)：1817-33.
19) Kim H, et al：Geriatr Gerontol Int. 2013；13 (2)：458-65.
20) Zdzieblik D, et al：Br J Nutr. 2015；114 (8)：1237-45.
21) Shahar S, et al：Clin Interv Aging. 2013；8：1365-75.
22) Maltais ML, et al：J Strength Cond Res. 2016；30 (6)：1680-7.
23) Kim HK, et al：J Am Geriatr Soc. 2012；60 (1)：16-23.
24) Kim H, et al：J Am Med Dir Assoc. 2016；17 (11)：1011-9.
25) Deutz NE, et al：Clin Nutr. 2014；33 (6)：929-36.
26) Muscariello E, et al：Clin Interv Aging. 2016；11：133-40.

27) 骨粗鬆症の予防と治療ガイドライン作成委員会, 編: 骨粗鬆症の予防と治療ガイドライン2015年版. ライフサイエンス出版, 2015, p78-9.

28) Paddon-Jones D, et al: Nutritional Approaches to Treating Sarcopenia. Sarcopenia: John Wiley & Sons, Ltd. 2012: 275-95.

29) Esmarck B, et al: J Physiol. 2001; 535 (Pt 1): 301-11.

30) Tipton KD, et al: Am J Physiol Endocrinol Metab. 2001; 281 (2): E197-206.

第2章 ● サルコペニア

6 医原性サルコペニア

永見慎輔

Point
- 医原性サルコペニアとは，①病院での不適切な安静や禁食が原因の活動によるサルコペニア，②病院での不適切な栄養管理が原因の栄養によるサルコペニア，③医原性疾患によるサルコペニアである。
- サルコペニアは廃用に繋がり，廃用はサルコペニアに繋がる。医原性サルコペニアを予防するには身体機能と低栄養を同時に改善する必要がある。
- 医原性疾患に伴うサルコペニアを予防するには，原因疾患の治療の見直しを念頭に置き，栄養療法と活動量を再度設定する必要がある。

1 医原性サルコペニアとは

サルコペニアは進行性，全身性に認める筋肉量減少と筋力低下であり，身体機能障害，QOL低下，死の危険性があるとEWGSOP（European Working Group on Sarcopenia in Older People）で定義された[1]。サルコペニアは加齢のみが原因となる原発性サルコペニアと，活動，栄養，疾患が原因となる二次性サルコペニアに分類される。医原性サルコペニアとは，①病院での不適切な安静や禁食が原因の活動によるサルコペニア，②病院での不適切な栄養管理が原因の栄養によるサルコペニア，③医原性疾患によるサルコペニアである[2]（図1）。

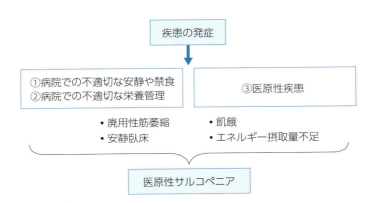

図1 医原性サルコペニアの原因

しかし，数年前まではリハビリテーション（以下，リハ）における機能訓練と栄養療法が奏効するという，きわめて本質的で重要な視点がリハを行うセラピストに浸透していなかった。徐々にではあるが，多くの医療従事者が臨床現場における医原性サルコペニアの問題を認識し，多職種にその概念が広まりつつある。

2 医原性サルコペニアのリスク

1) 医原性サルコペニアと廃用症候群

　急速に高齢化が進行する中で，肺炎，骨折，認知症等の疾患は増加し，予防と改善は重大な課題となっている。その最前線で疾患に立ち向かっているのが我々メディカルスタッフであるが，リハの一貫として機能訓練を行う高齢者は低栄養が高い頻度でみられるのが現状である[3]。

　入院している高齢者のリハ患者ではサルコペニアと低栄養の有症率が，40〜46.5％[4)5]，49〜67％[6]，と報告されている。また，わが国の調査ではMNA®-SF（Mini Nutritional Assessment-Short Form）を用いた，高齢者の廃用症候群の調査によると87.6％が，低栄養と判定された[7]。2010年の厚生労働省「国民生活基礎調査」によると，介護が必要になった原因は，①脳血管疾患，②認知症，③高齢による衰弱，④関節疾患，⑤骨折，転倒となっている[8]。脳血管疾患，骨折，廃用症候群等はリハの対象疾患となることが多く，いずれの疾患もサルコペニアや低栄養をきたす可能性がある。

　サルコペニアは低栄養といずれもリハにおける帰結や身体機能にネガティブな影響を及ぼす[9)10]。施設別に低栄養の高齢者の割合をmini nutritional assessment（MNA（R））で調査した研究では，リハ施設が病院と比較し，低栄養の割合が高かった（病院38.7％，リハ施設50.5％）[11]。

　また，高齢者の入院患者は，原疾患以外に多数の慢性的な疾患を合併していることが多い。このような高齢者は入院してきた時点で既に低栄養状態でADLは低く，筋の萎縮や関節拘縮などといった廃用症候群が短期間の入院で引き起こされるリスクがある。廃用症候群の患者は91％に低栄養を認める[12]。そのため，医療従事者は医原性サルコペニアに対する問題意識を明確にしておく必要がある。つまり，不必要な安静を減らし，積極的に早期リハに取り組むことが重要である。たとえば，誤嚥性肺炎の高齢者では，入院後3日以内に理学療法を開始すると死亡率が低い[13]。つまり，サルコペニアは廃用に繋がり，廃用はサルコペニアに繋がる。したがって，身体機能と低栄養とは同時に改善しなくてはならない。

2）医原性サルコペニアと医原性疾患

　医原性疾患に伴い，サルコペニアは引き起こされる．医原性疾患は医薬品の投与，診断および治療手技によって起こる医療側が作り出す疾患のことである．その疾患は様々であり，臓器不全・炎症疾患・悪性疾患・内分泌疾患・侵襲に伴い，サルコペニアが引き起こされる．言うまでもなく，防ぎうる医原性疾患は極力避けて通る必要がある．疾患そのものが問題であることは念頭に置いた上で，状態に合わせて活動量や栄養を再度調整することが重要である．しかし，自分が正しいと考えている医療行為が医原性疾患やサルコペニアに繋がると想像するのが難しいと考えられる．また，医師を含む多くのメディカルスタッフは卒前教育として，栄養療法を体系的に学ぶ機会が少ない．医療に目を向けるあまりに，栄養が持つ「身体をつくる，活動に欠かせない」といった特性を忘れたとき，医原性サルコペニアは容易に引き起こされる．医師を含め，サルコペニアに対するアンテナを張り巡らせなければならない．

3　摂食嚥下障害と医原性サルコペニア

　近年，わが国において，急速に高齢化が進行し，摂食嚥下障害は目を背けることができない喫緊の課題となっている．肺炎は2011年から脳血管障害を上回り，死因の第3位となっている（図2）．特に高齢者では，嚥下機能の低下に関連した誤嚥性肺炎が多いことが報告されている[14]．さらに，誤嚥性肺炎は患者の予後を悪化させる[15]．その対応策となる摂食嚥下リハによる介入は誤嚥性肺炎後の患者に対し

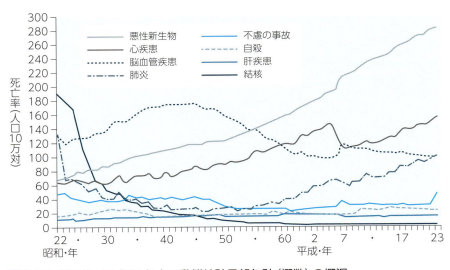

図2 厚生労働省，平成21年人口動態統計月報年計（概数）の概況

て，経口摂取単独で栄養管理を行う割合を増加させると報告されている[16]。そのため，全身の耐久性低下防止等の取り組みは，医原性サルコペニアのフォローアップとしてはきわめて重要である。

　組織別の嚥下障害の割合を国立長寿医療研究センターが報告している。その報告では，一般病院13.6%，回復期リハビリテーション病棟31.6%，医療療養型医療施設58.7%，介護療養型医療施設73.7%，介護老人保健施設45.3%，特別養護老人ホーム59.7%であった[17]。この結果から身体機能が低下している高齢者は嚥下機能が低下していると考えられる。しかし，栄養管理の方針を決定するときには，必ずしも嚥下機能評価が迅速かつ包括的に行われないのが現状ではないだろうか。Maedaらは誤嚥性肺炎患者における経口摂取の禁止が嚥下機能低下と関連し，肺炎の治療期間が延長することを示している[18]。多くの患者は誤嚥性肺炎発症後，一定期間を禁食で管理されることが多い。禁食期間が長期化すると廃用症候群は進行する。この悪循環を断ち，嚥下障害の重症化を防ぐ上で，重要な因子の1つが早期の経口摂取開始である。また，急性期病院に入院した肺炎患者が，早期経口摂取を行った場合，3食経口摂取が可能な状態での退院が増加し，在院日数が短縮することを報告されている[19]。つまり，医原性サルコペニアを回避するためには，誤嚥性肺炎後は不必要な禁食による管理を避け，早期介入によって経口摂取を進めることで機能，活動，参加，QOL等に寄与すると考えられる。

　しかし，すべての患者に早期の経口摂取が可能ではないことは明言しなければならない。摂食嚥下障害診療に携わる医療従事者は早期経口摂取を積極的に進めることを前提とした上で，生命倫理に関する深い考察を行わなければならない。現実的な問題として積極的な経口摂取が困難な患者に配慮しつつ，我々は最大限のパフォーマンスで医原性サルコペニアに立ち向かうことが重要である。

4 医原性サルコペニアと職種間連携

　医療現場においてチーム医療の重要性が提唱されて久しいが，チーム医療における多職種連携は既に欠かせないものになっている。疾患を複数抱えた高齢者において，医原性サルコペニアに係る問題は様々であり，単独の職種で解決することは困難である。そのため，サルコペニアの治療の方法論は多岐にわたる[20]。これらに対応するには，多職種連携チームによる，包括的な介入が重要である。

　その代表として，NST（nutrition support team）が臨床現場では栄養療法の中核的な役割として存在する。NSTでは各々の職種は「自らの職種から見た栄養」について考えることが重要である。誰かが医原性サルコペニアのリスクを未然に発見

するシステムつくりが，医原性サルコペニアに立ち向かう際に有用な戦略となる。様々な職種が各々の役割を高次元で果たすことが必須であるが，栄養療法におけるケア・マネジメントの中心は管理栄養士である。そして，解決すべき課題については，多職種で共有し，専門性に基づいて明確な方向性を示すことが重要と考える。つまり，多職種の情報共有が成されなければ，患者に併せたケアは実現しない。そしてリハ職種は，リハプランを立案する上で「栄養」を考慮し，深い考察に基づいた適切な介入を心掛けなければならない。つまり，「栄養からみたリハ」と「リハからみた栄養」の視点が必要である。

5 医原性サルコペニアとリハ栄養の今後の展望

医原性サルコペニアを廃絶するためには，リハ栄養の概念が拡大し，かつ多くの医療従事者がリハ栄養を実践して障害者や高齢者に貢献することである。しかしながら，医原性サルコペニアに立ち向かう具体策は対応も含めて大枠にとどまっているように感じる。わが国においてリハ栄養に関する臨床研究が増加していることは事実であるが，一定の高い水準を満たすには至っていない。

今後は質の高い介入をめざし，臨床研究によるエビデンスが構築されることが重要である。そのためには臨床現場でメディカルスタッフがリハ栄養を実践しやすい仕組みを構築し，多くの組織で実践されることが第一歩であると考えられる。患者ケアの手段としてリハ栄養が重要であることは多くの医療従事者が理解できるはずである。「早期リハ，早期経口摂取」と「無茶なリハ，無理な経口摂取」は表裏一体である。そのため，我々は医学的な見地から適切な判断に基づいてリハ栄養を提供しなければならない。近い将来，多くの医療従事者と研究者によって，医原性サルコペニアが大幅に減少すると確信している。本項が医原性サルコペニアに改めて目を向ける端緒になれば幸いである。

文　献

1) Cruz-Jentoft AJ, et al：Age Ageing. 2010；39：412-23.
2) Wakabayashi H：J Gen Fam Med. 2017；18 (4)：153-4.
3) Wakabayashi H, et al：J Cachexia Sarcopenia Muscle. 2014；5 (4)：269-77.
4) Yaxley A, et al：Asia Pac J Clin Nutr. 2012；21 (3)：386-93.
5) Sánchez-Rodríguez D, et al：Arch Gerontol Geriatr. 2014；59 (1)：39-43.
6) Strakowski MM, et al：Am J Phys Med Rehabil. 2002；81 (1)：77-8.
7) 若林秀隆：静脈経腸栄養. 2013；28 (5)：1045-50.
8) 厚生労働省：平成25年国民生活基礎調査の概況.
   [http://www.mhlw.go.jp/toukei/saikin/hw/k-tyosa/k-tyosa13/dl/16.pdf]
9) Cruz-Jentoft AJ, et al：Age Ageing. 2010；39 (4)：412-23.

10) Marshall S, et al：J Hum Nutr Diet. 2014；27 (2)：133-41.
11) Kaiser MJ, et al：J Am Geriatr Soc. 2010；58：1734-8.
12) Wakabayashi H, et al：Gen Med. 2011；12：69-74.
13) Momosaki R, et al：Arch Phys Med Rehabil. 2015；96 (2)：205-9.
14) Teramoto S, et al：J Am Geriatr Soc. 2008；56 (3) 577-9.
15) Komiya K, et al：Respirology. 2013；18 (3)：514-21.
16) Momosaki R, et al：Arch Phys Med Rehabil. 2015；96 (2)：205-9.
17) 国立長寿医療研究センター：摂食嚥下障害に係る調査研究事業報告書. 2012, p109,
    [http://www.ncgg.go.jp/ncgg-kenkyu/documents/roken/cl_hokoku1_23.pdf]
18) Maeda K, et al：Clin Nutr. 2016；35 (5)：1147-52.
19) Komiya K, et al：Respirology. 2013；18 (3)：514-21.
20) Wakabayashi H, et al：J Cachexia Sarcopenia Muscle. 2014；5(4)：269-77.

第2章 ● サルコペニア

7 サルコペニアとポリファーマシー：薬剤性サルコペニア

秋下雅弘

Point

● 高齢者の薬物有害事象はしばしばサルコペニアにつながる老年症候群として現れるため，ポリファーマシーと要注意薬に対する配慮を怠らない。

● サルコペニアの原因となる薬物として，ベンゾジアゼピン系をはじめとする向精神薬および抗コリン系薬物が代表的である。

● 生活習慣病の管理についても，サルコペニアやその前段階の高齢者では，中年期とは異なるややゆるめの管理目標とそれに沿った簡便な治療を心がける。

1 はじめに

サルコペニアは生活習慣病などの疾患の合併症（二次性サルコペニア）である場合も多く，ポリファーマシー（polypharmacy，多剤併用）になりやすい。しかし，ポリファーマシーは相互作用や各薬剤の影響によってサルコペニアを促進することが知られているので，職種にかかわらずポリファーマシーを改善・解消するべく服用薬の適正化を図らなければならない。本項では，高齢者しばしばみられる薬剤性サルコペニアについて解説する。

2 高齢者のポリファーマシー

高齢患者はいくつもの疾患や症候を有するため，ポリファーマシーになりやすい。我々が行った老年科5施設の外来調査[1]では，65〜74歳で平均約4種類，75歳以上では約5種類の薬剤が処方されていた。ポリファーマシーには，薬物相互作用および処方・調剤の誤りや飲み忘れ・飲み間違いの発生確率増加に関連した薬物有害事象の増加のほかに，薬剤費の増大，服用する手間やQOLという問題がある。有害事象の発生は薬剤数にほぼ比例して増加するが，6種類以上が入院患者の有害事象全般[2]，5種類以上が通院患者の転倒リスク[3]と関連するため（**図1**），5，6種類以上をポリファーマシーの目安とするのが妥当であろう。ただ，最近は，「複数の薬剤を併用することに伴う諸問題」をポリファーマシーとする考え方に拡大して

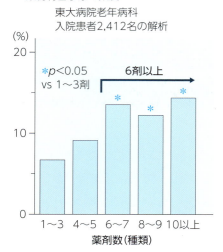
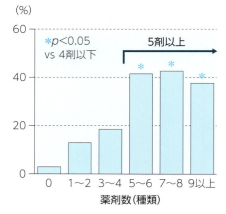

図1 ポリファーマシーと薬物有害事象の関係　　　　　　　　　　　（文献2, 3より作成）

きており，3, 4種類でも問題があればポリファーマシーであり，10種類でも問題がなければ該当しないといえる。要するに数は目安で，本質的にはその中身が重要である。

多病が高齢者におけるポリファーマシーの主因であり，特別な配慮をしなければポリファーマシーを回避することは難しい。エビデンスの妥当性，対症療法の効果，非薬物療法など，処方に際して見直す点はいくつもある。特に，個々の病態や日常生活機能，生活環境，患者の意思・嗜好に基づいて処方薬の優先順位を決めることが重要である。

3　薬剤起因性老年症候群としてのサルコペニア

高齢者の薬物有害事象は，アレルギー症状や薬剤性腎障害・肝障害としてよりも老年症候群として現れることが多く，薬剤起因性老年症候群と呼ばれる。ふらつき・転倒，抑うつ，記憶障害，せん妄，食欲低下，便秘，排尿障害・尿失禁などが代表的であり（表1），薬物とは関係なく高齢者によくみられる症状なため，薬剤性と気付きにくく発見が遅れることが特徴である。そして，ここに挙げた老年症候群はいずれもサルコペニアと密接な関係がある。

ふらつき・転倒と排尿障害・尿失禁はサルコペニアの代表的表現形かつアウトカムである。上記のように5種類以上のポリファーマシーは転倒リスクを増大させる。排尿調節筋の萎縮は排尿障害・尿失禁の直接的原因となり，下肢筋力低下はトイレまでの移動と排尿動作が遅いために機能性尿失禁の原因となる。抑うつと記憶障害

表1 薬剤起因性老年症候群と主な原因薬剤

症候	薬剤
ふらつき・転倒	降圧薬（特に中枢性降圧薬，α遮断薬*1，β遮断薬*2），睡眠薬，抗不安薬，抗うつ薬（三環系），抗てんかん薬，抗精神病薬（フェノチアジン系），抗パーキンソン病薬（トリヘキシフェニジル），抗ヒスタミン薬
抑うつ	降圧薬（中枢性降圧薬，β遮断薬），H_2ブロッカー，抗不安薬，抗精神病薬，抗甲状腺薬
記憶障害	降圧薬（中枢性降圧薬，α遮断薬，β遮断薬），睡眠薬・抗不安薬（ベンゾジアゼピン），抗うつ薬（三環系），抗てんかん薬，抗精神病薬（フェノチアジン系），抗パーキンソン病薬，抗ヒスタミン薬（H_2ブロッカー含む）
せん妄	抗パーキンソン病薬，睡眠薬，抗不安薬，抗うつ薬（三環系），抗ヒスタミン薬（H_2ブロッカー含む），副腎皮質ステロイド，降圧薬（中枢性降圧薬，β遮断薬），ジギタリス，抗不整脈薬（リドカイン，メキシレチン），気管支拡張薬（テオフィリン，ネオフィリン），副腎皮質ステロイド
食欲低下	非ステロイド性消炎鎮痛薬（NSAID），アスピリン，緩下剤，抗菌薬，ビスホスホネート，抗不安薬，抗精神病薬，抗パーキンソン病薬（トリヘキシフェニジル）
便秘	睡眠薬・抗不安薬（ベンゾジアゼピン），抗うつ薬（三環系），膀胱鎮痙薬，腸管鎮痙薬（ブチルスコポラミン，プロパンテリン），H_2ブロッカー，αグルコシダーゼ阻害薬，抗精神病薬（フェノチアジン系），抗パーキンソン病薬（トリヘキシフェニジル）
排尿障害・尿失禁	抗うつ薬（三環系），腸管鎮痙薬（ブチルスコポラミン，プロパンテリン），膀胱鎮痙薬，H_2ブロッカー，睡眠薬・抗不安薬（ベンゾジアゼピン），抗精神病薬（フェノチアジン系），抗パーキンソン病薬（トリヘキシフェニジル），α遮断薬，利尿薬

＊1：前立腺肥大症に用いる受容体サブタイプ選択的α1受容体遮断薬は含まない。
＊2：心不全や不整脈に対して用いる選択的β遮断薬は含まない。

は廃用性筋萎縮と食欲低下を介して，便秘は食欲低下を介して，食欲低下は栄養摂取不足によりサルコペニアの原因となる。

4 サルコペニアの原因となる薬物

表1に示した薬物がサルコペニアの原因となる薬物であり，その多くは「高齢者の安全な薬物療法ガイドライン2015」[4]にある「特に慎重な投与を要する薬物のリスト」に含まれている。同リストの詳細は日本老年医学会のホームページにも掲載されているので参照頂きたい。これらの薬物の薬理作用を理解していれば，効果の裏返しとしての有害事象を想像することは難しくない。

サルコペニアの原因となる代表的薬物として，ベンゾジアゼピン系睡眠薬・抗不安薬と抗コリン系薬物が挙げられる。ベンゾジアゼピンには中枢神経抑制による食欲低下と筋弛緩作用がある。神経伝達物質であるアセチルコリンの生理作用を考えれば，それに拮抗する抗コリン系薬物が中枢神経や自律神経系を介して様々な側面からサルコペニアに悪影響を及ぼすことは自明である（表2）。その他にも，神経系

⑦サルコペニアとポリファーマシー：薬剤性サルコペニア　109

表2 抗コリン系薬物のサルコペニアに対する影響

・認知機能低下：食欲低下，廃用性筋萎縮
・唾液分泌低下：味覚・食欲の低下
・嚥下機能低下：摂食量低下
・消化管運動抑制：便秘等による腹満感から食欲低下
・骨格筋の神経筋接合部機能の低下

を介してあるいは消化管への作用を介して食欲低下に作用する薬物がサルコペニアの原因となる。

　以上のように，薬物が標的臓器以外にも作用をもたらす可能性を常に考慮し，新たな症候がみられる場合にはまず有害事象を念頭に置いた問診と検索を進めることが重要である。

5　サルコペニアを回避するための生活習慣病管理

　糖尿病や高血圧などの生活習慣病はサルコペニアの危険因子であるため，少なくとも中高年期はその厳密な管理に努めることが重要である。しかし，高齢期，特に75歳以上で生理的予備能が低下した状態になると厳密な管理に伴う有害事象がむしろサルコペニアをまねくことに注意が必要である。

　高齢者糖尿病では重症低血糖を起こすと，その後認知症を発症するリスクが上昇することから，高齢者糖尿病ではとにかく低血糖を避けるべきという考えが世界的なコンセンサスとなり，そのためのガイドライン作りが進んだ。日本でも高齢者糖尿病の治療向上のための日本糖尿病学会と日本老年医学会の合同委員会から「高齢者糖尿病の血糖コントロール目標2016」が発表され，認知機能とADLに応じて管理目標を緩くすることが推奨されている。サルコペニアやフレイルの高齢者では低血糖のリスクが高いからである。低血糖はときに体重増加（糖質過剰摂取による体脂肪の増加）をもたらすが，臨床的エビデンスは十分でないものの，一般的には筋肉減少に寄与すると考えられる。

　高血圧についても過降圧による有害事象のリスクを回避することが必要である。降圧薬の使用は特に開始後1カ月半の転倒リスクが高いため，サルコペニアでは注意が必要であり，緩徐な降圧を心がける。リハビリテーションやデイサービスでは，その日の血圧が高いからという理由で取りやめになることがしばしばあるが，むしろ低いことを問題にすべきケースも多い。

　その他にも高齢者の生活習慣病には管理上の問題がある。まず認知機能障害や視力障害・難聴などによるコミュニケーション能力低下に関連した服薬やインスリン注射の管理不良である。フレイルやサルコペニアでも服薬管理能力は低下しやすい

が，過度な血圧や血糖の変動により転倒などの有害事象が発生するのを防ぐためにも，服薬遵守を図り，一定の管理基準を守るべきである。続いて，生活習慣病管理の基盤である食事や運動の問題，さらには状況把握の困難，非協力的態度なども管理の阻害要因となる。

　対応としては，①処方の簡便化：種類・薬剤数・服用回数をなるべく少なくする。低血糖を起こしにくい，服薬時間が制限されないという理由でdipeptidyl peptidase-4（DPP-4）阻害薬は優先されるべき糖尿病薬である。インスリンは1日1回を原則とし，複数回の場合は単位数を揃える。②介護者による管理；介護負担を考えて，やはりなるべく単純な処方で，服薬時間も介護者の都合に合わせる。たとえば，介護者が日中に仕事がある場合は夕食後に，独居でヘルパー頼みの場合は昼食後にといった工夫を考える。③一包化，剤形；軽度認知障害レベルであれば一包化によりアドヒアランス改善が期待できる。口腔内崩壊錠やゼリーは嚥下困難，服薬拒否に，貼付剤はさらに服薬管理上も一定の効果が期待できる。

文　献

1)　Suzuki Y, et al : Geriatr Gerontol Int. 2006 ; 6 : 244-7.
2)　Kojima T, et al : Geriatr Gerontol Int. 2012 ; 12 : 761-2.
3)　Kojima T, et al : Geriatr Gerontol Int. 2012 ; 12 : 425-30.
4)　日本老年医学会／日本医療研究開発機構研究費「高齢者の薬物治療の安全性に関する研究」研究班，編：高齢者の安全な薬物療法ガイドライン2015. 日老医誌. 2015 ; 26-31.

第2章 ● サルコペニア

8 サルコペニア肥満の概念・定義・展望

山本直史，小原克彦

Point

● サルコペニア肥満は，サルコペニアと肥満を同時に併せ持った状態である。
● 肥満やサルコペニア単独よりもいっそう健康リスクを高める可能性が推察されるが，臨床・疫学研究においては必ずしも一致した結果が得られていない。
● このような研究結果の不一致の原因の1つとして，研究ごとに用いられているサルコペニア肥満の定義が異なることが考えられる。予防・臨床の観点からもサルコペニア肥満の定義・評価方法に関する統一されたコンセンサスを得る必要がある。

1 はじめに

　　加齢に伴い体組成が大きく変化し，筋肉量の低下とともに，脂肪量，特に内臓脂肪が増加する。サルコペニアは，骨格筋の量的・質的な変化であり，筋量，筋力が共に低下し，フレイルや老年症候群に関連する。肥満，特に内臓肥満は，インスリン抵抗性を基盤としたメタボリックシンドロームにつながる病態である。サルコペニア肥満は，単なる病態の組み合わせではなく，代謝異常や機能障害がより強く，心血管リスクも強いと考えられる。今後のわが国のさらなる高齢化の進行を鑑みると，サルコペニア肥満対策はますます重要な課題となることが予想される。本項では，サルコペニア肥満の概念，定義，展望について述べる。

2 サルコペニア肥満の概念

　　サルコペニア肥満は，サルコペニア（骨格筋量の低下）と肥満（体脂肪量の過剰の蓄積）を同時に併せ持った状態のことである（**図1**）。

　　加齢による体組成の変化は，骨格筋量の減少と体脂肪量の増加が特徴的であり，BMIの変化は生じないケースも多い。16〜89歳の日本人男女を対象に二重X線エネルギー吸収法（DXA法）を用いて加齢による体組成の変化について横断的に検討したItoらの報告[1]では，除脂肪量は男女ともに50歳代から減少が認められ，体脂

肪率は男性が30歳代から，女性は40歳代から増加が認められることが示されている。このような加齢変化に起因して，一般的にサルコペニア肥満は若年者よりも中高齢者において頻度が高くなる。

サルコペニアと肥満の密な関連の根底には，インスリン抵抗性，炎症誘発性サイトカインの増加，ホルモン変化，酸化ストレス，および身体活動量の減少といった一般的な病態生理学的メカニズムの複雑な相互作用が考えられている（図2）。以下に示すように，加齢に伴って同時に進行する体脂肪の増加と骨格筋の減少は，お互いに影響しあってサルコペニア肥満に陥る可能性が考えられる。

1）インスリン抵抗性

インスリンは，強力な蛋白合成作用を有する。加齢に伴いインスリン抵抗性が進みその蛋白質合成刺激効果が弱くなる[2]。内臓脂肪はインスリン抵抗性の主な要因であり，インスリン抵抗性を介して，筋における同化障害や，ミトコンドリア機能や蛋白質合成の異常をきたす。さらに，筋肉はインスリンの標的組織であるため筋

		筋肉量	
		低い	高い
体脂肪	高い	サルコペニア肥満	肥満
	低い	サルコペニア	健康

図1 体組成の表現型によるサルコペニア肥満

（文献15より引用）

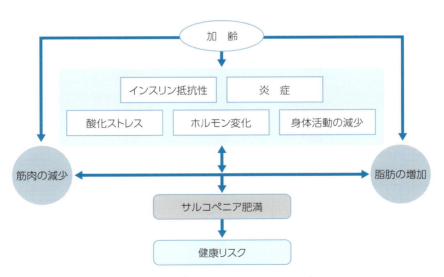

図2 サルコペニア肥満のメカニズムと健康リスクとの関連　（文献15, 20より作成）

肉量の減少はインスリン抵抗性の原因となる。事実，サルコペニアがインスリン抵抗性のリスクであることが報告されている[3]。このようなことから肥満がサルコペニアを促進し，さらにはサルコペニアによるインスリン抵抗性を介した負の連鎖が考えられる。

2) 炎症

脂肪組織は，CRP，TNF-α，IL-6，IL-1βなどの炎症性サイトカインを生成し，慢性炎症性環境の形成を介して，筋萎縮やサルコペニアの進行に関与する[4][5]。炎症は，骨格筋に対して直接的に蛋白質を分解して，また成長ホルモンやIGF-1の低下を介した間接的な機序によりサルコペニアを進展させる。TNF-αは骨格筋に対して直接的な異化作用を示す[6]。IL-6は骨格筋に直接働きIGF-1の同化作用を抑制し，筋合成を抑制する[2]。

3) ホルモン変化

脂肪組織はアディポネクチンやレプチンなど，多数のアディポカインや生理活性物質を生成する。アディポネクチンは，脂肪の蓄積に伴い低下し，体重減少により増加する[2]。肥満に伴うアディポネクチンの抑制は，インスリン感受性を低下させるとともに，筋組織において慢性炎症を持続させる[4]。レプチンはエネルギーバランスとグルコースのホメオスターシスを調整するアディポカインであり[2]，肥満はレプチン抵抗性を引き起こし，インスリン抵抗性やGHの低下を介して，間接的にサルコペニアに関連すると考えられている[4]。また，加齢や肥満に伴い内分泌系にも大きな変化が起こる。テストステロンは骨格筋の構築に重要であるが，加齢や肥満によって低値を示すことが報告されている[2][4]。

4) 酸化ストレス

インスリン抵抗性や慢性炎症とサルコペニアを結びつける機序として酸化ストレスが考えられている[4]。酸化ストレスによりミトコンドリアや核内DNAが傷害され，この蓄積がアポトーシスを刺激し，筋繊維の萎縮や筋細胞の喪失をきたすと考えられている[7]。加齢も肥満も独立して酸化ストレスを惹起するが，組み合わされることによってさらに障害が促進する[4]。

5) 身体活動

サルコペニアは身体活動量の低下によるエネルギー消費量の減少によって肥満のリスクを上昇させる[8]。

3 サルコペニア肥満の定義

　サルコペニアに関するコンセンサスには，大きくヨーロッパ・コンセンサス[9]と国際コンセンサス[10]が存在する。ヨーロッパ・コンセンサスではサルコペニアは全身の筋肉量と筋力の低下と定義され，国際コンセンサスでは筋肉量の低下とともに歩行速度の低下が必要とされる。2014年にはヨーロッパ・コンセンサスを踏襲するかたちでアジア・コンセンサス[11]が作成された（表1）。欧米人とは体格や生活習慣も異なり，筋力や筋肉量に違いがあるために，握力と筋肉量についてアジア人独自の基準が定められている。これらのサルコペニアの基準に加えて肥満を併せ持った場合がサルコペニア肥満といえよう。非常によく引用されるBaumgartnerら[12]の研究では，二重エネルギーX線吸収測定法（以下，DXA法とする）を用いて四肢筋量と体脂肪率を測定し，四肢筋量を身長の2乗を除した値が若年成人の平均値−2SD未満をサルコペニアと定義し，体脂肪率が一般人の平均値である男性27%，女性38%以上を肥満と定義している。

　しかしながら，サルコペニア肥満に関連する研究においては，研究ごとに様々なサルコペニアおよび肥満指標が用いられており，同一の指標を用いた場合でも，カットオフ値は研究ごとに異なる[13]。我々の知る限り，サルコペニア肥満は，1996年にHeberら[14]によって初めて提唱された。彼らは，肥満者の中で，生体（電気）イン

表1 サルコペニアの診断基準

グループ	サルコペニアの判定基準とカットオフ値		
	身体機能	筋力	筋量
European Working Group on Sarcopenia in Older People (EWGSOP, 2010)	歩行速度 ≤0.8m/sec　or	握力 男性：<30kg 女性：<20kg　and	DXA　四肢筋量／身長^2 男性：≤7.23kg／m^2 女性：≤5.67kg／m^2 BIA　骨格筋量／身長^2 男性：≤8.87kg／m^2 女性：≤6.42kg／m^2
International Working Group on Sarcopenia (WGS, 2011)	歩行速度 ≤1.0m/sec	and	DXA　四肢筋量／身長^2 男性：≤7.23kg／m^2 女性：≤5.67kg／m^2
Asian Working Group for Sarcopenia (AWGS, 2014)	歩行速度 ≤0.8m/sec　or	握力 男性：<26kg 女性：<18kg　and	DXA　四肢筋量／身長^2 男性：≤7.0kg／m^2 女性：≤5.4kg／m^2 BIA　骨格筋量／身長^2 男性：≤7.0kg／m^2 女性：≤5.7kg／m^2

（文献9〜11より作成）

ピーダンス法（以下，BIA法とする）による除脂肪量が少ない集団をサルコペニア肥満としている[14]。この後，多くの研究者が，それぞれの独自の基準によるサルコペニア肥満の研究報告を行っている現状にある。サルコペニアの定義としては，多くの研究においてはDXA法，またはBIA法を用いて測定した四肢筋肉量を身長の2乗で除した値，もしくは体重で除して100を乗じた値が若年成人の－2SD未満が用いられている[15)16)]。前者の身長で調整した値は，Relative skeletal muscle index（以下，RASMとする）と呼ばれ，後者の体重で調整した値はPercentage skeletal muscle index（以下，SMI％とする）と呼ばれる。その他に，BIA法によって測定した骨格筋量を身長の2乗で除した値が集団の第2五分位以下，CTによる大腿筋面積の値が若年成人の－1SD未満，握力が集団の第1三分位，あるいは歩行速度が0.8m／s未満など様々な基準が用いられている[15)16)]。肥満の定義としては，BMI（25以上，27.5以上，30以上），体脂肪率（男性：27％以上，28％以上，30％以上，女性：35％以上，38％以上，40％以上），CTによる内臓脂肪面積（100cm^{2}以上），腹囲（男性：90cm以上，102cm以上，女性：85cm，88cm）などが用いられている[15)16)]。

　サルコペニア肥満の頻度は，当然のことながら，使用する定義によって大きく異なる。米国人を対象に異なる8種類の定義を用いてサルコペニア肥満の頻度を調べた研究では，男性4.4％〜84.0％，女性3.6％〜94.0％であると報告されている[17]。65歳以上の韓国人を対象とした研究[18]では，サルコペニアをRASMが男性は7.5kg／m^2，女性は5.38kg／m^{2}未満，肥満を腹囲が男性90cm以上，女性85cm以上と定義した場合の頻度は男性が0.2％，女性が0.0％であった。しかしサルコペニアをSMIで男性32.2％，女性25.6％未満と定義した場合の頻度は男性が7.6％，女性が9.1％であったと報告されている[18]。

　80歳以上の中国人を対象にした研究では，肥満者（BMIが27.5以上と定義）のうち，RASMで定義したサルコペニアに40％が該当し，SMI％で定義したサルコペニアには95.0％の者が該当したことが報告されている[19]。この結果は高齢者の肥満者の多くは低筋量を併せ持ったサルコペニア肥満であることを示唆している。

4 サルコペニア肥満と健康リスク

　高齢者を対象とした複数の先行研究では，サルコペニア肥満者は，高血糖症，高血圧，脂質異常症，インスリン抵抗性，および低い持久力などの高い心血管系リスクプロファイルを有することが報告されている[15)20)]。台湾人を対象にメタボリックシンドロームとの関連を横断的に検討したLuら[21]の報告では，サルコペニア肥満者（オッズ比11.59，95％信頼区間6.72〜19.98）は肥満単独（オッズ比7.53，95％信頼区間4.01〜14.14），およびサルコペニア単独（オッズ比1.98，95％信頼区間1.25

〜3.16)と比較して，メタボリックシンドロームのリスクが高いことが報告されている。筆者らも愛媛大学附属病院の抗加齢ドッグ受診者を対象として，サルコペニアをCTによって測定した大腿筋横断面積が男女別にそれぞれの若年者の−1SD以下，肥満を内臓脂肪面積100cm²以上として定義して検討したところ，男性において上腕-足首間脈波伝播速度が高値を示したのは，単なるサルコペニアではなく，内臓肥満を合併したサルコペニア肥満であった[22]（図3）。一方で，肥満のみの者のほうがサルコペニア肥満者よりも高い心血管系リスクプロファイルを有することを示す報告もある[20]。これらの結果の不一致には，対象者（人種，性別，年齢）のみならず，用いられているサルコペニア肥満の定義が異なることも影響していると思われる。事実，同じ集団に3種類の異なる定義を用いてサルコペニア肥満とメタボリックシンドロームとの関連を検討したKimら[23]の研究では，1つのサルコペニア肥満の定義においてメタボリックシンドロームとの関連が認められておらず，両者の関連はサルコペニア肥満の定義によって異なることが示されている。

最近，Tianら[24]はサルコペニア肥満と総死亡リスクに関するメタアナリシスを行い，男性においてサルコペニア肥満は非該当者と比較して24%総死亡リスクを高めることを報告している。なお，コホート集団の人種の違い（米国人かそれ以外か）はサルコペニア肥満と総死亡リスクとの関連に影響を及ぼさないことが示されている。さらに，Tianら[24]はそのメタアナリシスの中で，サルコペニアの定義の違いによる総死亡リスクとの関連を検討する興味深いサブ解析を実施している。具体的には，上腕周囲径，骨格筋量，および筋力でサルコペニアを定義している研究に分け，それらのグループでサルコペニア肥満と総死亡リスクとの関連を検討した

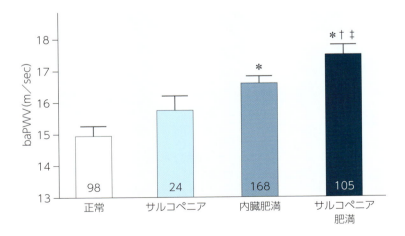

図3 サルコペニア，内臓肥満とbaPWV
*$p<0.05$ vs. 正常，†$p<0.05$ vs. サルコペニア，‡$p<0.05$ vs. 内臓肥満
（文献22より引用）

ところ，関連が認められたのは，上腕周囲径，および筋力でサルコペニアを定義している研究のみであり，骨格筋量でサルコペニアを定義している研究では有意な関連が認められなかった。この理由として，骨格筋量でサルコペニアを定義している研究の多くは，骨格筋量の測定にBIA法が用いられていることを指摘し，その測定誤差（バラツキ）による影響を推察している。これらの結果から，Tianら[24]はサルコペニア肥満におけるサルコペニアの評価には上腕周囲径もしくは筋力の使用を検討すべきと提案している。しかしながら，筋力の低下（ダイナペニア）は筋量の減少（サルコペニア）とは区別すべきとの考えもある[25]。なお，この報告[24]では，肥満に関する定義別のサルコペニア肥満と総死亡リスクとの関連については検討がなされていないが，用いる肥満の指標による影響も容易に推察される。たとえば，BMIは簡便な肥満の指標であるが，BMIのみで肥満の判定をした場合には，体脂肪に基づいた分類とは異なる「肥満」となり，総死亡などの健康リスクの関係性を歪めてしまう可能性も考えられる。また，高齢者の場合はBMIで規定した肥満は，死亡リスクと関連しないかむしろ肥満は死亡リスクを減少させるというObesity Paradoxの問題も示唆している[26]。

5 サルコペニア肥満の今後の展望

これまでに述べてきたように，サルコペニア肥満に関する最大の問題点は共通した定義の欠如である。このために，サルコペニア肥満が臨床上どの程度問題なのか，また，わが国にはサルコペニア肥満者がどの程度存在するのか，といったきわめて基本的かつ重要な疑問に対する明確な答えがない現状にある。今後のわが国のさらなる高齢化の進行を鑑みると，サルコペニア肥満者は増加していくことが予想され，その対策はますます重要な課題になると思われる。サルコペニア肥満の定義や測定法等に関するコンセンサスが得られ，病態，疫学，治療・予防などについて日本人でのエビデンス構築のための研究がよりいっそう加速することを期待したい。

文献

1) Ito H, et al : Eur J Clin Nutr. 2001 ; 55 : 462-470.
2) Sukuma K, et al : Int J Endocrinol. 2013 ; 204164.
3) Srikanthan P, et al : PLos ONE. 2010 ; 5 (5) : e10805.
4) Vincent HK, et al : Aging Res Rev. 2012 ; 11 (3) : 361-73.
5) Park SW, et al : Diabetes Care. 2007 ; 30 (6) : 1507-12.
6) Lambert CP, et al : J Appl Physiol. 2008 ; 105 (2) : 473-8.
7) Meng SJ, et al : Int J Mol Sci. 2010 ; 11 (4) : 1509-29.
8) Zamboni M, et al : Nutr Metab Cardiovasc Dis. 2008 ; 18 (5) : 388-95.
9) Cruz-Jentoft AJ, et al : Age and Ageing. 2010 ; 39 (4) : 412-23.

10) Fielding RA, et al：J Am Med Dir Assoc. 2011；12 (4)：249-56.

11) Chen LK, et al：J Am Med Dir Assoc. 2014；15 (2)：95-101.

12) Baumgartner, RN：Ann N Y Acsd Sci. 2000；904：437-48.

13) Kohara, K：Endocrine. 2014；45 (1)：15-25.

14) Heber D, et al：Am J Clin Nutr. 1996；64 (3 Suppl)：472S-7S.

15) Lee DC, et al：Future Sci OA. 2016；2 (3)：FSO127.

16) 小原克彦：日老医誌. 2014；51 (2)：99-108.

17) Batsis JA, et al：J Am Geriatr Soc. 2013；61 (6)：974-80.

18) Kim YS, et al：J Gerontol A Biol Sci Med Sci. 2012；67 (10)：1107-13.

19) Meng P, et al：Geriatr Gerontol Int. 2014；14 (Suppl 1)：29-35.

20) Choi KM：Korean J Intern Med. 2016；31 (6)：1054-60.

21) Lu CW, et al：Obes Res Clin Pract. 2013；7 (4)：e301-7

22) Kohara K, et al：Int J Cardiol. 2012；158 (1)：146-8.

23) Kim TN, et al：Int J Obes (Lond). 2009；33 (8)：885-92.

24) Tian S, et al：Geriatr Gerontol Int. 2016；16 (2)：155-66.

25) Manini TM, et al：J Gerontol A Biol Sci Med Sci. 2012；67 (1)：28-40.

26) Stevens J, et al：N Eng J Med. 1998；338 (1)：1-7.

第2章 サルコペニア

9 オーラルサルコペニア・老嚥・オーラルフレイル・口腔機能低下症

園田明子

- 加齢に伴う口腔の筋量・筋機能の低下であるオーラルサルコペニアの診断基準はまだないが，舌や咀嚼機能に悪影響を与え，栄養摂取量の低下をまねき，全身のサルコペニアに大きく関わる。
- 口腔機能の健康と障害の間には，「オーラルフレイル」と「口腔機能低下症」の2段階があると考えられている。いずれも加齢に伴う「老嚥」を含んだ概念であり，それぞれの診断基準等が整備されているところである。
- フレイルサイクルを断ち切るためには，わずかな口の衰えを早期に発見し，歯科治療後は栄養指導と口腔機能向上のリハビリテーションを行うなど，多職種でのリハ栄養の実践が必須である。

1 はじめに

　私たちは話すことと食べることに口腔機能を用いているが，いずれも口腔（口唇・舌）・咽頭・喉頭（声帯など）等の筋肉を協調的に動かすことが必要である。舌は筋肉の塊であり，早く話すためには速筋（Type II 線維）が，長々と話し続けるには遅筋（Type I 線維）の筋活動が必要であると考えられている。外舌筋のオトガイ舌筋は前方が速筋線維，後方は遅筋線維が多い[1]。咀嚼は下顎，口唇，4つの咀嚼筋（側頭筋，咬筋，内側翼突筋，外側翼突筋），舌，頬などを用いて行われ，舌骨上筋等の外喉頭筋も活動する。咀嚼時，下顎は開閉運動だけでなく側方運動を伴って，前頭面から見ると開口相・閉口相・咬合相で構成される涙滴状の運動軌跡を描く[2]。咬筋は遅筋が少なく[3]持久力が低いとされており，咀嚼は疲労を自覚することから速筋優位と考えられる。サルコペニアは速筋の低下が著しいとされており，さらに，咀嚼は残存歯数にも依存することから，咀嚼機能は加齢による影響を受けやすいと言える。サルコペニアの診断は全身の筋肉量の低下（若年者−2SD）に加え，筋力か身体機能の低下で行われる[4]ので，同様にオーラルサルコペニア（舌と咀嚼筋の筋肉量・筋力・口腔機能の低下）を考えてみる。

2 オーラルサルコペニア：舌について

　舌の筋量について，超音波で測定した舌の厚みは栄養状態と関連する[5]。舌の筋力の測定には，舌と口蓋前方部の舌圧が用いられる。最大舌圧は加齢に伴い減少する[6]。舌圧が30kgPa以上の群はすべて普通食摂取群との報告[7]がある。無症候性の誤嚥を起こした者では舌圧が低下しており[8]，舌圧低下はサルコペニア，サルコペニアの摂食嚥下障害と関連する[9]。また，舌後方部は外舌筋と舌骨上筋で挙上するが，この嚥下に必要な奥舌の舌圧については，高解像度マノメトリーを用いた研究[10]が進められている。舌や口唇の筋機能は舌の巧緻性をみるオーラルディアドコキネシスを用いて測定される。口唇を使用する/pa/，舌尖を使用する/ta/，奥舌を使用する/ka/の単音節をできるだけ早く発音してもらい，5秒間の回数を測定して1秒当たりの値を見るものである。母音の/a/は外舌筋の舌骨舌筋が，子音の/t/では内舌筋の上縦舌筋が，/k/では舌骨上筋の顎舌骨筋が主に活動する[11]。舌のサルコペニアには舌接触補助症（PAP）を適応することが効果的な症例もある[12]。

3 オーラルサルコペニア：咀嚼筋について

　咀嚼筋量は超音波で咬筋の量を測定した報告では，咀嚼筋の筋肉量の低下と全身のサルコペニアが関連している[13]。咀嚼筋力を測定するのは難しいようで，咬合力として測定すると，咀嚼能力（機能）と相関が高く，残存歯数や咬合支持と関連が強い[14]。咀嚼力には天然歯数と咬合力が，欠損歯のない者の咀嚼力については，舌の運動速度と舌圧が影響を与える[15]。菊谷は，咀嚼力は口腔の運動機能や認知機能の影響を強く受けることから，咀嚼力＝咬合支持×口の力強さ，巧みな動き×認知機能であるとしている[16]。咀嚼筋機能はグミゼリー咀嚼後のグルコース濃度で測定されるが，年齢や補綴治療，咬合接触面積に影響を受ける[14]。高齢者の咀嚼能力は加齢とともに低下し[17]，咬合力とサルコペニアと関連する[18]。また，近年，サルコペニア予防の栄養面として，食品多様性[19]がキーワードとして挙げられている。咀嚼機能が低下すると，固いものや繊維が多く噛みにくいものを避けるようになることから，この食品多様性が損なわれてしまう。

4 フレイルサイクルとオーラルサルコペニア，全身のサルコペニア

　サルコペニアを呈する高齢者においては，嚥下に関わる筋肉の衰えも認められやすくなる。嚥下機能が低下すれば，誤嚥性肺炎や低栄養のリスクが高くなり，それらによりサルコペニア，フレイルが進行することが予想される[20]。また，フレイル

の要因として口腔機能低下も挙げられており，そのフレイルサイクルにサルコペニアが大きく関わる。歯の喪失は食欲を低下させ，エネルギーの摂取量を減少させるなどフレイルサイクルに大きく関わり，サルコペニアのリスクが高まる。

オーラルサルコペニアの診断基準はまだない。しかし，口腔機能低下と全身のサルコペニアは関連しており[21]，オーラルサルコペニアは咀嚼機能や嚥下機能に悪影響を与え，栄養摂取量の低下をまねき，全身のサルコペニアに拍車をかける。オーラルサルコペニア対策として口腔に負荷をかけるレジスタンス運動を行うことで，口腔機能の改善を図り，全身のサルコペニアの負のスパイラルを断ち切ることができるのではないかと考えられている[15]。

5 老嚥 (presbyphagia) とは

直訳すると老人性嚥下機能低下のことで，老眼のようなイメージで老嚥と訳されている。加齢による摂食嚥下機能低下，嚥下障害の前段階，摂食嚥下のフレイル[20]と考えられる。primary presbyphagia（原発性老嚥）と疾患によるsecondary presbyphagia（二次性老嚥）があり，サルコペニアの原因とほぼ同様である。加齢による嚥下機能の低下は，歯の消失，唾液の生成の減少，顎の筋緊張の消失，結合組織の弾力の喪失，舌運動遅延化，感覚機能の変化，構造変化（骨棘，狭窄，頸や顎の関節炎，姿勢の変化）が知られているが，いずれかがあったとしても，障害レベルではなく，予備能の低下の状態である。また，老嚥に影響する要因としては，ゆっくりした嚥下，乾燥，感覚変化，気道流入，静止時舌圧の減少とサルコペニアが挙げられている[22]。

佐竹は老嚥の特徴について，嚥下の初期動作（喉頭閉鎖，喉頭挙上，上部食道括約筋の開口）などに時間がかかる，嚥下の繰り返しにより疲労し誤嚥しやすくなる，等尺性の舌筋力が低下し，一連の嚥下運動に適したタイミングで舌圧形成が行われないことなどであるとまとめている[23]。Groherも口腔機能・嚥下機能の低下には，筋力の低下と粘膜の弾性の低下が挙げられる。結合組織内の脂肪組織の増加（いわゆる筋肉の質の低下），筋肉量の低下が組み合わさり，舌や口腔機能の力や機能が低下する。脂肪沈着や結合組織の増加から生じる舌の萎縮は，舌の運動性の低下と舌圧の低下の原因となる[24]としている。

フレイルから嚥下障害に陥らないためには，早めに気づき，原因に応じた対応（リハ栄養）が求められる。

6 オーラルフレイルと口腔機能低下症について

「フレイル」は2014年に日本老年医学会がプレスリリースした言葉で，健康と機能障害の中間かつ可逆的な状態である。「オーラルフレイル」も2014年に発表された新たな概念である。1989年からの8020運動では達成者は1割未満だったものが，目標としていた5割を超える見込みになったので，「オーラルフレイル」の口腔へのアプローチ活動でさらに発展させて健康長寿をサポートするよう，啓発活動を実施している（図1）[25]。

オーラルフレイルは，口腔に現れる虚弱を意味している。口腔への関心度が低下したことによる歯周病やう蝕による歯の喪失等により生じ，その症状としては，滑舌低下，わずかなむせや食べこぼし，噛めない食品の増加等である[14]。口腔機能の軽微な低下や食の偏りなどを含み，身体の衰え（フレイル）の1つであるとしている[26]が，図のようにプレフレイルの位置づけのようである（図2）[16]。

日本老年歯科医学会では健康から口腔機能障害までの広い範囲の低下の途中段階に，「オーラルフレイル」と「口腔機能低下症」が存在すると仮定している[14]が，いずれも老嚥を含んだ概念であり，この2つの言葉は混同されやすい。オーラルフレイルには地域保健事業や介護予防事業で対応し高齢者を啓発しつつ，さらに進んだ口腔機能低下症では，歯科診療所での個別対応が必要としている[14]。

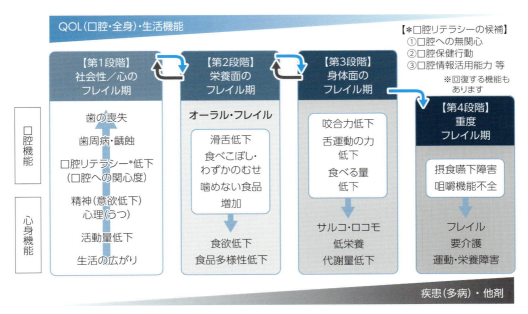

図1 オーラルフレイル概念図 （文献25より引用）

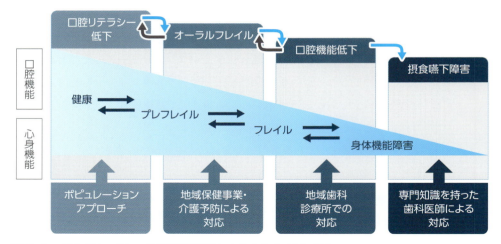

図2 オーラルフレイルへの歯科専門職を中心とした対応(案)　　　（文献16より引用）

1) オーラルフレイルとは

　オーラルフレイルの症状は，口腔機能の軽度低下に伴う食習慣悪化の兆候が現れる段階，つまり，ささいな口腔機能低下が生じた段階であり，見逃しやすく，気がつきにくい特徴がある。咀嚼能力低下の悪循環として，噛めないので柔らかいものを食べることで，咀嚼能力が低下するなど，ささいな口のトラブルから始まる負の連鎖が考えられる[26]。他のフレイルと同様，早めに気づき適切な対応をすることで健康に近づく[26]。

　しかし，オーラルフレイルの考え方はまだ概念のみであり，診断基準を含めてこれから整備されるところである。「後期高齢者歯科健診」が整備されており（図3）[27]，その目的は，従来の歯科・口腔関連事業では対応できていない75歳以上の者の内，ある程度健康を維持している者に対する口腔機能低下や肺炎等の疾病予防対策を行うことである。オーラルフレイルの対応は地域保健事業や介護保険予防事業としているように，スクリーニングとしての目的が似ているので，後期高齢者歯科健診で理解するとわかりやすい[28]。内容については，歯の状態，咬合の状態，咀嚼能力評価，舌機能評価，嚥下機能評価，口腔乾燥，歯周組織の状況の8項目である（図4）。各々の評価法は表1[27]にまとめた。

2) 口腔機能低下症とは

　「口腔機能低下症」は「オーラルフレイル」よりも機能低下が進んだ状態であり，障害の一歩手前，フレイルの位置づけである。「口腔機能低下症」は，口腔不潔，口腔乾燥，咬合力低下，舌口唇運動機能低下，低舌圧，咀嚼機能低下，嚥下機能低下の7項目の内，3つ以上で診断する（図4）[29]。詳細は学会見解論文をもとに表にま

高齢者歯科口腔健診票（例示）　　別紙1

	年　月　日　記入者					
氏　名		男・女	生年月日	明・大・昭　年　月　日（　　歳）		
住　所	（〒　　－　　）		TEL	（　　）　－		
			身長　　cm	体重　　kg	BMI	

以下の囲み内の内容を適宜参考にして，健診項目を作成すること。ただし口腔機能に着目した咀嚼能力評価，舌機能評価，嚥下機能評価については1項目以上を選択することが望ましい。

※1〜7については（別紙3）評価法案を参照のこと（これはあくまで例示であり状況に応じ実施すること）

■歯の状態

右 | 8 | 7 | 6 | 5 | 4 | 3 | 2 | 1 | 1 | 2 | 3 | 4 | 5 | 6 | 7 | 8 | 左

記入に当たり用いる記号（例）
健全　　：／
う蝕歯　：C（未処置歯）
処置歯　：○　喪失歯：△
欠損補綴歯：FD．PD．In
ブリッジの場合 Br

・現在歯数（　　本）　処置歯数（　　本）　未処置歯数（　　本）
・義歯の部位（上顎　総義歯・局部　下顎　総義歯　局部）
・義歯の状況（有→適合状況　良好・義歯不適合・義歯破損　無→義歯の必要性　あり・なし）
・インプラント（有・無）

■咬合の状態※1　　（評価法は資料における評価から選択）

■咀嚼能力評価※2　　（良好・普通・要注意）（評価法は資料における問診・実測評価から選択）

■舌機能評価※3　　（良好・普通・要注意）1）舌の力（舌圧計等）　2）舌の巧緻性
　　　　　　　　　　　　　　　（評価法は資料における実測評価から選択）

■嚥下機能評価※4　　（良好・普通・要注意）（評価法は資料における問診・実測評価から選択）

■粘膜の異常：なし・あり（　　　　　　　　　　　）

■口腔衛生状況※5　　（評価法は資料における評価から選択）

■口腔乾燥※6　　（評価法は資料における評価から選択）

■歯周組織の状況※7　（評価法に関しては資料参照）

健診結果
　・問題なし
　・要指導：口腔清掃・義歯管理・食事指導・その他（　　　　　　　　　）
　・要治療：う蝕・歯周疾患・義歯・その他（　　　　　　　　　）
　その他特記事項（　　　　　　　　　）

図3 後期高齢者歯科健診の例　　　　　　　　　　　　　　　　（文献27より引用）

表1 高齢者歯科口腔健診実施マニュアルの評価法

項目	評価方法
歯の状態	口腔内視診，歯数，義歯の装着・適合状況，インプラント
咬合の状態	アイヒナー分類（咬合位の残存歯による指示状態から分類） 咬合状態（現在歯・義歯装着）
咀嚼能力評価	問診（基本チェックリスト13：硬い物の食べにくさ，摂食可能食品からの評価法） 実測評価（咀嚼機能評価用グミ・ガム，咀嚼筋触診）
舌機能評価	舌の力（舌圧・ぺコぱんだ，挺舌） 舌運動の巧緻性（オーラルディアドコキネシス）
嚥下機能評価	問診（基本チェックリスト14：水分むせの有無，EAT-10など） 実測評価（RSST，MWST，頸部聴診法）
口腔衛生状況	プラークの付着状況，食渣，舌苔，口臭，義歯清掃状況
口腔乾燥	問診（EAT-10など） 実測評価（RSST，MWST，頸部聴診法）
歯周組織の状況	CPI（Community Periodonta Index：歯周ポケットの深さ等）他

RSST：反復唾液嚥下テスト
MWST：改訂水飲みテスト

（文献27より作成）

とめた（**表2**）[14]。低栄養患者では多くの口腔機能が低下している[30]ことがわかっており，地域高齢者のフレイルと咬合力およびオーラルディアドコキネシスの低下は身体機能や栄養状態の低下と同様に関連[31]するなど，口腔機能低下はフレイルサイクルに大きな影響を与える[32]。適切な介入でフレイルサイクルを断ち切れると考えられている。

9 おわりに

全身の衰えに関わるささいな口の衰えを早期に発見し，適切に評価して高齢者本人に問題として認識してもらうことが重要だが，歯科治療にて口腔内の痛みを除去し，喪失した歯の補綴が行われても，これまでに悪化し習慣化した食生活が自然に改善することはほとんどないため，栄養状態は改善しない。しかし，口腔機能訓練や食事指導を行うことによって，栄養状態が改善する報告がある[32]。このように，オーラルフレイル・サルコペニア対策には歯科医師・歯科衛生士・言語聴覚士・管理栄養士など多職種によるリハ栄養の実践が必須であると考えられる。

「口腔機能低下症」の診断

一般社団法人日本老年歯科医学会

検査項目	検査機器	実測値	評価基準	評価基準に該当する
1. 口腔不潔	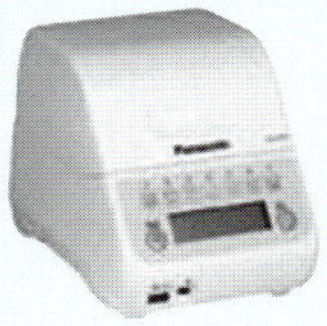	CFU／mL	$3.16×10^6$ CFU／mL （レベル4） 以上	はい／いいえ
2. 口腔乾燥	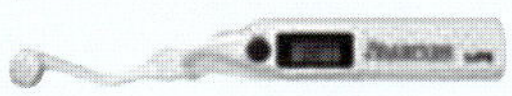		27.0 未満	はい／いいえ
3. 咬合力低下	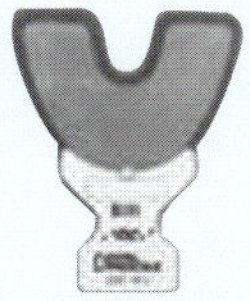	N	200N 未満	はい／いいえ
4. 舌口唇運動機能低下	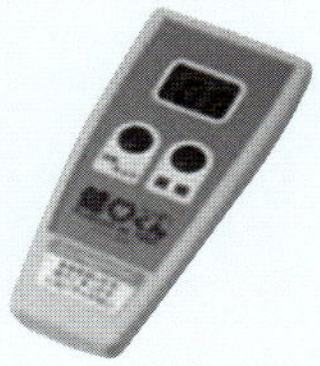	パ／pa／ 回／秒	どれか1つでも 6回／秒 未満	はい／いいえ
		タ／ta／ 回／秒		
		カ／ka／ 回／秒		
5. 低舌圧	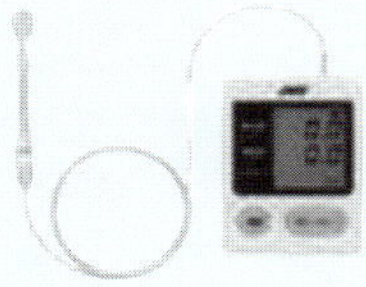	kpa	30kpa 未満	はい／いいえ
6. 咀嚼機能低下	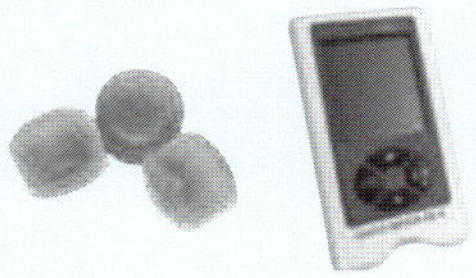	mg／dL	100mg／dL 未満	はい／いいえ
7. 嚥下機能低下	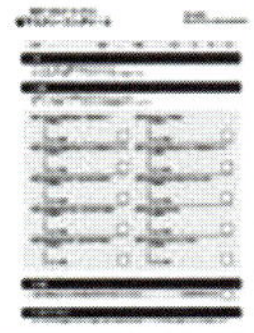	合計点数 点	合計点数 3点 以上	はい／いいえ

［はい］の数：　　個

［はい］が3個以上あれば，「口腔機能低下症」と診断する

図4 口腔機能低下症の記録表

（文献29より引用）

表2 口腔機能低下症診断基準

	項目	概念	検査対象
1	口腔不潔	高齢者の口腔内で微生物が異常に増加した状態であり，その結果として唾液中の微生物数の増加をまねき，誤嚥性肺炎，術後肺炎，術後感染，口腔内感染症等を引き起こす可能性がある状態	舌背上の微生物数
2	口腔乾燥	口腔内の異常な乾燥状態，あるいは乾燥感を伴った自覚症状を指すもので，その病態は，主に唾液由来の水分が不足することから，生体の恒常性に寄与する機能が欠落し，様々な障害が惹起される状態	舌背中央部の粘膜湿潤度
3	咬合力低下	天然歯あるいは義歯による咬合力の低下した状態。咀嚼能力と相関が高く，残存歯数や咬合支持と関連が強いが，筋力の低下にも影響を受ける	歯列全体の咬合力
4	舌口唇運動機能低下	全身疾患や加齢変化によって，脳・神経の機能低下や口腔周囲筋の機能低下が生じた結果，舌口唇の運動機能を示す速度や巧緻性が低下し，摂食行動，栄養，生活機能，およびQOLなどに影響を及ぼす可能性がある状態	オーラルディアドコキネシス（舌口唇における運動の速度と巧緻性）
5	低舌圧	舌を動かす筋群の慢性的な機能低下により，舌と口蓋や食物との間に発生する圧力が低下した状態。この進行に伴って健常な咀嚼と食塊形成および嚥下に支障を生じ，必要栄養量に見合うだけの食物摂取ができない状態に至る可能性がある	口蓋前方部の最大舌圧
6	咀嚼機能低下	加齢や健康状態，口腔内環境の悪化により，食べこぼしや嚥下時のむせ，噛めない食品がだんだん増え，食欲低下や食品多様性が低下する。咀嚼機能低下とは，これがさらに悪化した状態のことであり，咬合力や舌の運動能力が低下し，結果的に低栄養，代謝量低下を起こすことが危惧される状態	グミゼリー咀嚼後のグルコース濃度
7	嚥下機能低下	加齢による摂食嚥下機能の低下が始まり，明らかな障害を呈する前段階での機能不全を有する状態	嚥下スクリーニング質問紙

3項目以上該当で口腔機能低下症と診断する。

文　献

1) 苅安　誠：音声言語医. 2009；50 (3)：201-10.
2) 山田好秋, 編：摂食嚥下リハビリテーション. 第3版. 才藤栄一, 監, 医歯薬出版, 2016, p70-2.
3) van Boxtel A, et al：J Appl Physiol Respir Environ Exerc Physiol. 1983；54 (1)：51-8.
4) Cruz-Jentoft AJ, et al：Age Ageing. 2010；39 (4)：412-23.
5) Tamura F, et, al：Dysphagia. 2012；27 (4)：556-61.
6) Utanohara Y, et al：Dysphagia. 2008；23 (3)：286-90.
7) 田中陽子, 他：日摂食嚥下リハ会誌. 2015；19 (1)：52-62.
8) Butler SG, et al：J Gerontol A Biol Sci Med Sci. 2011；66 (4)：452-8.
9) Maeda K, et al：Dysphagia. 2015；30 (1)：80-7.
10) 青柳陽一郎：摂食嚥下障害における神経生理学的評価. リハ医. 2016；53 (6)，479-83.

使用機器・評価基準	代替検査法・評価基準
細菌カウンタ®（パナソニックヘルスケア） 微生物数6.5Log10（CFU／mL）レベル4以上	視診：舌苔スコア度（TCI） TCI 50％以上
口腔水分計（ムーカス，ライフ） 27.0未満	サクソンテスト 2g／2分以下 （ガーゼの大きさに留意）
感圧シート（デンタルプレスケール®，ジーシー） と分析装置（オクルーザー®，ジーシー） 全歯列で200N未満	残存歯数 残根と動揺度3の歯を除いて 20本未満（19本以下）
自動計測機（健康くんハンディ®，竹井機器工業） ／pa／／ta／／ka／いずれかが6回／秒未満	なし
舌圧測定器（JMS舌圧測定器®，ジェイ・エム・エス） 30kPa未満	ぺこぱんだ®（ジェイ・エム・エス） H（黄色：30kPa）押しつぶし不可
咀嚼能力検査システム（グルコセンサーGS-Ⅱ®，ジーシー） グルコース濃度100mg／dL未満	咀嚼能率検査用グミゼリー®（ユーハ味覚糖）30回咀嚼後，視診で10段階のスコア化 スコア0，スコア1，スコア2
EAT-10 合計点数3点以上	聖隷式嚥下質問紙 Aが3／15項目以上

（文献14より引用）

11) 廣瀬　肇, 他：言語聴覚士のための運動障害性構音障害学. 廣瀬　肇, 他, 編. 医歯薬出版, 2001, p52-5.

12) 藤本篤士：サルコペニアの摂食・嚥下障害. リハビリテーション栄養の可能性と実践. 若林秀隆, 他, 編. 医歯薬出版, 2012, p104.

13) Umeki K, et al：Int J Oral-Med Sci. 2017；15（3-4）：152-9.

14) 水口俊介, 他：老年歯医. 2016；31（2）：81-99.

15) 菊谷　武：老年歯医. 2016；31（4）：412-6.

16) 鈴木隆雄, 他：平成25年度老人保健事業推進費等補助金老人保健健康増進等事業「食（栄養）および口腔機能に着目した加齢症候群の概念の確立と介護予防（虚弱化予防）から要介護状態に至る口腔ケアの包括的対策に関する調査研究事業」事業実施報告書. 国立長寿医療研究センター, 2014.

17) Kikutani T, et al：Geriatr Gerontol Int. 2013；13（1）：50-4.

18) Murakami M, et al：Geriatr Gerontol Int. 2015；15（8）：1007-12.

19) 谷本芳美, 他：日公衛誌. 2013；60 (11)：683-90.

20) 若林秀隆：高齢者の摂食嚥下サポート―老嚥・オーラルフレイル・サルコペニア・認知症―. 若林秀隆, 編, 新興医学出版社, 2017, p23.

21) Shiraishi A, et al：Clin Nutr. 2016；pii：S0261-5614 (16) 31343-7.

22) 園田明子：サルコペニアの摂食・嚥下障害 リハビリテーション栄養の可能性と実践. 若林秀隆, 他, 編, 医歯薬出版, 2012, p93.

23) 佐竹昭介：フレイルハンドブック-ポケット版. 荒井秀典, 編, ライフサイエンス, 2016, p50.

24) Groher M：Groher & Craryの嚥下障害の臨床マネジメント. 高橋浩二, 監訳, 医歯薬出版, 2011, p33-5.

25) 飯島勝矢, 他：平成26年度老人保健健康推進等事業「食 (栄養) および口腔機能に着目した加齢症候群の概念の確立と介護予防 (虚弱化予防) から要介護状態に至る口腔ケアの包括的対策の構築に関する研究」報告書.
[http://www.iog.u-tokyo.ac.jp/wp-content/uploads/2015/06/h26_rouken_team_iijima.pdf]

26) 平野浩彦：老年歯医. 2017；31 (4)：400-4.

27) 8020推進財団ホームページ：高齢者歯科口腔健診実施マニュアル
[http://8020zaidan.or.jp/medical/pdf/Senior_citizens_Dental_and_oral_manual.pdf]

28) 平野浩彦：日老医誌. 2015；52 (4)：336-42.

29) 日本老年歯科医学会：「口腔機能低下症」を診断しましょう. 2017年4月10日.
[http://www.gerodontology.jp/committee/001190.shtml]

30) 松尾浩一郎, 他：老年歯医. 2016；31 (2)：123-33.

31) Watanabe Y, et al：J Am Geriatr Soc. 2017；65 (1)：66-76.

32) 渡邊　裕：老年歯医. 2017；31 (4)：p405-11.

第2章 ● サルコペニア

⑩ サルコペニアの摂食嚥下障害

森　隆志

Point

● サルコペニアの摂食嚥下障害とは，全身および嚥下関連筋群のサルコペニアによる摂食嚥下障害のことであり，近年，診断基準が開発された。

● サルコペニアの摂食嚥下障害は，老嚥の患者に入院を契機とした飢餓や侵襲・廃用といったサルコペニアを助長する因子が加わることにより発症する可能性がある。

● サルコペニアの摂食嚥下障害の患者は低栄養を合併する頻度が高く，治療戦略としてリハ栄養ケアプロセスを適応すると有用な可能性がある。

1 はじめに

　サルコペニアの摂食嚥下障害とは全身の骨格筋および嚥下関連筋群のサルコペニアにより生じる摂食嚥下障害のことである。これまでもサルコペニアの摂食嚥下障害を示唆する報告はあったが，2013年に定義と診断基準案が発表された[1]。その後，より具体的な診断法の開発が行われ複数の臨床研究が発表された。近年，急速にサルコペニアの摂食嚥下障害における病態の理解や治療戦略の検討が進んでいる。本項では，サルコペニアの摂食嚥下障害の定義と診断法・治療戦略・今後の展望について解説する。

2 サルコペニアの摂食嚥下障害の概念と定義

　脳卒中や神経筋疾患，頭頸部がんなどの明らかに摂食嚥下障害を引き起こす疾患あるいは薬物の使用がないにもかかわらず摂食嚥下障害となるケースは以前より報告されてきた。嚥下関連筋群の筋肉・筋肉量の低下による摂食嚥下障害への言及はVeldee[2]らが1992年に，その後，Neyら[3]，Rofesら[4]，Butlerら[5]，若林ら[6]，藤島ら[7]によりなされてきているものの，確立されたサルコペニアの摂食嚥下障害における概念の定義や診断基準はなかった。

　2013年の日本摂食嚥下リハビリテーション学会のシンポジウムでは，「サルコペ

表1 サルコペニアの嚥下障害：診断基準案2013

①嚥下障害が存在している
②全身のサルコペニアと診断されている
③画像検査で嚥下筋のサルコペニアがあると診断されている
④嚥下障害の原因として，サルコペニア以外の疾患が存在しない
⑤嚥下障害の原因として，サルコペニアが主要因と考えられる
確実：①，②，③，④
可能性が高い：①，②，④
可能性あり：①，②，⑤

ニアの摂食嚥下障害」という用語が提唱され診断基準案も提案された[1]。ここでは
サルコペニアの摂食嚥下障害を「全身の骨格筋および嚥下関連筋群のサルコペニア
により生じる摂食嚥下障害」とした。診断基準案では，全身のサルコペニアと嚥下
関連筋群の筋肉量・筋力の減弱，摂食嚥下障害の原因疾患を考慮した方法が提案さ
れた。この提案は概念レベルのものであり具体的な測定方法やカットオフ値までは
示されなかった（**表1**）。

3 サルコペニアの摂食嚥下障害の診断方法

　サルコペニアの摂食嚥下障害研究グループは，2013年の提案の概念をもとにサル
コペニアの摂食嚥下障害の診断フローチャートを開発した[8]（**図1**）[9]。このフロー
チャートは65歳以上の従命可能な者を対象とする。

　まず，全身のサルコペニアの有無を調べるが，ここでは握力低下（カットオフ値＜
26kg/18kg）と歩行速度低下（≦0.8m/sec）のいずれかあるいは両方があるかを調
べ，次に全身の筋肉量低下（主に下腿周囲長＜34cm/33cm）を見る。

　全身のサルコペニアがあれば摂食嚥下障害の有無を調べる。次に脳卒中等の明ら
かに摂食嚥下障害を引き起こす疾患のある対象者を除外する。ここまでの段階で残
った対象者はサルコペニアの摂食嚥下障害の疑いがあるが，さらに嚥下関連筋群の
筋力低下（最大舌圧＜20.0kPa）が認められれば「サルコペニアの摂食嚥下障害の可
能性が高い」群に分類する。

　嚥下関連筋群の筋力低下が認められないあるいは計測困難であれば「サルコペニ
アの摂食嚥下障害の可能性あり」群に分類する（**図2**）[10]。森らは，フローチャート
の信頼性と妥当性を検証し，高い検者内および検者間の信頼性と栄養状態との関連
という妥当性を認めた[9]。

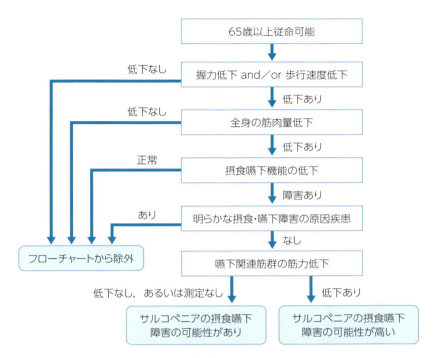

図1 サルコペニアの摂食嚥下障害診断フローチャート

a) 握力のカットオフ値は男性26kg未満，女性18kg未満とした。歩行速度は0.8m/sec以下とした。
b) 下腿周囲長のカットオフ値は男性34cm未満，女性33cm未満とした。DXA法による骨格筋量のカットオフ値は男性7.0kg/m^{2}未満，女性5.4kg/m^{2}未満とした。BIA法では7.0kg/m^{2}未満，5.7kg/m^{2}未満とした。
c) 最大舌圧のカットオフ値は，20.0kPa未満とした。

(文献9より引用改変)

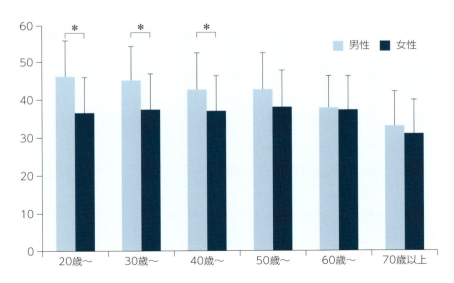

図2 年齢群別の最大舌圧
70歳以上の高齢者は若年者に比し最大舌圧が低い

(文献10より引用)

4 嚥下関連筋群のサルコペニア

高齢者の嚥下関連筋群における個々の筋肉量や筋力に関してはCTやMRI，超音波診断装置，舌圧計測器，開口力計を用いた研究が報告されている（表2）。

1) 嚥下関連筋群の筋肉量

高齢者の嚥下関連筋群の筋肉量は若年者に比し低下すると考えられる。FengらはCTを用いて健常高齢者80名の顎舌骨筋の横断面積を測定し若年者に比し減少すると報告した[11]。また，MolfenterらはMRIを用いて健常女性60名の中咽頭周囲の筋肉の厚さを年齢群別に検討し，高齢者の方が菲薄化するとともに，対照的に中咽頭の咽頭腔の断面積は拡大すると報告している[12]。Tamuraらは健常女性104名を，超音波診断装置を用いて評価し，舌中央部の厚さと年齢，上腕筋面積が関連したと報告した[13]。

2) 嚥下関連筋群の筋力

高齢者の嚥下関連筋群の筋力は若年者に比し低下すると考えられる。Utanoharaらは，健常者843名を舌圧計測器で調査し70歳代の最大舌圧は若年者に比し低下していたと報告した[10]（図2）。また，Butlerらは78名の高齢者の舌圧を計測し誤嚥を認めた群は認めない群に比し舌圧が低下していたと報告した[5]。Robbinsらは，71名の健常者における嚥下時の舌圧と等尺性の舌筋力は加齢とともに低下すると報告した[14]。Iidaらは開口力測定器を用いて健常者150名を評価した結果，高齢は若年者に比し開口力が低下していたと報告した[15]。

3) 摂食嚥下機能とサルコペニアとの関連

摂食嚥下機能とサルコペニアは関連する可能性がある。高木らは，脳卒中等のない摂食嚥下障害のグループではより咽頭残留と握力・最大舌圧が関連したと報告

表2 嚥下関連筋群の評価法

使用機器	評価対象
舌圧測定器	最大舌圧，舌の等尺性収縮力，嚥下時舌圧
開口力測定器	開口力
MRI	舌骨上筋群，咽頭腔
CT	舌骨上筋群
超音波診断装置	内舌筋群，舌骨上筋群

評価対象は報告のあるものを挙げた

した[16]。また，Kurodaらは，BMI低値と嚥下機能の関連の可能性を報告した[17]。Shiozuらは，77名の老人保健施設入所者を調査しサルコペニア群は非サルコペニア群に比し嚥下機能と栄養状態，ADLが低かったと報告した[18]。Maedaらは，脳卒中等の明らかに摂食嚥下障害を引き起こす疾患のない患者で摂食嚥下障害となっている者は，摂食嚥下障害となっていない者に比し全身のサルコペニアと最大舌圧低下が有意にみられたと報告した[19]。

Wakabayashiらは，111名の摂食嚥下障害のがん患者を評価した結果，重度の摂食嚥下障害と骨格筋量が関連していたと報告した[20]。Sporns らは，脳梗塞急性期の摂食嚥下障害者であっても顎舌骨筋や顎二腹筋前腹の萎縮が嚥下障害の重症度と関連があったと報告した[21]。Wakabayashiらは83名のがん患者を調査し全身のサルコペニアおよびADLと摂食嚥下障害の関連の可能性を示し[22]，心大血管術後の患者65名の調査において摂食嚥下障害と骨格筋量の減少に関連を認めたと報告した[23]。

5 サルコペニアの摂食嚥下障害の発症機序

サルコペニアの摂食嚥下障害を認める入院患者の主な診断は，肺炎や大腿骨近位部骨折，心不全が挙げられ，対象患者の平均年齢も75歳以上の超高齢者が多いとされている。しかし，これらの患者すべてがサルコペニアの摂食嚥下障害となるわけではないので何らかの発症機序が存在すると考えられる。WakabayashiらやMaedaらは，高齢の老嚥患者にサルコペニアを進行させてしまう因子，すなわち低栄養，侵襲，廃用が加わることで摂食嚥下障害が生じると提唱している[1,24,25]（図3）。

6 サルコペニアの摂食嚥下障害と栄養

サルコペニアの摂食嚥下障害と低栄養には関連がある。Tamuraらは，超音波診断装置を用いた調査で舌の厚さは低栄養と関連したと報告した[12]。Maedaらは，入院時の摂食嚥下障害を認めなかった患者でその後摂食嚥下障害を生じた患者を調査し，そのリスク因子に低栄養が含まれていたと報告した[25]。Sakaiらは，174名のリハ患者を調査し舌圧と握力・低栄養に関連を認めたと報告した[26]。Moriらは，サルコペニアの摂食嚥下障害の診断フローチャートを用いた調査で，サルコペニア

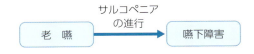

図3 サルコペニアの摂食嚥下障害の発症機序
老嚥の対象者に飢餓，侵襲，廃用が加わりサルコペニアの摂食嚥下障害となる

の摂食嚥下障害の可能性が高いあるいは可能性がある者は，そうでない者に比し有意に低栄養だったと報告した[9]。

7 サルコペニアの摂食嚥下障害の治療戦略

サルコペニアの摂食嚥下障害の直接的な原因は嚥下関連筋群のサルコペニアであり，その最たるリスクは低栄養である。治療には，「栄養から見たリハ」と「リハから見た栄養」を十分考慮したリハ栄養の概念の援用が有用な可能性がある[1]。栄養から見たリハとリハから見た栄養を考慮した治療戦略が奏功したと思われる複数の症例報告がなされている。また，サルコペニアの摂食嚥下障害に限らないが「早期離床・早期経口摂取」は摂食嚥下障害の臨床において重要である。また，十分な栄養評価と栄養管理が前提であるが，嚥下関連筋群のサルコペニアそのものに対しては，頭部挙上訓練[27]や嚥下おでこ体操[28]，舌抵抗運動[29]が有用な可能性がある。摂食嚥下障害かつサルコペニアである患者に対しては，嚥下機能を考慮した半固形状のロイシン等の筋蛋白合成に有利な成分を含む食品が有用な可能性がある[30]。

8 サルコペニアの摂食嚥下障害の展望

嚥下関連筋群のサルコペニアそのものの研究が積み重ねられ，サルコペニアに起因すると思われる摂食嚥下障害の報告がなされてきた。しかし，明確な定義や診断法はなかった。前述のように2013年に定義が発表され，2017年にはその診断方法の信頼性・妥当性の検証が報告された。この定義や診断方法は発表されたばかりでありコンセンサスの形成はこれからであるが，用語と診断法の定義の整理が一歩前進したと言える。また，Maedaらは，入院高齢者において全身のサルコペニア診断の際に筋量減少を予測できる下腿周囲長のカットオフ値を検証し，男性30cm，女性29cmであったと報告した[31]。

サルコペニアの診断フローチャートでは下腿周囲長のカットオフ値は男性34cm，女性33cmとしている。診断フローチャートは開発されたばかりであり幅広く臨床応用した結果を検証しつつ最新の研究成果を取り入れることでさらに改良する余地がある可能性があるかもしれない。嚥下関連筋群のサルコペニアの診断方法に関しては超音波診断装置を用いて簡便に舌骨上筋群の筋肉量の評価を行う方法が検討されているが，データを解釈するための基礎的なデータが不足していたため今後の報告が期待される。治療については複数の症例報告があるが，治療方法の臨床的な検証はまだなされていないため今後の重要な課題である。

文　献

1) Wakabayashi H：J Frailty Aging. 2014；3：97-103.
2) Veldee MS, et al：Dysphagia. 1992；7 (2)：86-101.
3) Ney DM, et al：Nutr Clin Pract. 2009；24 (3)：395-413.
4) Rofes L, et al：Gastroenterol Res Pract, 2011.
5) Butler SG, et al：J Gerontol A Biol Sci Med Sci. 2011；66 (4)：452–8.
6) 若林秀隆，他：サルコペニアの摂食嚥下障害―リハビリテーション栄養の可能性と実践. 医歯薬出版, 2012.
7) 聖隷嚥下チーム：嚥下障害ポケットマニュアル. 第3版. 藤島一郎, 監. 医歯薬出版, 2011, p28.
8) 森　隆志：静脈経腸栄養. 2016；31 (4)：949-54.
9) Mori T, et al：J Cachexia Sarcopenia Muscle. 2017；2 (2)：1-10.
10) Utanohara Y, et al：Dysphagia. 2008；23 (3)：286-90.
11) Feng X, et al：J Gerontol A Biol Sci Med Sci. 2012；68 (7)：853-60.
12) Molfenter SM, et al：Dysphagia. 2015；30 (3)：321-7.
13) Tamura F, et al：Dysphagia. 2012；27 (4)：556-61.
14) Robbins J, et al：Dysphagia. 2016；31 (1)：90-6.
15) Iida, et al：Tohoku J Exp Med. 2013；231 (3)：223-8.
16) 高木大輔, 他：日摂食嚥下リハ会誌. 2014；18 (3)：257-64.
17) Kuroda Y, et al：J Am Geriatri Soc. 2012；60 (9)：1785-6.
18) Shiozu H, et al：J Phys Ther Sci. 2015；27 (2)：393–6.
19) Maeda K, et al：Dysphagia. 2015；30 (1)：80-7.
20) Wakabayashi H, et al：J Cachexia Sarcopenia Muscle. 2015；6 (4)：351-7.
21) Sporns, et al：J Am Med Dir Assoc. 2017；18 (7)：635.
22) Wakabayashi H, et al：J Rehabil Med. 2017；49 (8)：682-5.
23) Wakabayashi H, et al：Nutrition. 2017；38：70-73.
24) 若林秀隆, 他：高齢者の摂食嚥下サポート. 新興医学出版. 2017；43-6.
25) Maeda K：J Gerontol A Biol Sci Med Sci. 2016；5. [Epub ahead of print]
26) Sakai K, et al：Dysphagia. 2017；32 (2)：241-9.
27) Shaker R, et al：Gastroenterology. 2002；122 (5)：1314-21.
28) 金沢英哲：嚥下おでこ体操の多角的効果. 経口摂取アプローチハンドブック. 藤島一郎, 他, 監. 日本医療企画, 2015, p50-2.
29) Rogus-Pulia N, et al：J Am Geriatr Soc. 2016；64 (2)：417-24.
30) Kim HK, et al：J Am Geriatr Soc. 2012；60 (1)：16-23.
31) Maeda K, et al：Ann Nutri Metab. 2017；71 (1-2)：10-5.

第3章 ◉ 疾患別リハ栄養・サルコペニア

1 大腿骨近位部骨折のリハ栄養・サルコペニア

高柳淑恵

> **Point**
> - 骨粗鬆性骨折である大腿骨近位部骨折は高齢者に多発することが多い。高齢者は受傷前から低栄養・サルコペニア・栄養摂取の不足状態を呈している。
> - 高齢者は受傷前から認知症や脳血管障害など複数の併存疾患を持ち，骨折の侵襲・安静が加わることで全身の廃用が進行し予後不良となりやすい。
> - 大腿骨近位部骨折の患者は，受傷前からの栄養状態をアセスメントし，退院後の栄養状態と活動量が保たれるような，多職種連携による介入が必要となる。

1 はじめに

　大腿骨近位部骨折は高齢化人口の増加に伴い，受傷する高齢者は年間10万人を超え，80代での発症が最も多い[1]。さらに高齢者は，認知症や脳血管障害，神経変性疾患のほか心血管疾患，呼吸器疾患，糖尿病などの複数の併存疾患を持ち，入院時から栄養障害やサルコペニアを伴っている場合が多い[1]。
　大腿骨近位部骨折は他のすべての整形外科疾患より身体障害や医療コスト，死亡率と関連することが示されている[2]。さらにわが国における回復期のリハ対象となる身体障害の主な原因として，脳卒中（47.9％），大腿骨近位部骨折（35.2％）を含む整形外科疾患，廃用症候群（10.5％），頭部外傷や脊髄損傷（5.4％）などが挙げられる[3]。これらのことから入院時より早急にリハ栄養に取り組む必要がある。

2 大腿骨近位部骨折の病態

　大腿骨近位部骨折は典型的な骨粗鬆性骨折である。骨粗鬆症は「低骨量と骨組織の微細構造の異常を特徴とし骨の脆弱性が増し，骨折の危険性が増大する疾患」と世界保健機関：World Health Organizationで定義されている[4]。関節内骨折である大腿骨頸部骨折と関節外骨折である転子部骨折に分類され，偽関節や大腿骨頭壊死の発生率，手術方法の選択など臨床的な違いはよく知られているが，疫学的には区別されないことが多い[5]。本骨折は原則的には手術療法を行い，早期離床を勧

め，廃用症候群の発生を防ぐ。わが国における全国調査で，2007年の発生数は男性31,300人，女性116,800人，計148,100人と推計され[6]，2020年には約25万人の発生が推測される[7]。各年齢とも女性が多く，高齢になるほど著明に増加する。また，Klotzbücherらは，大腿骨近位部骨折の発生率は既存骨折として橈骨遠位端骨折がある場合は1.9倍，椎体骨折や反対側の大腿骨近位部骨折がある場合はそれぞれ2.3倍と報告している[8]。

骨折の原因は68.8％と転倒が最も多い[9]。糖尿病，慢性腎臓病，慢性閉塞性肺疾患などの生活習慣病は，骨密度と独立した骨折リスクであることが示されており，その要因として骨質劣化が重視されている[5]。

3 大腿骨近位部骨折のリハ栄養診断

1) 栄養障害

大腿骨近位部骨折における低栄養の頻度は，BMI（18.5/m² 未満）による評価で13％，MNA-SFで27％，ICD10-AM（International Classification of Diseases 10th Revision, Australian Modification）では48％などの低栄養を認め，ICD10-AMは死亡率の予測因子とされた[10]。

栄養障害の原因は飢餓，侵襲，悪液質である。飢餓は受傷前からの栄養摂取量減少や消化吸収能の低下により起こり，その原因は受傷後の禁食・安静・食事量の低下である。侵襲は外傷，骨折，手術によって起こる。悪液質は大腿骨近位部骨折の場合患者は高齢者が多く，受傷前から慢性腎不全・慢性心不全などの慢性的な炎症を認める場合がある。また，肺炎や深部静脈血栓症や褥瘡を引き起こした場合は，新たに侵襲をまねくこともある[11]。

体重変化や急性炎症よる侵襲，悪液質による検査値異常や筋力低下・疲労・食欲不振・筋肉量低下，血中濃度の低下（脂肪酸，電解質バランス）栄養素欠乏症状の出現（ビタミン・微量元素等）の観察が重要である。

2) サルコペニア

リハ栄養診断において低栄養を認めた場合，サルコペニアの原因となる。受傷直後の女性の44.7％および男性の81.1％にサルコペニアを認める[12]。高度の侵襲では，筋肉量の減少量は1kg/dayにも及ぶと言われ[13]，受傷によりサルコペニアが進行する。二次性サルコペニアの中には，医療機関における不適切な管理によってもたらされる医原性サルコペニアが存在する。

入院時より低栄養が疑われる症例は，術後に廃用により摂食嚥下機能が低下しやすい可能性が示唆され，嚥下障害が悪化し全身状態に悪影響を与える。本骨折は廃

用症候群の原因ともなるため適切な栄養管理と早期離床が必須である。

3) 栄養素摂取の過不足

　高齢者の骨粗鬆性骨折の背景には，長期間にわたる各栄養素の摂取不足がある。個人因子である認知症状を伴う場合は，栄養摂取状況にも影響を及ぼすと考えられる。実際の生活での場面や介護者の高齢化に伴うキーパーソンや家族の協力，経済状況，社会資源の活用など高齢者には環境因子が重要な鍵となる。

　骨粗鬆症に対する栄養療法としてカルシウムとビタミンDの投与が有用であると報告されている。両者を同時摂取すると大腿骨，脊椎の骨密度の減少が抑制され骨折も有意に減少する。またビタミンDはカルシウム吸収だけでなく筋力増強効果があり，800IU以上のビタミンD投与で大腿骨近位部骨折，脊椎骨折が減少した[14]。また高齢者では成人と比較して蛋白質に対する反応性が低いとされ，必要量は1.0〜1.2g/kg/dayとなる。食事摂取量が低下した高齢者への経口的栄養補助は，少量でも栄養補給には有効である。

4　リハ栄養のゴール設定

　大腿骨近位部骨折では，低栄養，サルコペニア，栄養摂取の不足状態を認めることが多い。そのため，受傷・安静・手術などの侵襲により栄養状態が悪化する。さらに大腿骨近位部骨折の60％において骨折後の身体機能は悪化[15]し，高齢であることから環境変化に十分適応できず，認知機能低下をまねくことも多い。

　入院前からの食習慣・既往症・生活背景を理解し，入院後早期から質の高いリハ栄養ケアの介入が必要であり多職種連携のもとにSMARTなゴール設定を行い実践・検証が重要である。

5　症例

1) 入院までの経過

　80代女性。ADLは自立。屋内は独歩，屋外はシルバーカーを使用し歩行自立であった。

　自宅玄関で転倒し受傷。急性期病院に搬送され，左大腿骨転子部骨折と診断された。

　受傷後5日目に観血的骨接合術施行。術後2日目より全荷重，術後28日目に回復期リハ病院に転院となった。慢性心不全はNYHA分類Ⅱ度。狭心症のためステント留置後。

2) 現症

【入院時の身体機能所見】

身長140cm，体重27.0kg（通常体重30.0kg），体重減少率10%，BMI 13.8kg/m²

車椅子で坐位は可能。立位は一部介助。疼痛と易疲労のためリハ以外は安静臥床

FIM 57点（運動29/認知28）

握力：右12kg/左6.8kg

改訂水飲みテスト3点（むせあり）

総義歯不適合

HDS-R = 29点

下腿周囲長：右21.0cm/左20.0cm

上腕周囲長：17.0cm

上腕三頭筋皮下脂肪厚：0.3cm

13剤の多剤併用：クロピドグレル75mg/day，ランソプラゾール15mg/day，ジドレンテープ27mg/day，マグミット990mg/day，ペロリック30mg/day，メリスロン6mg/day，メコバラミン1,500μg/day，アムロジピン2.5mg/day，カンデサルタン2mg/day，サムスカ3.75mg/day，フロセミド10mg/day，トリアゾラム0.25mg/day，ビスホスネート17.5mg/week

【入院時の検査所見】

TP 6.7g/dL，Alb 3.3g/dL，BUN 18.6mg/dL，Cre 0.43mg/dL，TTR 17.6mg/dL，CRP 0.01mg/dL

【リハ処方】

理学療法（PT）：3単位以上

作業療法（OT）：3単位以上

PTとOTで合計9単位に調整，リハ制限なし

【栄養評価】

総エネルギー消費量：基礎代謝735kcal×活動係数1.3×ストレス係数1 = 956kcal

提供栄養量：1,200kcal（摂取量3割程度360kcal），蛋白質27g。10時と15時に各エンジョイクリミール®（200kcal）を追加

食事内容：軟菜，軟米飯，小盛り，とろみ剤使用

3) ICF による評価

健康状態	左大腿骨転子部骨折術後，骨粗鬆症，慢性心不全，狭心症，高血圧症。胃全摘後，胆嚢摘出術
心身機能・身体構造	左上下肢筋力低下，摂食嚥下障害，体重維持機能障害，円背による姿勢不良，心臓機能低下
活動	移乗・排泄・入浴全介助，家事障害，園芸障害
参加	家庭復帰困難
個人因子	80歳代女性，趣味は園芸，主婦
環境因子	一戸建ての自宅で生活，夫と長男の3人暮らし，要支援2，身体障害者手帳なし

4) リハ栄養診断

栄養障害	栄養障害：あり AND／ASPENの低栄養分類をすべて満たす。 MNA-SF：2点 原因は侵襲，飢餓
サルコペニア	サルコペニア：あり • 身体計測：下腿周囲長：21cm • 筋力（握力）：右12kg／左6.8kg • 身体機能：歩行不可能 サルコペニアの原因　加齢・栄養・活動・疾患をすべて満たす。 • 加齢：80歳代 • 栄養：エネルギー消費量の71％の摂取 • 活動：歩行不可能，ベッド上臥床 • 疾患：左大腿骨転子部骨折術後
栄養素摂取の過不足	栄養素摂取の不足：あり 総エネルギー消費量：956kcal（基礎代謝735kcal×活動係数1.3×ストレス係数1） 提供栄養量：1,200kcalの摂取量3割で360kcal＋補助食品400kcal 総摂取量：760kcal 総摂取量－消費量＝－196kcalのため今後の栄養状態は悪化と予測 胃全摘後のビタミンB_{12}の吸収障害

5) リハ栄養ゴール設定

栄養のゴール	短期目標	1カ月。入院前同様，食事摂取量が5割程度に安定する。
	長期目標	3カ月（退院まで）。3kgの体重増加。
リハのゴール	短期目標	1カ月。食事は車椅子に乗用し食堂で摂取できる。車椅子・ベッド間の移乗が軽介助で行える。
	長期目標	2カ月。日中失禁なくトイレ自立。 3カ月（退院まで）。自宅退院。シルバーカー使用し歩行自立および調理の自立。

6）リハ栄養ケアプラン

栄養ケアプラン	食事摂取量が増えるように，食事内容や形態および提供時間を検討する
リハプラン	PT／OT：合計9単位（3時間），関節可動域訓練，筋力増強訓練，起立・歩行訓練 病棟：日中は車椅子を乗用して過ごす。昼食時に自室・食堂間の看護師との歩行訓練

7）介入後の経過

①入院時から1カ月後

入院当初から，骨粗鬆症対策にビスホスホネート17.5mg／weekの内服開始となった。

食事摂取量は4割程度だったが，補助食品は全量摂取できており，1日のエネルギー摂取量は880kcalであった。胃切除の既往から1回の食事量は少量であるため，小皿に配膳し，摂取量が少量でも完食できたという達成感が得られるように調整した。補助食品の増量が食事摂取量に影響を及ぼさないかを観察し，提供量の増量を進めた。昼食時と夕食時にエプリッチ®（90kcal・蛋白質4g×2）を増量，昼食時にはMCTオイル5gを追加し，食べられそうな食品に混ぜ合わせた。

円背による姿勢不良に対して，車椅子乗用時の腹部の圧迫をサポートしたポジショニングとし，食物の逆流による誤嚥防止に努めた。1カ月後，3食とも食堂で食事摂取可能となった。またリハ時間以外に，デイルームで車椅子乗用でのレクレーションを行い，さらに離床時間の延長に努めた。ベッド臥床は昼食後の休息のみとなった。それに伴い車椅子とベッド間の移乗は，トランスファーボードを利用し見守りで行うことが可能となり，日中は失禁なくトイレで排泄が可能となった。

このころから左下肢に浮腫が出現した。呼吸困難や胸痛はなく，心胸郭比47.6%（入院時44.7%）と有意差なし，胸水も認められなかった。SpO_2は97%と保たれ，心不全の悪化は否定された。さらに深部静脈血栓症の症状である下肢の疼痛，熱感，皮膚の色調変化，ホーマンズ徴候なども認められなかった。以上から日中の坐位時間の延長が原因と判断し，臥床時の下肢挙上で対応した。

体重 27.4kg（＋0.4kg），BMI 14.0kg／m²，FIM 81点（47/35）

②1カ月から退院まで

食事量は5割程度で，摂取補助食品は全量摂取されていた。1カ月に＋1kgの体重増加の設定により250kcal／dayのエネルギー蓄積量を考慮しエンジョイクリミール®（200kcal・蛋白質7.5g）を各食事に1本ずつ計3本を追加した。好みに合わせエプリッチ®からリハたいむゼリー®（100kcal・蛋白質10g）×2本に変更しリハ終了時に提供した。

訪問歯科の介入により総義歯調整し咀嚼機能が改善したが，本人の希望により食形態は現状のままとした。むせは消失しとろみ剤は中止となった。小皿での配膳は退院まで継続した。

リハ訓練で歩行が安定してきており，カンファレンスで病棟での歩行訓練が開始となった。まずは昼食時に自室から食堂までの往復から始め，歩行が安定してきたため病棟内はシルバーカーを使用し歩行自立となった。

転倒や外傷はないものの入院74日目に左踵骨の疼痛が出現，画像診断で骨折と診断された。荷重は一時中止したが，アーチサポート装着により全荷重が再開された。疼痛の悪化なく歩行への影響はみられなかった。シルバーカーを使用し入浴以外は院内のADLは自立され，入院88日目に自宅に退院となった。今後，週3回デイサービスに通所予定である。退院指導は栄養指導や補助食品の入手方法を，本人・家族とケアマネジャーを交え実施した。転倒対策はセラピストから自主訓練の指導を行った。

【退院時の身体状況】

体重29.5kg（＋2.5kg），BMI 15.1kg/m²

FIM：100点（運動65／認知35）

握力：右12.6kg／左7.9kg（＋0.5kg／＋1.1kg）

下腿周囲長：右22.0cm／左21.0cm（＋1.0／＋1.0）

上腕周囲長：17.8cm（＋0.8cm）

上腕三頭筋皮下脂肪厚：0.6cm（＋0.3cm）

【退院時検査】

TP 6.8g/dL，Alb 3.6g/dL，BUN 19.4mg/dL，Cre 0.51mg/dL，TTR 17.8mg/dL，CRP 0.02mg/dL

低栄養リスク状態：AND／ASPEN 1項目・MNF-SF 9点

サルコペニアあり：下腿周囲長と握力は改善したが，サルコペニアは残存した

8) 考察

今回の症例の2点が明らかとなった。

①食事摂取量とリハ負荷量を定期的にモニタリングするとともに，エネルギー蓄積量を考慮し提供エネルギー量を設定した結果，体重が増加した。

②大腿骨近位部骨折では誤嚥性肺炎予防の合併症予防が重要である。

本症例では入院時から重度の栄養不良や不活動によるサルコペニアとともに栄養摂取不足が認められていた。食事摂取量が不十分な原因は，高齢や併存疾患が考えられた。1回の食事摂取量が少量であり，食事量自体は増量せず補助食品を調整した。さらに小皿での提供は，達成感や満足感に繋がり食事摂取量は安定した。

入院1カ月後から病棟での歩行訓練を開始となり活動量が増加したため，蓄積量250kcal／dayを考慮した補助食品の増量により体重増加に繋がった。

大腿骨近位部骨折の高齢者は，術後34％に摂食嚥下障害を認める[16]。老嚥や既存の併存疾患や，術後のせん妄の出現等に関連する。術前術後とも早期からの摂食嚥下障害の予測は，二次合併症の発生を防ぎ入院期間を短縮化する。さらに摂食嚥下機能低下にサルコペニアが関与している可能性も示唆されている[13]。入院時は嚥下機能の低下が認められたが，訪問歯科による総義歯の調整や体重増加による嚥下機能向上とポジショニングにより，誤嚥性肺炎の発生には至らなかった。体重増加と身体計測値やADL向上から考慮し，筋肉量が増加したといえる。

6 おわりに

本骨折は廃用症候群の原疾患としての意義も大きく，誤嚥性肺炎や深部静脈血栓症を合併し，肺塞栓に進展すると生命予後を脅かしかねない。サルコペニア，ロコモティブシンドロームとも関連[17]し，受傷部位のみならず全身管理が重要である。リハ栄養における看護師の役割は，栄養状態のモニタリングにとどまることなく，生活者としてのADL拡大，食べる楽しみの拡充，QOL向上できるような食支援をめざすことにある[18]。これはリハ栄養ケアプロセスで関わる多職種に通じることでもある。入院中から退院後の生活に向け，エネルギー蓄積量も加え，攻めのリハ栄養を多職種で繰り返し実践・評価していくことが重要である。

文献

1) 望月弘彦：リハビリテーション栄養ハンドブック. 若林秀隆, 編. 医歯薬出版. 2010；p220-2.
2) Ensrud KE：J Gerontol A Biol Sci Med Sci. 2013；68 (10)：1236-42.
3) Miyai I, et al：Neurorehabil Neural Repair. 2011；25 (6)：540-7.
4) 折茂肇, 他：骨粗鬆症の予防と治療ガイドライン. 2015年版. ライフサイエンス出版. 2015, p2-3.
5) 堀井基行, 他：京都医大誌. 2015；124 (1)：1-12.
6) Orimo H, et al：Arch Osteoporos. 2009；4 (1-2)：71-7.
7) 野田知之, 他：岡山医会誌. 2010；122 (12)：253-7.
8) Klotzbücher CM, et al：J Bone Miner Res. 2000；15 (4)：721-39.
9) Committee for Osteoporisis Treatment of The Japanese Orthopaedic Associstion：J Orthop Sci 2004；9 (1)：1-5.
10) Bell JJ, et al：Eur J Clin Nutr. 2014；358-62.
11) 御子神由紀子：治療を支える疾患別リハビリテーション栄養. 森脇久隆, 他, 編. 南江堂, 2016, p117-25.
12) 吉村芳弘：静脈経腸栄養. 2016；31 (4)：967-74.
13) 井出浩希：静脈経腸栄養. 2015；30 (6)：1267-70.
14) Bischoff-Ferrari HA, et al：N Eng J Med. 2012；367 (1)：40-9.
15) Iki M：Clin Calcium. 2012；22 (6)：797-813.

16) Love AL, et al：Age Ageing. 2013；42 (6)：782-5.
17) 坂元隆一：Jpn J Rehabil Med. 2017；2 (54)：102-10.
18) 小山珠美：静脈経腸栄養. 2011；26(6)：1351-8.

第3章 ● 疾患別リハ栄養・サルコペニア

② アルツハイマー型認知症のリハ栄養・サルコペニア

市川佳孝

Point

● アルツハイマー型認知症はリハ栄養介入により，予防や進行を遅らせるだけでなく，サルコペニアを予防し，QOLを保った生活が送れると考える。

● アルツハイマー型認知症の嚥下障害の特徴は，過食や拒食，食べ始めない・食器の使い方がわからないなどの見当識障害や失認・失行などである。

● アルツハイマー型認知症では，栄養摂取量や筋力が低下することで，低栄養やサルコペニアを引き起こしやすいため，栄養状態や身体機能を評価して，リハ栄養を実施する。

1 はじめに

　わが国において，認知症患者は急増している。厚生労働省の新オレンジプランでは，2025年の65歳以上の認知症患者は約700万人を超えると推計されている[1]。認知症の約半数が，アルツハイマー型認知症である。

　アルツハイマー型認知症の患者は病状の進行に伴い，多彩な高次脳機能障害が出現する。これらにより，自分ひとりでは食事行動や栄養摂取が十分できなくなる摂食嚥下障害が知られている。また，薬剤性の過鎮静や遂行機能障害による活動量の低下など，様々な要因によりサルコペニアに陥りやすい。

　アルツハイマー型認知症の治療は，薬物療法とケアが中心である。しかし，リハ栄養介入により，予防や進行を遅らせるだけでなく，サルコペニアを予防し，QOLをより保った生活が送れると考える。

2 アルツハイマー型認知症の病態

　アルツハイマー型認知症は，脳の神経変性病変を主体とした疾患である。脳に細胞外アミロイド沈着物質である老人斑や細胞内沈着物である神経原性変化を認める[2]。アミロイド付着物質はアルツハイマー型認知症の発症の10〜20年前から始まっているとされている。アルツハイマー型認知症の原因はいまだ解明されていない

②アルツハイマー型認知症のリハ栄養・サルコペニア　147

が，遺伝的な要因に加えて，血管性危険因子（高血圧，糖尿病，脂質異常症），喫煙などが考えられている[3]。

アルツハイマー型認知症の食事摂取に関わる主な中核症状と周辺症状

①記憶障害

体験そのものを記憶することができないため，思い出すことができない。早期より近時記憶の障害が目立ち，進行すると即時記憶や遠隔記憶が障害される。

（例）「食事をまだ食べていない」と食べたことを忘れる。

②見当識障害

日付や自分がいる場所がわからなくなる。記憶障害と並んで比較的早期から生じる症状で，「時間→場所→人」の順番で進行する。

（例）何度も日付を質問する。服装が季節にあっていない。

③遂行機能障害

計画を立て，状況を把握して行動し，目標を達成する，といった行動ができなくなる。自発的に物事を始めることができない，物事の優先順位がつけられない，いきあたりばったりの行動がみられる。

（例）料理を手順通りにつくることができない。

④失語（運動性失語）

聴く，話す，読む，書くなどのコミュニケーションが障害される。伝えたい言葉を伝えることができない，言葉の意味が理解できない，などの症状を認める。

（例）「あれ」，「それ」などが増え，言いたいことがスムーズに出てこない。

⑤失行

麻痺などの運動障害がないにもかかわらず，目的にあった動作や行動がうまく行えなくなる。

（例）箸の使い方や歯ブラシの使い方がわからない。

⑥失認

人や物体の認識がうまく行えず，目の前に提示された人や物体がわからない，よくわかるはずの場所に行けず道に迷うなどがある。

（例）食べ物と間違えてティッシュペーパーを口に入れる（異食）。

⑦食行動の異常

多食（1度に大量に食べる），頻食（絶えず食べている，食べようとする），不食（少量しか口にしない，食べたり食べなかったりする），拒食などがみられる。

3 アルツハイマー型認知症のリハ栄養診断

1) 栄養障害

アルツハイマー型認知症では過食や拒食などが，栄養の過不足に影響する。アルツハイマー型認知症の摂食嚥下障害の特徴は，過食や拒食，食べ始めない・食器の使い方がわからないなどの見当識障害や失認・失行などである。治療薬（ドネペジル）は，副作用として食欲不振，嘔気，嘔吐，下痢などの消化器症状がある。この場合，休薬することにより消化器症状が改善する場合が多い。このように低栄養の誘因が多いため，栄養については十分に注意をする必要がある。

2) サルコペニア

認知症とサルコペニアの関連は明確ではない。先行研究では，アルツハイマー型認知症とサルコペニアに関連を認めないという報告[4]や筋肉量の変化と認知機能障害に関連を認めないとの報告[5]がある。しかし，サルコペニアの有無と原因を評価することは有用であると考える。

アルツハイマー型認知症では，薬剤の過鎮静や遂行機能障害を引き起こしやすい。そのために長時間の臥床，活動量の低下などが生じて，サルコペニアになる可能性が高い。したがって，アルツハイマー型認知症患者の病状や症状の特徴を理解し，早期からリハ栄養の視点で介入を開始することが望ましい。

3) 栄養素摂取の過不足

アルツハイマー型認知症の症状や薬剤などの影響により，蛋白質・糖質・脂質をはじめ，あらゆる栄養素の過不足に陥りやすい。

アルツハイマー型認知症では，葉酸，ビタミンA，ビタミンB_{12}，ビタミンC，ビタミンEの血中濃度が有意に低く，亜鉛とビタミンDも低下傾向にある[6]と報告されている。メタ解析では，ビタミンEとビタミンCは，アルツハイマー型認知症のリスク軽減に有用である[7]と示唆されている。ビタミンやミネラルも認知症の症状悪化に関与しているという報告がある。そのためには主菜は蛋白質源を中心とした肉や魚，副菜は海藻や果物などのビタミンやミネラル，食物繊維の多い野菜類を中心としたバランスのよい食事を心がける。

4 症例

1) 経過

　75歳，女性。夫と2人暮らし。2年前より物忘れがひどく，指定された場所に1人で行くことが困難となった。近医を受診したところ，アルツハイマー型認知症と診断されドネペジル5mg/day内服開始となった。

　2週間前より37℃台後半の発熱，食欲低下を認めた。本人より苦痛の発言は聞かれなかった。近医を受診したところ胆嚢炎と診断され，緊急入院となった。入院2日後，腹腔鏡下胆嚢摘出術を施行された。手術翌日より食事が開始となった。嚥下機能に問題はみられなかったが，経口摂取が進まず，栄養状態が低下・自力での体動が困難であったため，術後10日目よりリハとNSTが介入開始となった。

2) 現症

【リハ介入時の身体機能所見】

　身長154cm，体重42.7kg（健常時体重44.0kg，理想体重52.1kg），BMI 18kg/m²，体重減少率2.9%（4週間）

　Barthel Index 85点

【リハ介入時の検査所見】

　上腕三頭筋皮下脂肪厚（TSF）：4.2mm

　上腕周囲長（AC）：19.3cm

　上腕筋周囲長（AMC）：18cm

　下肢周囲長（CC）：21.8cm

　握力：右9.1kg/左8.6kg

　Alb 2.8g/dL，CRP 0.25mg/dL，Hb 12.3g/dL，T-cho 142mg/dL，TLC 1,612/μL

　MNA-SF：6点

　HDS-R：15/30

　せん妄なし

【リハ処方】

　理学療法：1単位（関節可動域訓練，起立・歩行訓練），安静制限なし

【栄養評価】

　総エネルギー消費量：基礎代謝（995kcal）×活動係数（1.3）×ストレス係数（1.1）＝1,423kcal

　提供栄養量：全粥菜食（1,500kcal・蛋白質：60〜65g）を1〜2割程度摂取（150〜300kcal）。ビーフリード®1,000mL（420kcal・アミノ酸：30g）を末梢静脈から投与

トイレ時以外はベッド上で臥床して過ごしていた。歩行時は創部を手で押さえる動作がみられたが，痛み止めは使用せずに過ごしていた。PTとの歩行訓練では点滴台を押しながら病棟内2～3周（約300mL）歩行可能であった。

手術翌日より全粥食が開始となった。食事はベッド上でギャッチアップをして摂取していた。食事を見つめたまま食べる様子がなかったため，看護師が2～3口程度介助を行うが，それ以上摂取量が進まなかった。

3) ICFによる評価

健康状態	アルツハイマー型認知症，高血圧症，胆嚢炎術後
心身機能・身体構造	高次脳機能障害あり，嚥下機能問題なし，筋肉量と筋力低下あり
活動	介助にて入浴，排泄は自立，杖を使用し自立歩行
参加	夫とともに週に2～3回ゲートボールに参加
個人因子	75歳，女性，穏やかな性格
環境因子	夫と2人暮らし，一戸建て，介護認定・身体障害者手帳なし

4) リハ栄養診断

栄養障害	栄養障害：あり • 急性疾患：胆嚢炎 　MNA-SF：6点 　AND／ASPENの低栄養にて2項目以上あり • エネルギー摂取量減少：必要量の61% • 体重減少（通常時からの減少率）：2.9%（4週間）
サルコペニア	サルコペニア：あり • 身体計測：体組成計で評価または下記の身体測定 　CC：21.8cm • 筋力（握力）：右9.1kg／左8.6kg • 身体機能：歩行速度 0.7m／sec サルコペニアの原因：加齢・栄養・活動・疾患をすべて満たす • 加齢：75歳 • 栄養：必要量の61% • 活動：点滴台を押しながら自力歩行　トイレ時以外はベッド臥床 • 疾患：胆嚢炎術後
栄養素摂取の過不足	栄養素摂取の不足：あり 総エネルギー消費量：1,423kcal，摂取量：495kcal 蛋白質：0.9g／kg／day

5) リハ栄養ゴール設定

栄養の ゴール	短期目標	（1週間以内）自力（一部介助）で食事を半分以上摂取ができる
	長期目標	（2週間以内）自力（一部介助）で食事を8割程度摂取できる
リハの ゴール	短期目標	（1週間以内）リハ以外にも看護師とともに午前・午後と歩行訓練を行い，1回の訓練に100〜150m歩行する 食事時間は車椅子に乗車し，午前と午後，各30分間は車椅子に乗車し離床時間を増やす
	長期目標	（2週間以内〜退院時）午前・午後と杖を使用しての病棟内での500m以上の持続した歩行訓練を行う

6) リハ栄養ケアプラン

栄養ケアプラン	NSTが介入し食事摂取量が増えるように食事内容の検討
リハプラン	理学療法：1単位（20分間），関節可動域訓練，筋力増強訓練
起立・歩行訓練	看護師と歩行訓練（10分間）を午前と午後に実施 食事時は車椅子に乗車して摂取する 午前と午後，各30分間は車椅子に乗車する

7) 介入後の経過

　リハはPTと検討して，リハの時間以外にも看護師とともに午前・午後にわけて病棟内歩行訓練を行った。リハや看護師との歩行訓練が進むように病室の壁に「1日2回，病棟内を歩きましょう。車椅子に乗ってご飯は食べましょう。」とイラストを添えて目標を掲示した。本人よりリハや歩行訓練に対する拒否の発言は認められなかった。夫が来院されている際は夫に歩行訓練に同行してもらい，「早く家に帰ろう。」と，励ましながら行った。車椅子乗車時間を増やすために食事場所をベッド上からデイルールに変更した。また，食事とリハ以外の時間も車椅子に移乗しデイルームでテレビを見たり，自宅から持ってきてもらった音楽を聴いてもらい離床を進めた。その結果，1回の車椅子乗車時間が60分になった。

　夕食後に，リスペリドン®1mgの内服を開始し，精神的な高ぶりを抑え入眠を促せるように援助した。カレンダーや時計を置く・朝にはカーテンを開け朝日を浴びるなど，見当識障害を考慮し時間感覚がわかるように配慮した。

　食事が食べられないことについて，失認（食べ物としてわからない）や失行（食べ方がわからない）が原因と考えた。失認に対して味覚・嗅覚の刺激を目的として練梅や味噌汁をつけたり，夫から毎朝牛乳を飲んでいたとの情報を聴取したことから，牛乳をつけるなど，本人の嗜好に合わせた食事内容を検討した。失行に対して，一緒に箸やスプーンを持って食べ方の説明を行い，米飯の上に魚や野菜を載せて食べやすくする（ワンプレート方式）など工夫を行った。主食を多く摂取すると，副

食が摂取できなくなり，蛋白質やビタミン・ミネラルともに摂取量が低下するため，主食の米飯1/2量へ変更した。蛋白質も0.9g/kg/dayと不足していたため，リハ終了後にはプチロイシンプラス®（200kcal/100mL・蛋白質：8g）を1日1本提供し蛋白質の負荷を行った。

リハとNSTが介入し食事が8割から10割摂取（1,600〜1,800kcal/day・蛋白質：1.6g/kg/day）できるようになり，日中はベッドから離れて生活できるようになった。術後21日目に自宅退院となった。

退院時の栄養状態はAlb 2.9g/dL，CRP 0.12mg/dL，体重43.0kg，BMI 18kg/m²と介入前と比べ改善はみられなかった。認知機能はHDS-R 16/30と入院前と比較し低下は認められなかった。

8) 考察

今回の症例で重要な点は2つある。1つ目はアルツハイマー型認知症の食行動を理解し，援助することで食事摂取量を増やすことができたこと。2つ目はリハや看護師の離床訓練を早期に実施することにより，寝たきり（サルコペニア）やアルツハイマー型認知症の症状悪化を回避することができたことである。

アルツハイマー型認知症の場合，食物認知ができない，食べ始められない，食べ物であることがわからないといった先行期の嚥下障害が多い。そのため，食べられない原因について食事場面を観察し対策を検討する。また，家族から自宅でどのような食生活をしていたのか（食事の嗜好に関する情報）を聴取し本人の嗜好に合わせた食事を提供することも食事摂取量を改善させるポイントになる。今回，栄養状態の改善までは至らなかったが，牛乳やプチロイシンプラスなど摂取可能なものを提供し摂取できた。

アルツハイマー型認知症の患者では，リハの必要性を理解できず拒否する可能性がある。まず，拒否する原因について多職種を交えて考える。無理強いはせず，患者本人にストレスがかからないようにリハや看護師の離床を進めていく。家族や周囲の人のサポートも，患者のリハに対する意欲を引き出すことに有効な場合もある。見当識障害の予防として，昼間はカーテンを開け，ベッドサイドに時計やカレンダーを設置するなど配慮をする。また，聞きなれた音楽を聴いたり，味噌汁の香りを嗅ぐことも，脳の活性化につながる刺激となる。

5 おわりに

　アルツハイマー型認知症は不可逆的疾患であり，症状の進行が急激であったり，緩やかな場合もある。症状については患者個々により様々であるが，リハ栄養の視点で介入することにより，予防や進行を遅らせるだけでなく，サルコペニアを予防し，障害（症状）があってもサポート体制を整えることによって，よりQOLを保った生活が送れると考える。

文　献

1)　認知症施策推進総合戦略（新オレンジプラン）〜認知症高齢者等にやさしい地域づくりに向けて〜（概要）[http://www.mhlw.go.jp/file/06-Seisakujouhou.../nop1-2_3.pdf]（平成29年6月23日閲覧）
2)　長嶋紀一, 他：認知症の人の心身と食のケア. 第一出版, 2012, p27.
3)　若林秀隆：認知症のリハビリテーション栄養. 医歯薬出版, 2015, p144, p8-11, 40-53.
4)　Gillette-Guyonnet S, et al：J Nutr Health Aging. 2000；4 (3)：165-9.
5)　van Kan GA, et al：J Cachexia Sarcopenia Muscle. 2013；4 (3)：225-9.
6)　Lopes da Silva S, et al：Alzheimers Dement. 2014；10 (4)：485-502.
7)　Li FJ, et al：J Alzheimers Dis. 2012；31 (2)：253-8.

参　考

▶　山脇正永, 他：認知症患者の摂食・嚥下リハビリテーション. 野原幹司, 編. 南山堂, 2011, p1-58.
▶　山田律子：認知症の人の食事支援BOOK　食べる力を発揮できる環境づくり. 中央法規出版, 2013.

第3章 ◉ 疾患別リハ栄養・サルコペニア

③ 脳卒中のリハ栄養・サルコペニア

丹藤　淳，内橋　恵，吉田朱見

Point

● 脳卒中では，すべての入院患者に栄養評価をすることが，機能改善の面から望ましい。

● 脳卒中では，意識障害などによる活動量の低下や，リハビリテーション（以下リハ）によるエネルギー消費量増大のためにサルコペニアになりやすい。

● 脳卒中では，生活を視野にいれたゴールを多職種で共有し，リハや栄養管理を行うことで機能予後の改善を期待できる。

1 はじめに

　脳卒中は日本人の死因第4位の疾患であり，要介護状態となる原因疾患の1つでもある。その発症は突然で，意識障害や運動麻痺，摂食嚥下障害，高次脳機能障害など様々な障害によって，日常生活活動（ADL）の遂行が困難となる。不動・廃用症候群を予防し，早期のADL向上と社会復帰を図るために十分なリスク管理のもとに発症早期から積極的なリハを行うことが推奨されている[1]。

2 脳卒中とは

　脳を栄養する血管の破綻によって神経症状が生じる疾患群で，脳梗塞，脳出血，くも膜下出血に大別される。障害からの回復にはリハが重要となるが，安全でかつ効果的なリハの実施には，栄養管理が必要不可欠である。高次脳機能障害や脳卒中後うつ，摂食嚥下障害による経口摂取量の低下は，栄養状態の悪化をまねく。低栄養状態でのリハは，十分な効果が期待できないばかりか，機能を悪化させてしまう可能性がある。入院時の栄養改善とエネルギー摂取が，脳血管障害後のADLの回復と関連している[2]。また高齢者脳卒中の栄養障害は，FIM利得と関連している[3]。脳卒中回復期の栄養不良高齢者において，体重の維持などの栄養改善が，生活活動の効率的な回復に関連している[4]。

③脳卒中のリハ栄養・サルコペニア　155

3 脳卒中のリハ栄養診断

1) 栄養障害

脳卒中は様々な要因によって栄養障害に陥る疾患である。発症直前まで経口摂取が可能である症例も多い。しかし，発症によって意識障害や摂食嚥下障害が出現し，経口摂取が困難となり，栄養障害に陥りやすい。脳卒中では1〜5割に低栄養を認め，その割合はリハ期間中に有意に増加した[5]。低栄養は，脳卒中患者の身体機能を悪化させるのみでなく，肺炎をはじめとする感染症や消化管出血の合併を高める要因でもある[6]。重症脳卒中では，呼吸循環動態の不安定さや頭蓋内圧亢進による嘔吐によって，経管栄養を実施できないこともある。

栄養素の過剰摂取である高いBMIでは，若い年齢での脳卒中発症が多く，脳卒中患者では，34.5%が過体重，16.8%が肥満である[7]。しかしリハ期においては，脳卒中を有する低栄養患者よりも，肥満患者のほうが，機能回復に有利な可能性がある[8]。

2) サルコペニア

脳卒中は疾患，活動，栄養に起因するサルコペニアを合併しやすく，脳卒中回復期では53.6%にサルコペニアを認める[9]。疾患に起因した運動麻痺により筋肉量および筋力低下を起こす。さらに意識障害による活動量の低下，リハによるエネルギー消費量の増大が加わり，活動と栄養を原因とするサルコペニアに陥りやすい。また摂食嚥下障害に対し経管栄養が実施されるが，それにより口腔器官の不使用が加わり，サルコペニアの摂食嚥下障害を合併する可能性がある。サルコペニアの原因を多職種でアセスメントし，対策を講じる必要がある。

3) 栄養素摂取の過不足

脳卒中患者は，栄養素の過不足に伴う問題も多い。栄養素不足の原因として，活動量の低下による食欲低下が挙げられる。また糖尿病や慢性腎臓病などの代謝性疾患，慢性心不全を有する場合，制限食を強いられ，「美味しくないから食べたくない」ということがある。認知機能の低下で偏った食品を摂取すると，栄養素摂取の過不足に繋がることもある。

4 症例

1) 経過（発症時〜急性期）

左小脳梗塞・左延髄背外側脳梗塞の症例。60歳代男性。

午前7時頃から，眩暈出現と同時に右半身のしびれ，流涎，嚥下のしづらさを自覚し救急車で搬送された。

MRIの結果，左小脳と左延髄背外側に高信号を認め脳梗塞と診断され，保存的加療を開始した。入院時はJCS I-2，バイタルサインは体温37.8℃，血圧190/98mmHg，経皮的動脈血酸素飽和度95%，左上下肢と体幹に失調を認め歩行困難，発語不明瞭で唾液嚥下困難であった。

入院後，発熱と呼吸困難感の訴えがあった。胸部CTの結果，肺炎と診断されて絶飲食の上，末梢静脈栄養と抗生剤投与が開始された。その後，肺炎は改善し，入院5日目に経鼻経管栄養が開始され，発症23日目に回復期リハ病院に転院となった。

2) 現症（回復期リハ病院転院時）

【身体機能所見】

身長165.0cm，体重50.8kg（標準体重60.6kg），BMI 18.4kg/m²，体重減少率5.9%（発症前54.0kg：発症後23日）。ADLはバーセルインデックス（以下BI）30点。転院初日よりリハを開始したが，易疲労性著明であった。

転院翌日に嚥下内視鏡検査（以下VE）を施行した。検査開始時から下咽頭に泡沫様唾液の貯留と左声帯麻痺を認めた。また，嚥下反射時のホワイトアウト（嚥下反射惹起時にVEの映像が白くなること）が減弱していた。エンゲリードゼリーを摂取して嚥下反射を惹起した後に，梨状窩と喉頭蓋谷にエンゲリードゼリーの残留を認めた。追加嚥下を促し再度嚥下を惹起しても咽頭残留が解消されないため，食道入口部開大不全と判断した。その後，バルーン拡張法（バルーンカテーテルを用いて，食道入口部を機械的に拡張し，食塊の咽頭通過を改善する方法）を行い，エンゲリードゼリーを用いて再度VEを実施したところ，咽頭残留が減少した。

嚥下障害：反復唾液嚥下テスト 1回/30秒，改訂水飲みテスト3点（嚥下あり，むせあり），フードテスト3点（嚥下あり，むせあり，湿性嗄声あり，口腔残留あり）

構音障害：開鼻声，発語明瞭度2（ときどきわからない語あり）

音声障害：気息声嗄声あるが軽度

運動失調：体幹および左上下肢失調

感覚障害：右上下肢深部感覚障害軽度

高次脳機能障害：注意障害あり，MMSE：26/30点，HDS-R：28/30点

握力：右16.6kg/左18.7kg

③脳卒中のリハ栄養・サルコペニア　157

上腕周囲長：右21.5cm／左21.0cm

下腿周囲長：右26.3cm／左25.5cm

BI：30／100点

【転院時生化学データ】

TP 7.2g／dL，Alb 3.8g／dL，BUN 12.0mg／dL，Cre 0.77mg／dL，CRP 1.7mg／dL，総コレステロール 148mg／dL，HDLコレステロール 33mg／dL，LDLコレステロール 91mg／dL，Hb 12.3g／dL，ヘマトクリット 37.3%

3）ICFによる評価

健康状態	左小脳梗塞・左延髄背外側脳梗塞，高血圧症，脂質異常症
心身機能・身体構造	摂食嚥下障害，運動失調，感覚障害，構音障害，高次脳機能障害
活動	食事・歩行・入浴は全介助，移乗・整容・更衣は一部介助
参加	妻と死別後，近所のスーパーに1回／week程度の買い物
個人因子	60歳代，男性，喫煙歴（20本／day×50年），飲酒（日本酒2～3合程度／day） 食べたい気持ちが強く，リハに意欲的に取り組む
環境因子	独居，公営住宅3階に居住（エレベーターあり），長男とは疎遠，身体障害者手帳なし，介護保険申請中

4）リハ栄養診断

栄養障害	栄養障害：あり AND／ASPENの低栄養分類の4項目に該当あり • エネルギー摂取不足による低栄養あり • 体重減少率5.9% • 筋肉量低下あり：下腿周囲長（右29.8cm／左29.5cm） • 握力低下あり：右16.6kg／左18.7kg 栄養スクリーニング（MNA-SF）：入院時6点
サルコペニア	サルコペニア：あり 下腿周囲長：右26.3cm／左25.5cm 握力：右16.6kg／左18.7kg サルコペニアの原因（AWGP）加齢・活動・栄養・疾患のすべてを満たす • 加齢：60歳代 • 栄養：急性期病院での不適切な栄養管理によるエネルギーと蛋白質の摂取不足（末梢栄養剤420kcal＋メイバランスブルー300kcal×2本と訓練用ゼリーのみ） • 活動：急性期病院で安静臥床期間が2週間あり • 疾患：急性期病院での肺炎
栄養素摂取の過不足	栄養素摂取の不足：あり 総エネルギー消費量：1,813kcal（基礎代謝1,162.3kcal×活動係数1.2×ストレス係数1.3） 経鼻経管栄養で1,000kcalとゼリー50kcalの提供のみで摂取エネルギーが不足している（エネルギー不足量：763kcal）

5) リハ栄養ゴール設定

栄養の ゴール	短期目標	（1カ月）経管栄養と経口摂取を併用し，経口摂取5割以上摂取できる
	長期目標	（3カ月）体重3kg増加。経口のみで食事量8割以上摂取できる
リハの ゴール	短期目標	（1カ月）室内用固定型歩行器（ピックアップ歩行器）見守りで病棟内移動できる
	長期目標	（3カ月）T字杖で屋外自立歩行ができる

6) 介入後の経過

【転院時の栄養管理】

現体重をもとにエネルギー消費量1,813kcal（基礎代謝1,162.3kcal×活動係数1.2×ストレス係数1.3）を算出した。

エネルギー蓄積量として1kg/monthの増加には，230kcal/day（7,000kcal/30day）が必要と考え，2,000kcal/dayの摂取を目標とした。

【リハ処方】

理学療法（PT）3単位60分/day：筋力増強訓練，バランス練習，立ち上がり訓練，歩行訓練

作業療法（OT）3単位60分/day：筋力増強訓練，坐位バランス訓練，立位バランス訓練，立ち上がり訓練

言語療法（ST）3単位60分＋摂食機能療法30分/day：口腔ケア，アイスマッサージ，頭部挙上訓練，直接嚥下訓練，プッシング訓練，バルーンによる食道入口部拡張訓練（4mL）

PT，OT，STを週7日実施した。STによる摂食機能療法は1カ月で終了した。その後は看護師が継続して行った。

①転院から1カ月

当初立ち上がり訓練でのふらつきが著明であったが，筋力増強訓練や体幹筋強化のためバランスボールを行い，徐々にふらつきは軽減した。

10日目に頸部左回旋位でエンゲリードゼリーを全量摂取できたため，ペースト食の副菜を1品提供したところ完食できた。同日から毎食ペースト食（1,200kcal）を提供し，経口摂取量に合わせて，経管栄養剤の量を調整して，常に2,000kcal/dayを維持するようにNSTと協働した。

摂取エネルギー量の増加に合わせてリハ負荷をセラピストと協議して，立ち上がり訓練の回数50回/dayと歩行訓練45mに増強した。平行棒訓練と併せてピックアップ歩行器での歩行訓練を開始した。

理学療法士・作業療法士と協働し，病棟でのADL動作練習を行った結果，トイ

③脳卒中のリハ栄養・サルコペニア　159

レ，更衣，移乗は見守りで可能となった。ピックアップ歩行器での歩行訓練を開始していたが不安定さが残っているため，病棟生活は車椅子であった。BI評価で50点であった。

蛋白摂取量は当初，1.2g/kgから開始した。腎機能に悪化なく活動量が増加したため，1.5g/kgに増量した。

②1カ月から退院まで

歩行安定をめざして訓練を継続した。姿勢調整が安定したため筋力増強を中心に行った。嚥下障害についてはむせ込みなく，全粥・とろみ付き粗刻み食1,400kcalを摂取できるようになり，体重が1.2kg増加したため，OE法を中止した。目標摂取量に不足している分の600kcalは，朝食・昼食時に補食ゼリー（200kcal）を追加し，リハ後にリハたいむ®ゼリー（100kcal×2）を摂取した。

2カ月目には，ピックアップ歩行器での歩行が安定したため，キャスター付き歩行器に変更してリハを継続した。本人も「早く普通に歩きたい」との発言があり意欲も高く積極的にリハを継続できた。

3カ月目に，キャスター付き歩行器から見守り介助にてT字杖で病棟内歩行できるようになった。体重が2.8kg増加，歩行安定し，屋外も見守りでT字杖歩行可能となり，85日目に自宅退院となった。

【退院時の身体状況】

体重53.3kg（＋2.5kg），BMI 19.3kg/m^2

AND/ASPEN：該当項目なく，低栄養ではない。

握力：右27.2kg/左26.7kg

上腕周囲長：右22.6cm/左22.0cm

下腿周囲長：右31.5cm/左30.8cm

歩行速度：1.2m/sec

筋肉量，筋力，身体機能に改善がみられ，サルコペニアではない。

BI：95/100点

7) 考察

本症例は急性期病院入院中に肺炎を理由に絶食の上，適切な栄養管理がされず，不要な安静期間が2週間近くあった。そのために，活動と栄養による医原性サルコペニアを認めた。回復期での関わりを通して以下の2点が明らかになった。

1点目はサルコペニアを脱し機能回復を図るためにリハの負荷量を考慮した。その上で，蓄積量も加えて必要量を算出し，経口摂取量と経管栄養で一定したエネルギーを供給した。その結果，筋量と体重の増加に結びついた。

2点目は介入当初から多職種で患者のめざすゴールを共有しリハと栄養が同時並

行して関わることで回復に相乗効果をもたらした。多職種で退院後の生活を入院初期から視野に入れ，経口摂取を可能とするためにどうするかを週1回のカンファレンスで検討した。必要な摂取エネルギーを維持するために経管栄養と経口摂取の調整を図り，体重減少を生じなかった。またリハの負荷が増強したときに，摂取量も増量することで栄養とリハのゴールを達成した。

5 おわりに

脳卒中は，長い経過の中で，疾患・活動・栄養に起因するサルコペニアに陥りやすい。低栄養やサルコペニアの原因は，患者の状態によって変化する。機能訓練を考慮しない栄養管理が，低栄養やサルコペニアの原因のこともある。そのため，多職種で経時的にアセスメントし，介入することで，効果的な機能回復を得られる可能性がある。急性期から患者の生活を視野に入れたリハ栄養の知識が求められる。

文 献

1) 日本脳卒中学会脳卒中ガイドライン委員会, 編：脳卒中ガイドライン2015. 協和企画. 2015, 277-8.
2) Nii M, et al：J Stroke Cerebrovasc Dis. 2016；25 (1)：57-62.
3) Kokura Y, et al：J Stroke Cerebrovasc Dis. 2016；25 (6)：1335-41.
4) Nishioka S, et al：J Acad Nutr Diet 2016；116 (5)：837-43.
5) Foley NC, et al：J Rehabil Med. 2009；41 (9)：707-13.
6) FOOD Trial Collaboration：Stroke. 2003；34 (6)：1450-6.
7) Dehlendorff C, et al：JAMA Neurol. 2014；1 (8)：978-84.
8) Nishioka S, et al：J Stroke Cerebrovasc Dis. 2016；25 (1)：26-33
9) Yoshimura Y, et al：Clin Nutr. doi：10.1016/j.clnu.2017.09.009.

第3章 ● 疾患別リハ栄養・サルコペニア

  誤嚥性肺炎のリハ栄養・サルコペニア

加藤香代

- 高齢者に多い誤嚥性肺炎は発症前から嚥下機能の低下（老嚥）を認めることが多く，安静や禁食により嚥下機能がさらに悪化し，サルコペニア嚥下障害へ移行するリスクが高い[1]。
- 誤嚥性肺炎の治療と合わせ，侵襲の程度に応じた栄養管理と早期リハ，嚥下機能評価と経口摂取再開に向けた包括的介入は，患者の生活の質の維持に必要な関わりである。
- 誤嚥性肺炎後の経口摂取を安全に進めるためには，嚥下機能の評価をできるだけ早期に行い，患者の能力に合った環境（食事形態，ポジショニング，回数）を整えることが重要である。

1 はじめに

　肺炎は日本人の死因の第3位である。肺炎で死亡する人の94％は75歳以上の高齢者であり，その70％が誤嚥に関係し，再発を繰り返す特徴がある[2]。誤嚥性肺炎の治療は"とりあえず禁食""とりあえず安静"となりやすい。しかし，高齢者では，加齢による嚥下機能の低下を原因とする「老嚥」を入院前から認めることが多く，治療に伴う禁食や安静によりさらに嚥下機能が低下しやすい。また，誤嚥性肺炎では，サルコペニアの原因である加齢，活動（廃用），栄養（飢餓），侵襲および炎症の4つを合併しやすく，サルコペニアが進行しやすい[3]（図1）。その結果，嚥下障害をまねき誤嚥性肺炎を繰り返す。この悪循環を断ち切るためには，患者の全身状態，意識状態，嚥下機能，呼吸機能，栄養状態などを評価し，可能であれば経口摂取または経管栄養による栄養投与を開始し，サルコペニアの進行を予防する。サルコペニアの原因と予防に対する知識を持ち，適切な栄養摂取と早期リハの介入をすることは患者の生活の質の低下の予防と維持につながる[4]。

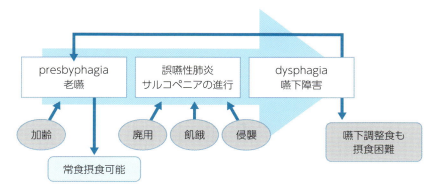

図1 誤嚥性肺炎・サルコペニアによる嚥下障害

2 誤嚥性肺炎のリハ栄養診断

1) 栄養障害

肺炎による侵襲，肺炎の治療として選択される絶食が原因となり栄養障害をきたす。

原因	要因	症状
侵襲	肺炎	発熱，CRP陽性，発汗，エネルギー消費 ストレスホルモン・サイトカインにより異化亢進
飢餓	禁食	必要栄養量以下，脱水，糖質，脂肪，筋蛋白の異化により筋肉量低下をまねく。肺炎により呼吸数増加しエネルギー消費量が増加する

2) サルコペニア

高齢者の誤嚥性肺炎では，加齢などによる嚥下機能低下が原因であることが多い。さらに治療に伴う安静や禁食，肺炎による侵襲はサルコペニアを悪化させる。

原因	要因	症状
加齢	老化	老嚥，常食摂取困難，嚥下関連筋の筋力低下
安静	低活動	禁食による嚥下関連筋の低下，不適切な安静による四肢体幹筋力の低下
飢餓	低栄養	経口摂取量の低下にて飢餓を認める 呼吸数増加や咳嗽に伴うエネルギー消費量の増加
侵襲	炎症疾患	筋蛋白の異化亢進，炎症を伴う疾患により筋肉量の減少を認めサルコペニアの進行を助長させる。

3) 栄養素摂取の過不足

侵襲に対する生体の反応として，異化期はエネルギーを多く投与しても筋肉の分

解は進むため，栄養状態の悪化防止を目標とし，同化期では1日エネルギー消費量に加え，体重増加をめざしたエネルギー蓄積量の追加を検討する。

3 誤嚥性肺炎の早期リハに向けた包括的ケア介入

1) 嚥下機能評価

誤嚥性肺炎で入院した患者に対し2日以内に嚥下機能評価を行い，早期経口摂取に向けた介入を勧めたものと，禁食期間が1週間以上に渡った患者を比較したところ，後者では嚥下機能の低下をまねき入院期間が延長することが報告されている[5]。歯科医または医師による嚥下内視鏡検査（VE）または嚥下造影検査（VF）の実施がすぐにできない場合は，看護師による摂食嚥下スクリーニングテストを実施する。一般的な嚥下機能評価，RSST（反復唾液のみテスト）やMWST（改訂水飲みテスト）では従命が難しい高齢者にとって不利な判定となることがあるため，EAT-10の併用が望ましい。簡便かつ信頼性，妥当性があり[6]食事に関わるエピソードを聞くことでより具体的な症状を知ることができる。誤嚥性肺炎を繰り返している患者では，不顕性誤嚥，いわゆる「むせない誤嚥」を起こしていることが多い。これは，咳反射の閾値の上昇が原因となっていることが多く，確認するために咳テスト（1％クエン酸の吸入）を実施する[7]。

2) 誤嚥性肺炎の早期リハ

安静臥床では，1週間ごとに10～20％の全身の筋力低下が生じるとされており[8]，廃用症候群・呼吸障害・嚥下障害をまねく。入院3日以内に入院関連機能障害を予防する早期リハの開始は，行わなかったものと比較して30日間以内の院内死亡率を減少させるという報告があり[9]，寝かせきりにせず床上での関節可動域訓練や，経口摂取再開に向けた嚥下リハ（顔面筋の運動，舌や舌骨上筋のレジスタンストレーニング）を開始する。また，口腔内の汚染は嚥下中枢への知覚入力が低下し，汚染された唾液の誤嚥で再度肺炎を引き起こすことがあるため，積極的に行う。

3) 適切な栄養管理

誤嚥性肺炎の急性期でも経口摂取が可能と判断すれば，早期に経口摂取を勧める。ただし，経口摂取だけで必要エネルギーを確保できない場合には，経管栄養もしくは静脈栄養で栄養を補う。

また，侵襲が異化期か同化期かによって栄養投与量は異なる。異化期はエネルギーを多く投与しても筋肉の分解は進むため，栄養状態の悪化防止を目標とし，同化期では全エネルギー消費量に加え，体重増加をめざしたエネルギー蓄積量を検討する。

4 症例

1) 経過

　80歳男性。化膿性椎間板炎の加療で入院。発症前はADL自立，歩行可。2年前に脳梗塞を発症し軽度構音障害，体重が5kg減少した。脳梗塞発症前まで50年喫煙習慣あり（40本/day），身長175cm，入院時体重65.5kg，BMI 21.4kg/m²。

　化膿性椎間板炎のため安静の指示があり，30°頭側挙上にて常食を全量自力摂取していた。入院3週間目，むせこみが強く37℃台前半の微熱が続き，誤嚥性肺炎と診断され禁食となった。口腔乾燥が強く，頻回に痰の吸引が必要であり，口腔内の汚染があった。肺炎発症2日目の夜間，ベッドから降りようとする，点滴を自己抜去するなど危険行動があり，精神的安静のためリスペリドン1mg/mLが使用され上肢の抑制を行った。

　肺炎発症3日目食事開始となったが，日中も傾眠状態が続き自力での食事摂取が困難となった。中心静脈栄養が開始されたが体重減少とADLの低下があり，さらなる栄養状態の悪化が懸念され肺炎発症から7日目NST介入依頼があり，嚥下機能評価とベッドサイドリハを開始した。

2) 現症

【身体機能所見】

　体重60kg（入院時から5.5kg減少，うち肺炎発症後1週間で3kg減少），BMI 19.5kg/m²

　下腿周囲長：26cm，上腕周囲長：23cm，握力：右10kg/左9kg，下腿に軽度浮腫あり

【検査所見】

　TP 6.3g/dL，Alb 2.4g/dL，CRP 2.56mg/dL

　血液像：WBC 8780/μL，RBC 3.36×10⁶/μL，Hb 9.6g/dL

【栄養評価】

　総エネルギー消費量：基礎代謝量（1,175kcal）×1.0（活動係数）×1.3（ストレス係数）＝1,527kcal

　栄養投与量：PNツイン3号1,200mL，ビーフリード500mL×1，総エネルギー1,370kcal，水分1,700mL，蛋白質0.9g/体重/day，糖質287g/day

④誤嚥性肺炎のリハ栄養・サルコペニア

3) ICF による評価

健康状態	誤嚥性肺炎，化膿性椎間板炎，陳旧性脳梗塞
心身機能・身体構造	体重維持機能障害，構音障害，嚥下障害，意識障害 認知機能低下（HDS-R7点），呼吸機能障害
活動	自立度ランクC-1，ベッド上安静，頭側挙上30°まで可
参加	地域活動なし，近所付き合い程度
環境因子	2階建て自宅に妻と2人暮らし，手すりやバリアフリー環境なし 要介護認定なし
個人因子	80代男性，元英語教諭，現在無職，趣味は特にない

4) リハ栄養診断

栄養障害	低栄養：あり MNA-SF：0点 AND／ASPENの低栄養分類で2項目以上 エネルギー摂取量不足：必要エネルギー不足 体重減少（入院時から4週間で8.3％減少） 急性疾患：誤嚥性肺炎，化膿性椎間板炎
サルコペニア	サルコペニア：あり • 身体計測：体組成計で評価または以下の身体測定 　下腿周囲長（CC）26cm • 筋力：握力 右10kg／左9kg • 身体機能：歩行不可 サルコペニアの原因をすべて満たす（加齢，栄養，疾患，活動） 加齢：80代 栄養：エネルギー摂取不足 活動：ベッド上安静 疾患：化膿性椎間板炎，誤嚥性肺炎
栄養素摂取の過不足	栄養素摂取の不足：あり 総エネルギー消費量1,527kcal，提供量1,370kcal（−117kcal） 蛋白質0.9g／体重／day

5) 嚥下機能評価

MWST（改訂水飲みテスト）3：嚥下あり・むせあり・湿性嗄声

＊1％のとろみ水では上記テスト結果4　嚥下あり・むせなし・呼吸変化なし

EAT−10：35点（3点以上で嚥下上の問題あり），咳テスト陽性（咳反射弱い）
才藤の摂食嚥下障害重症度分類3「水分は誤嚥するが，工夫した食物は誤嚥しない」
嚥下内視鏡検査：咽頭の知覚低下　分泌物の貯留多く誤嚥のリスク高い。
入院前の状況から，老嚥と舌運動低下，咽頭周囲の知覚低下，呼吸機能低下を認め，食物認知，捕食，食塊形成，送り込み，嚥下それぞれに問題があった。

6) リハ栄養ゴール設定

短期ゴール	1カ月で食事と排泄はベッドから離れて行う。
最終ゴール	杖歩行自立で2カ月後自宅退院をめざす。
栄養のゴール	1カ月で1kgの体重増加 2カ月で2kgの体重増加
リハのゴール	1カ月後車椅子に移乗ができる。端坐位で1日2時間以上過ごし，3食経口摂取。排泄はベッドから離れて行う。 2カ月後3食経口摂取自立。歩行器歩行10m目標，階段昇降と入浴動作以外のADL自立となる

7) リハ栄養ケアプラン

栄養ケアプラン	耳鼻科医による嚥下機能評価を行いながら栄養士，摂食嚥下認定看護師（以下認定看護師）と食事形態を調整する。 基礎代謝量に活動係数，ストレス係数，リハによるエネルギー消費量を加えたエネルギー消費量に加え蓄積量（体重1kg増加を目標に＋250kcalと設定）を加算する。うち100kcalは蛋白質10g（ロイシン2.5g含む）100kcalのゼリーをリハ後投与する。
リハプラン	異化期は認定看護師による口腔ケア，口腔周囲のマッサージやのどのアイスマッサージなどを中心に，嚥下機能低下を予防する機能維持を目標とした訓練を行う。理学療法士による軽負荷訓練と呼吸リハを1日1時間から開始する。 同化期では端坐位から立位，車椅子移乗，歩行訓練の内容を1日2時間程度 認定看護師による嚥下訓練として口腔ケアのほかに頭部挙上訓練（シャキア法），開口訓練，舌筋力増強訓練など1日30分実施する。

8) リハ栄養モニタリング〔入院から4週目（介入時）から退院までの経過〕

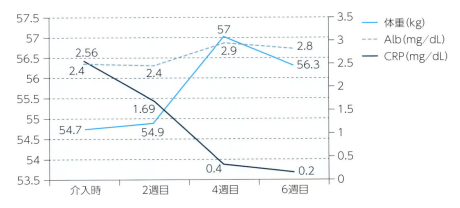

【リハの介入経過】

①1週目

点滴治療や安静，痰の吸引が原因で攻撃的な言動や危険行動がみられ夜間せん妄となった。覚醒低下や，嚥下，呼吸，身体機能の廃用をまねいており，介入初日よりリスペリドン投与を中止した。長谷川式認知症簡易評価スケール7点で失見当識がみられたため，新聞の日付や活字を見せ，自己整容など身の回りのことができるよう援助を行い，興奮が強いときはタッチングや訴えの傾聴などベッドサイドにいる時間を増やした。その結果，NST介入3日目頃より表情が穏やかとなり危険行動や夜間せん妄はみられなくなった。各勤務帯で看護師による口腔ケアと口腔顔面筋のリハの実施，のどのアイスマッサージで嚥下反射を誘発させ，1%のとろみをつけたGFO（グルタミン，食物繊維，オリゴ糖）を1日3回開始した。PTによる呼吸リハ，ポジショニングの調整，ベッド上での関節可動域訓練を2単位開始した。異化期のためエネルギー消費量と同等のエネルギー量となるよう高カロリー輸液と併用した。

②2〜3週目

ゼリー食を1日3回開始した。嚥下内視鏡検査で咽頭知覚低下と咽頭残留があり，とろみ水で交互嚥下，嚥下後発声，頸部聴診など誤嚥に注意した。舌圧17kpaと低く，舌筋力増強訓練を開始した。腰痛の様子を見ながら嚥下筋のレジスタンストレーニングを開始した。コルセットが完成し，腰痛も軽減傾向にてPTによる端坐位訓練と車椅子移乗を2単位開始した。同化期に入り，体重増加を考慮したエネルギー蓄積量を加えた。高カロリー輸液は中止となり，末梢からビーフリード®1,000mL／dayのみとなった。食事量が6〜8割のことがあり，蓄積量を考慮したエネルギーがとれないこともあった。

③4〜5週目

痰の自己喀出が可能となり，嚥下評価では下咽頭の唾液貯留や嚥下後の咽頭残留もみられず，経過良好であったため食事形態をソフト食〜粥食へ変更し，とろみを解除した。3食全量摂取できるようになり，点滴は中止となった。立位訓練が進み，食事と排泄はベッドから離れて行えるようになり体重が2kg増加した。

⑥6〜7週目

舌圧が30kpaに改善し，軟飯〜常食を3食自力摂取できるようになった。歩行器歩行でトイレへ行き，杖歩行訓練を1日2回各10m実施していた。妻の面会時，椅子に座ってテレビ鑑賞や，会話をしている姿が数時間から半日ほどみられた。自宅の廊下に手すりが整備され，7週目自宅退院となった。目標のADLを達成したが，5週目まで増加していた体重は減少した。

⑦8週目

外来通院時，杖歩行で来院した。NST介入時から体重は2kg増量にとどまって

いた。「毎日家の周りを散歩しています。大抵のものは食べられるようになりました」と笑顔を見せてくれた。

9) 考察

　本症例で以下の2点が示された。1つ目は化膿性椎間板炎の治療と腰痛により安静を強いられ，嚥下関連筋を含む骨格筋の減少と不適切な食事姿勢をまねき，誤嚥性肺炎を発症したことである。患者は誤嚥性肺炎を発症前既に5.5kgの体重減少があり，侵襲に伴う異化亢進状態にあった。安静に伴う筋肉量の減少のほかに，呼吸の予備能力の低下，制限された姿勢での食事が誤嚥性肺炎発症のきっかけとなった。さらに肺炎の治療による禁食が患者の嚥下機能を低下させ，サルコペニアの嚥下障害に至った。嚥下機能に問題がない患者が，入院中に嚥下障害を発症する事例は少なくない。入院による活動量の低下や老嚥など，サルコペニアの原因を併発する事例では，嚥下関連筋の低下を視野に入れ機能維持に向けた嚥下筋トレーニングなどを積極的に行うことで予防できる可能性がある。

　2つ目は消費エネルギーに対し必要な栄養投与量が不足し，目標とする体重増加に至らなかったことである。目標体重に到達するためには基礎代謝とリハによるエネルギー消費量とエネルギー蓄積量を摂取する必要があったが，経口摂取量が安定しない時期があり摂取量が不足していた。点滴から経口摂取に移行するタイミングが早かったことや，活動係数の見落とし，1回で食べられる食事量が決まっていたことなど，目標体重の増加には至らなかった。日中の活動変化も視野に入れてエネルギー消費量に加算する必要があり，間食の時間を設け不足したエネルギー補充を検討すべきであった。

5 おわりに

　誤嚥性肺炎の治療による嚥下障害の発症を予防するためには，早期に嚥下機能評価を行い，可能であれば禁食を解除し経口摂取を開始する必要がある。同時に，寝かせきりにせず早期から離床に向けたリハの介入と侵襲の程度に応じた栄養管理が重要である。適切な栄養管理と摂食嚥下に関わるレジスタンストレーニング，もとのADLを低下させないリハ，これら包括的な介入は患者の生活の質を保つために重要な関わりである。

文 献

1) Maeda K, et al：J Gerontol A Biol Sci Med Sci. 2017；72 (9)：1290-4.
2) JAID/JSC感染症治療ガイド・ガイドライン作成委員会, 編：JAID/JSC感染症治療ガイドライン―呼吸器感染症―. 2014；62 (1)：30-4.
3) 若林秀隆, 他：サルコペニアの摂食・嚥下障害. 医歯薬出版, 2012, p127.
4) Koyama T, et al：J Am Geriatr Soc. 2015；63：2183-5.
5) Maeda K, et al：Clin Nutr. 2016；35 (5)：1147-52.
6) 若林秀隆, 他：静脈経腸栄養. 2014；29 (3)：871-6.
7) 若杉葉子, 他：日摂食嚥下リハビ会誌. 2012；16：13-9.
8) 中村隆一, 他：入門リハビリテーション医学. 第3版. 医歯薬出版. 2007：p434.
9) Momosaki R, et al：Arch Phys Med Rehabil. 2015；96：205-9.

参 考

▶ 若林秀隆, 監：リハビリテーション栄養ポケットガイド. 改訂版. ジェフコーポレーション, 2017.
▶ 若林秀隆, 編：高齢者の摂食嚥下サポート―老嚥・オーラルフレイル・サルコペニア・認知症―. 新興医学出版社. 2017.
▶ 泉野浩生, 編：栄養療法がわかる！できる！. 増刊レジデントノート. 2016；17(17).
▶ 日本摂食嚥下リハビリテーション学会医療検討委員会：訓練法のまとめ (2014年版). 2014；18 (1)：55-89.

第3章 ◉ 疾患別リハ栄養・サルコペニア

5 がんのリハ栄養・サルコペニア

野上和美

> **Point**
> - がん患者は，食事摂取不良による栄養不足や慢性の炎症などで筋蛋白質が分解し，サルコペニアを認めることが多い。
> - サルコペニアはがん患者の術後の合併症を増加させ，予後を悪化させる重要な要因である。
> - サルコペニアの要因の1つであるがん悪液質では，従来の栄養サポートでは十分な回復が難しい骨格筋減少の進行を認める。

1 はじめに

　2015年に国内においてがんで亡くなった人は37万346人で，死亡総数の28.7%を占めている。1981年に脳卒中を抜いて死因のトップとなって以来，増え続けている。

　そのような状況の中，超高齢社会の日本で，高齢者でもがんで手術する患者は少なくはない。高齢者では手術前から，低栄養やサルコペニアを認める患者が多い。

　また2010年から，診療報酬が改定され，がんのリハ科が算定可能となった。がんの種類や進行，がんに対して行う治療およびそれに伴って発生する副作用または障害などについて十分な配慮を行った上で，がんやがんの治療により生じた疼痛，筋力低下，障害などに対して，二次的障害を予防し，運動器の低下や生活機能の低下予防・改善をすることを目的として種々の運動療法，実用歩行訓練，日常生活動作訓練，物理療法，応用的動作能力，社会的適応能力の回復等を行っている。しかし低栄養やサルコペニアの状態でリハを行っても，十分な効果は期待できない。

　手術患者の高齢化による一次性サルコペニアと低栄養や担がん状態，手術侵襲などによる二次性サルコペニアを伴う患者も増加しており，今後ますます，リハ栄養の介入は必要となってくる。

⑤がんのリハ栄養・サルコペニア　171

2 がんのリハ栄養診断（表1）

1）栄養障害

　がん患者は，がん自体や化学療法による食欲低下のためエネルギー摂取量が低下することが多い。一方，がんによる悪液質を認める場合，エネルギー消費量が増加するため，栄養障害を認めることが多い。

　また周術期には，手術侵襲に伴う代謝亢進のためにエネルギー消費量栄養必要量が増加する。したがって適切な栄養療法を実施しなければ栄養状態の悪化をきたし，術後合併症を発生しやすい。特に進行がんや消化器疾患患者では，術前より栄養障害を高率に合併しているので，周術期の栄養療法は必須である。高齢者では併存疾患を有する症例が多い。

　低栄養を認める場合には原因（飢餓・侵襲・悪液質）を明らかにした上で，原因に応じた栄養管理とリハを実施することが重要である。

2）サルコペニア

　がん患者にみられるサルコペニアの原因として，食事摂取量の減少による栄養障害，がんによる慢性の炎症，代謝異常，臓器障害（臓器不全），手術による侵襲，化学療法による食欲不振等が挙げられる。

　手術による侵襲や化学療法により食事摂取量が低下したがん患者は筋蛋白の異化（分解）が亢進し，筋肉量が減少しサルコペニアを合併する。サルコペニアを合併しているがん患者は術後合併症の発症や，予後に大きく関連する[1]。外科手術，化学療法により引き起こされたサルコペニアは，侵襲時には創傷治癒等のためにエネルギー消費量は増加する。異化期では自分の筋肉や脂肪を分解して必要なエネルギーを得ようとする。一方，この時期にエネルギーを投与しても筋肉の分解を抑制することはできないため，筋肉量は減少する。

3）栄養素摂取の過不足

　栄養素摂取量の不足は加齢による変化，炎症，代謝障害，臓器不全，手術・治療そのものが身体へ与える負担，食欲不振，消化吸収による栄養失調（蛋白質の不足）が原因となる。がん患者（食道がん・胃がん・膵臓がん）は食事がとれないことによる栄養不足や，慢性の炎症などでサルコペニアが進む。

　がんの進行・再発により筋蛋白質の喪失が発生するため，蛋白質（特に必須アミノ酸）の十分な摂取が大事である。

　がん患者に対して長期のレジスタンス運動は筋機能と体組成の維持に重要であり，有酸素運動とレジスタンス運動の併用が四肢筋力の増加をもたらす[2]。

3 がん悪液質

　がん悪液質は多くの要因による症候群である。従来の栄養サポートでは十分な回復が難しい骨格筋減少の進行を認める。脂肪は喪失することも，しないこともある。食欲不振や代謝異常の併発で蛋白とエネルギーのバランスが負になることが病態生理の特徴である[3]。

　がん悪液質でみられる主な症状は疼痛・運動機能低下，呼吸苦，倦怠感，抑うつ，摂食機能低下であるが，疼痛以外の症状は栄養不良が関係しているためリハ栄養を行うことで改善できることがある。がん悪液質に対するリハは筋組織の同化を促す運動療法と，摂取量を増加させる摂食嚥下訓練がある。しかし不応性悪液質では積極的な栄養療法は推進されず，リハも同様に症状緩和のための内容になりQOL維持が目標となる。

　がんの悪液質に対するリハ栄養は，悪液質の有無や，ステージ（**表1**）[4]によりどのように対応していくかが重要となる。

表1 がんの前悪液質・悪液質・不応性悪液質の診断基準

前悪液質	6カ月で5％未満の体重減少 食欲不振や代謝変化を認めることがある
悪液質	6カ月で5％以上の体重減少（BMI20未満かサルコペニアのときは2％以上の体重減少） 食事量減少や全身炎症を認めることが多い
不応性悪液質	以下の6項目すべてに該当する場合 • 悪液質の診断基準に該当 • 生命予後が3カ月未満 • Performance statusが3か4 • 抗がん治療の効果がない • 異化が進んでいる • 人工的栄養サポートの適応がない

〔「若林秀隆：治療を支えるリハビリテーション栄養，治療を支える疾患別リハビリテーション栄養：リハと栄養はベストカップル（森脇久隆，大村健二，若林秀隆，編）p10, 2016, 南江堂」より許諾を得て転載〕

4 症例

1) 経過

　84歳，女性。

　左乳がん手術目的で当院受診した。左乳がんの手術前検査で貧血が見つかり，原因精査目的で内視鏡検査施行したところ早期胃がんが発見された。先行して左乳房部分切除術を施行し，一度退院した。

左乳房部分切除術から40日経過後，胃がんに対して腹腔鏡補助下幽門側胃切除，リンパ郭清を施行した。胃がん手術前日のNSTスクリーニングおよびリハ栄養診断で低栄養の恐れがあったため，術後1日目よりNST介入となった。

【既往歴】
　80歳：両側慢性硬膜下血腫
　83歳：左胸筋温存乳房切除＋腋窩リンパ節隔清

2) 現症

【手術前リハ介入時の身体機能所見】
　身長141cm，体重44.3kg（通常体重46kg），体重減少率3.69％（1カ月），BMI 22.3kg／m²

【リハ介入時の検査所見】
　上腕三頭筋皮下脂肪厚（TSF）：8mm
　上腕周囲長（AC）：23cm
　上腕筋周囲長（AMC）：20.49cm
　上腕筋面積（AMA）：33.43cm²
　下腿周囲長（CC）：30.5cm
　握力：右17kg／左12kg
　Alb 3.0g／dL，リンパ球数 921.8／mm³，WBC 5,520／μL，HGB 9.7g／dL，CRP 2.96mg／dL，PLT 15.1×10⁴／μL，中性脂肪 52mg／dL，プレアルブミン 12mg／dL
　MNAスクリーニング：11点（低栄養の恐れあり）
　アセスメント：24点（栄養状態良好）

【リハ処方】
　理学療法：1〜2単位
　①ROM訓練，②筋力強化訓練，③基本動作訓練，④立位・歩行訓練

【栄養評価】
　総エネルギー消費量：基礎代謝（971kcal）×活動係数（1.4）×ストレス係数（1.1）＝1,495kcal
　提供量：術前は常食1,800kcal全量摂取していた
　術後2日目から術後6日目：エレンタール®900kcal／day（経腸栄養で投与）
　フィジオ140輸液1,000mL＋ビーフリード®1,000mL（460kcal）を末梢静脈から投与
　術後5日目・6日目：BCAA2,500mg配合補助食品1日1本（100kcal）飲用
　術後7日目：胃消化流動食3回／day（1,000kcal）を8割程度摂取＋フィジオ140輸液1,000mL＋ビーフリード®1,000mL（460kcal）を末梢静脈から投与

術後7日目から退院まで：BCAA 2,500mg配合補助食品1日2本（200kcal）飲用

術後8日目：胃消化3分粥　3回／day（1,300kcal）を8〜9割程度摂取＋フィジオ140

輸液1,000mL＋ビーフリード®1,000mL（460kcal）を末梢静脈から投与

術後9日目：胃消化5分粥　3回／day（1,300kcal）を全量摂取

術後10日目：胃消化7分粥　3回／day（1,400kcal）を全量摂取

術後11日目：胃消化全粥　3回／day（1,600kcal）を全量摂取

3) ICFによる評価

健康状態	胃がん，左乳がん術後，慢性硬膜下血腫
心身機能・身体構造	両下肢筋力低下，右耳重度難聴，左肩関節可動域制限
活動	ADLは自立，IADLは家族の助けが必要
参加	外孫の面倒をときどき見ている
個人因子	84歳，女性，面倒見が良い，明るい
環境因子	夫と長男夫婦と4人暮らし，介護認定なし，一戸建て

4) リハ栄養診断（術後1日目）

栄養障害	栄養障害：軽度の栄養障害あり 体重減少を認めるため，軽度と判断した。 腹腔鏡補助下幽門側胃切除，リンパ郭清による侵襲あり 飢餓：なし，悪液質：なし 身長141cm，体重44.3kg（通常体重46kg），体重減少率3.69%（1カ月） 術後TP 5.1，Alb 3.0g／dL，CRP 2.96mg／dL
サルコペニア	サルコペニア：なし 加齢：84歳 筋力の低下あり：握力（右17kg／左12kg） 身体機能の低下あり：歩行速度0.6m／sec 上腕周囲長：20.5cm，下腿周囲長（CC）30.5cm 栄養：なし 原因は加齢・活動・手術による侵襲
栄養素摂取の過不足	栄養素摂取の不足：あり 基礎エネルギー消費：970kcal 全エネルギー消費量：1,263kcal（活動係数1.2ストレス係数1.1） 術後熱量：620kcalで必要量以下のため栄養状態悪化する恐れあり 蛋白質30g／day，必要摂取量の不足

⑤がんのリハ栄養・サルコペニア

5) リハ栄養ゴール設定

栄養の ゴール	短期目標	(1週間以内)手術翌日より経口摂取を開始でき，体重減少がない
	長期目標	(術後2〜3週間)食事を10割摂取できる
リハの ゴール	長期目標	入院前のADLが維持できる

6) リハ栄養ケアプラン

栄養ケアプラン	1日1,600kcalを目標に，食事(1,495kcal)とBCAA配合補助食品(200kcal)1日2本(リハ中とリハ後)摂取。術後の食事形態変更により補助食品の量を検討しながら実施
リハプラン	理学療法40分／day，週6日 ①ROM訓練，②筋力強化訓練，③基本動作訓練，④立位・歩行訓練 術後1日目より「外科手術のリハプログラム(**表2**)」に添って実施

表2 外科手術のリハプログラム

	手術	1日〜	1週〜	2〜3週退院
リハ		リハ開始		退院時評価
安静度	指示された安静度	安静度フリー		
血栓予防	フットポンプ	弾性ストッキング 足関節底背屈		
ADL訓練		起居・移乗訓練　床上動作 食事(巧緻動作ex)・トイレ動作		
関節可動域訓練	⟶			
筋力強化訓練		自動(介助)運動，抵抗運動 SLR(下肢伸展挙上運動) スクワット・バランスボード		
起立・歩行訓練		立ち上がり訓練 歩行器歩行 T字杖歩行 立位訓練 平行棒歩行	T字杖歩行 屋外歩行(坂・不整地) 階段昇降	

7) 介入後の経過

①術後1日目

　ビーフリード®輸液1,000mL＋ヴィーンD1,000mL，620kcal／day，経口は開始せず点滴のみ施行。

　1単位で理学療法開始。

　ROM-T：両下肢とも制限なし。左乳がん手術しているため，左肩部に制限あり，左肩部運動時痛(＋)屈曲は90程度。MMT：両下肢とも3，痛み：創部痛(＋)起き

上がり：一部介助，端坐位：監視　移乗：軽介助，歩行：点滴台を使用し腋窩介助にて20m程可能。

②術後2日目

理学療法2単位開始。

エレンタール®300mL 300kcal×3経腸栄養開始する。末梢点滴持続フィジオ®140輸液1,000mL＋ビーフリード®1,000mL 460kcal／day，TEE956.34×1.2×1.2＝1,263kcal。エレンタール®と点滴により栄養充足されているため経過観察。

③術後5日目

末梢点滴持続。フィジオ®140輸液1,000mL＋ビーフリード®1,000mL 460kcal／day，施行。エレンタール®，点滴以外にリハ最中と後にBCAA2,500mg配合補助食品1日1本（100kcal），飲用してもらった。

④術後2日目から5日目まで

痛みに応じてリハを進め，点滴台を使用し軽介助で20～30m歩行訓練するが，トイレ歩行に自信がないため本人の希望もあり尿管は挿入されたままで，リハ以外はベッド上で過ごすことが多かった。

⑤術後7日目

経口摂取により，消化管問題ないためより，流動食開始となる。流動食全量摂取するが，悪心・嘔吐出現なく経過，胃切除後の合併症なし。末梢点滴持続。フィジオ®140輸液1,000mL＋ビーフリード®1,000mL 460kcal／day施行。流動＋点滴で1,000.6kcal摂取していた。BCAA2,500mg配合補助食品1日2本（200kcal）に増量し，リハ中後に摂取してもらった。創部痛も自制内で，ふらつきなく歩行できていた。

⑥術後8日目

3分粥・末梢点滴持続。フィジオ®140輸液1,000mL＋ビーフリード®1,000mL 460kcal／day施行。

⑦術後9日目

5分粥・末梢点滴持続。フィジオ®140輸液1,000mL＋ビーフリード®1,000mL 460kcal／day施行。BCAA2,500mg配合補助食品1日2本（200kcal）に増量し，リハ中後に摂取。

⑧術後10日目

7分粥・末梢点滴持続。フィジオ®140輸液1,000mL＋ビーフリード®1,000mL 460kcal／day施行。

⑨術後11日目

全粥になり，9割から10割摂取できるようになったため，末梢持続点滴を中止した。

⑩退院まで

BCAA2,500mg配合補助食品1日2本（200kcal）を，リハ中後に摂取してもらった。

表3 NST介入経過

日付	測定時身長 (cm)	測定時体重 (kg)	BMI	AC (cm)	TSF (mm)	AMC (cm)	AMA (cm²)	活動係数	ストレス係数	必要エネルギー量 (kcal／day)	必要蛋白質量 (g／day)	必要水分量 (mL／day)
術後16日目	141	45.8	23.1	22.5	7	20.3	32.81	1.4	1.1	1,495	37	1,145
術後9日目	141	45.8	23.1	23	8	20.49	33.43	1.4	1.1	1,495	37	1,145
術後2日目	141	44.3	22.3	23	8	20.49	33.43	1.2	1.1	1,263	36	1,108

1日の栄養摂取状況

日付	水分 (mL)	熱量 (kcal)	蛋白質 (g)	脂質 (g)	糖質 (g)	ナトリウム (g)	カリウム (g)
術後16日目	1,605.4	1,361.85	64.81	32.07	240.65	3.33	1.96
術後9日目	1,900	1,006.4	40.62	21	140.38	3.65	1.97
術後2日目	2,050	620	30	0	125	3.97	0.94

検査データ

日付	Alb (g／dL)	TP (g／dL)	T-BIL (mg／dL)	T-CHO (mg／dL)	TG (mg／dL)	ALP (IU/L)	GOT (IU/L)	GPT (IU/L)	LDH (IU/L)	BUN (mg／dL)	Cre (mg／dL)	Ca (mg／dL)	Na (mEq/L)	K (mEq/L)	CRP (mg／dL)	P-Alb (mg／dL)	Tf (mg／dL)	RBP (mg／dL)	RBC (×10⁴/μL)	WBC (/μL)	HB (g／dL)	GLU(血清) (mg／dL)	GLU(血漿) (mg／dL)	Zn (μg／dL)
術後16日	3.5	6.5	0.42	234	99	174	25	33	246	22.0	0.79	8.5	142	4.4	0.39	17	223	2.6	339	5,260	10.6	91		
術後9日	2.7	5.1	0.23	158	120	130	42	38	317	18.1	0.68	7.9	141	3.9	0.31	14	180	2.1	294	5,280	9.2	90		
術後2日	3.0	5.1	0.65	156	52	127	34	25	238	23.2	0.79	7.6	143	3.7	2.96	12	179	1.6	308	5,520	9.7	108		29
術前	3.8		0.35			211	25	17		17.8	0.79		140	4.0					332	4,020	10.4			

Tf：トランスフェリン，RBP：レチノール結合蛋白

リハも順調に進み，栄養状態は改善，入院時より，体重は1.5kg増加，握力：右17kg／左16kg，下肢筋力はMMT4。ADLも術前と変わらず維持できた。

胃切除後の食事の取り方について担当看護師からパンフレットを用いて指導し，ゆっくり食事を取ることにも理解されダンピング症状などの出現もなく経過された。また管理栄養士による栄養指導をうけ，術後18日目に退院となる（表3）。

8) 考察

この症例から以下の2つが示された。1つ目は術後早期に経腸栄養から経口摂取へと移行し，胃がん術後の合併症の出現もなく，食事摂取良好で経過した。術後の早期回復のため，消化管が安全に使用できる場合は術後経口摂取をできるだけ早く開始することである。2つ目は適切なリハと，BCAA高配合補助食品の摂取により，術後ADLの低下がみられず，機能維持ができた。

術後早期は，病院食の摂取だけでは必要栄養量を充足できないことも多い。このような場合ONS（経口栄養補助）は有用といわれている。今回，術前の栄養状態が「低栄養の恐れあり」で筋力低下と身体機能低下を併発していたため，食事形態と運動の強度を見ながら，BCAA補助食品をリハ中・後に摂取することで，機能維持ができたと考える。

がん患者では，悪液質や活動体制の低下，食欲不振などにより，二次性サルコペニアを呈することが多い。うつ，倦怠感，嘔気，嘔吐などを伴うこともあり，ADL，QOLが低下しやすい。そのため早期からのリハ栄養介入が必要である。

周術期による侵襲時は，異化期では機能維持，同化期では機能改善をめざしたリハ栄養管理が重要となってくる。

今回の症例は，腹腔鏡補助下手術であったため術後の侵襲は少なかった。病理診断でリンパ節転移もみられず，術後の栄養状態改善が良好であった。しかしがんの手術は，がんの部位，手術内容，年齢，術前の栄養状態，サルコペニアの有無により予後が大きく左右される。がんの悪液質の有無も大きく関連してくるため，リハ栄養を開始するときには，リハ栄養診断に基づいて早期に介入することが重要である。

5 おわりに

がんのサルコペニア・リハ栄養診断には悪液質の有無が大きく関与してくる。骨格筋の減少は，すべてのがん症例において予後不良因子の可能性がある。体重減少や，活動量の低下が認められた場合には早期にリハ栄養を行い，骨格筋量の維持，改善を行うことにより，最終的に患者の生命予後やQOLの改善をめざすことが重要である。

文　献

1) 青山　徹, 他：外科と代謝・栄. 2016；50(1)：29-34.
2) 谷口正哲：日静脈経腸栄会誌. 2015；30(4)：937-40.
3) 若林秀隆：PT・OT・STのためのリハビリテーション栄養. 第2版. 栄養ケアがリハを変える. 医歯薬出版, 2014, p74-8.
4) 森脇久隆, 他：治療を支える疾患別リハビリテーション栄養：リハと栄養はベストカップル. 南江堂, 2016, p10.

参　考

▶ 若林秀隆：リハビリテーション栄養Q＆A. 中外医学社, 2013, p14-5, p88-91.
▶ 日本静脈経腸栄養学会, 編：静脈経腸栄養ガイドライン. 第3版. 照林社, 2013, p222-9, p333-8.
▶ 若林秀隆, 編著：リハビリテーション栄養ハンドブック. 医歯薬出版, 2013, p55-7.
▶ 大川弥生：生活機能とは何か－ICF国際生活機能分類の理解と活用. 東京大学出版, 2007, p1-11.
▶ 若林秀隆：サルコペニアと栄養療法・高齢者の栄養状態とQOL. 静脈経腸栄養. 2014；29(3)：837-42.
▶ 若林秀隆：外科と代謝・栄. 2016；2(50)；1.
▶ 牧野洋知, 他：日腹部救急医会誌. 2012；2(1)：49-55.
▶ 日本リハビリテーション医学会/がんのリハビリテーションガイドライン策定委員会, 編：がんのリハビリテーションガイドライン. 金原出版, 2013, p8-13, p26.

第3章 ◉ 疾患別リハ栄養・サルコペニア

⑥ 心不全のリハ栄養・サルコペニア

神田由佳

Point

● 心不全対策は，医学的な問題だけではなく，医療費の増大や高齢者のQOL低下などの社会的問題を含め，限りある医療資源を有効に活用するための重要なテーマである。

● 慢性心不全は罹患期間が長く，既にサルコペニアの状態に陥っている場合が多いため，急性増悪時にはさらなる骨格筋量減少や筋力低下をまねく危険がある。

● 心不全患者のサルコペニアや栄養不良の原因を多角的にアセスメントし，それぞれの患者にあった介入方法を組み立てていくことが必要である。

1 はじめに

　2025年問題を抱えるわが国では，未曾有の高齢化社会を控え高齢者・超高齢者を中心に心不全患者は増加傾向にある[1]。しかし，治癒が困難と思われる高齢者の心不全管理については，エビデンスといえるデータは限られている。そのため，医学的な問題だけではなく，医療費の増大や高齢者のQOL低下などの社会的問題を含め，限りある医療資源を有効に活用するために心不全対策は重要なテーマといえる。

　高齢心不全患者の病態と予後を把握する要因は3つある。1つ目は，栄養状態，2つ目は，筋肉量低下に伴う機能的障害であるサルコペニア，3つ目は，加齢による予備機能の低下から健康障害をきたしやすいフレイルである。これらの臨床的かつ社会的特徴を理解し，総合的に把握・評価することで[2]，Friedらが提示している高齢者のフレイルサイクル[3]に似た心臓悪液質に陥る悪循環を防ぐことができる（**図1**）。心臓悪液質は慢性心不全患者の約20％に認められており[4]，単一的な介入方法ではなく多職種で連携し多角的に介入をすることが必要である。

心不全とサルコペニア

　心不全とは，1つの疾患ではなく様々な心疾患の終末像であり，心臓のポンプ機能の低下により全身に必要な血液が供給されずうっ血となり，様々な症状をきたす「症候群」である[5]。

⑥心不全のリハ栄養・サルコペニア　181

2005年のAHA/ACCステージ分類[6]では，心不全を4つのステージに分類している。心不全に至っていない状態，冠危険因子を有する肥満やメタボリックシンドロームがステージA，急性心筋梗塞などの構造的心疾患はあるが心不全症状がないのがステージBであり，症状のある心不全がステージCで，重症心不全や末期心不全がステージDと示されている。フレイルやサルコペニアの患者は心臓悪液質を含めたステージC後半からステージDに位置する（図2）[6]。

　心不全のサルコペニアへの対応は，急性心不全と慢性心不全で異なる。さらに急性心不全は2つに分類される。1つ目は，新規発症や初回の急性心不全で罹患期間も短いため骨格筋量の減少や筋力低下は認められない。2つ目の発症直後で軽度の急性心不全は，サルコペニアの予防が中心となる。一方で，慢性心不全の急性増悪は

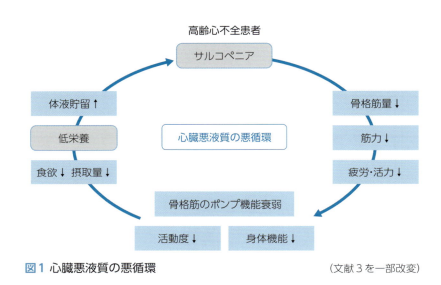

図1　心臓悪液質の悪循環　　　　　　　　　　　　　　　　　　（文献3を一部改変）

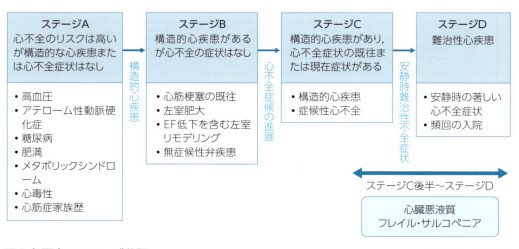

図2　心不全のステージ分類　　　　　　　　　　　　　　　　　　（文献6を一部改変）

罹患期間が長く，既にサルコペニアの状態に陥っている場合が多く，さらなる骨格筋量減少や筋力低下により高齢者のADL低下やQOL低下をまねく危険がある。そのため，心不全治療と併せて全人的なアセスメントを行い，多職種と共通した理解や認識を持つことができるリハ栄養ケアプロセスの過程を踏むことが重要といえる。

2 心不全のリハ栄養診断

1) 栄養障害 (表1) [7]

低栄養：体重やBMIは水分貯留状態により変動するため必ずしも低栄養を反映するとはいえない[2]。

栄養素の不足：利尿薬の使用により水溶性の栄養素（ビタミンB群・亜鉛などの微量元素）の排泄が亢進しやすいため，医師や薬剤師と連携を図る。

2) サルコペニア (表2)

心不全では炎症によりサイトカインが上昇する。代謝が亢進することで異化が進み骨格筋量低下，筋力低下が考えられる。

EWGSOPやAWGSで診断し，既にサルコペニアの状態に陥っている場合も含め，今の状態を見きわめることが重要である。

表1 栄養障害

	原因	検査・調査
低栄養	①飢餓 ②侵襲 ③悪液質	〈Consensusのある指標を使用〉 ・AND／ASPENの低栄養の分類 ・ESPENの低栄養診断 ・体重やBMIは水分貯留状態により変動するため必ずしも低栄養を反映するとは言えない[2]
栄養素の不足状態	①摂取量不足 ②消費・排泄の増加	・ビタミン，微量元素などの血中濃度の低下 ・利尿薬は水溶性の栄養素（ビタミンB群・亜鉛などの微量元素）の排泄を亢進[7] ・栄養素欠乏症状の出現 ・セレン欠乏による心臓のポンプ機能低下

表2 サルコペニア

	原因	検査・調査
サルコペニアあり	①加齢 ②栄養 ③活動 ④疾患	〈Consensusのある指標を使用〉 ・EWGSOP基準 ・AWGS基準
筋肉量のみ低下		
筋力 and／or 身体機能のみ低下		

⑥心不全のリハ栄養・サルコペニア

表3 栄養素摂取量の過不足

	原因	検査・調査
栄養素摂取不足	①個人因子：偏食，嗜好，認知力の低下，など ②環境因子：提供量が少ない，など ③治療上の因子：食事量に見合わない塩分制限など	参照値（REE，食事摂取基準）と比較し習慣的摂取量不足
栄養素摂取不足の予測	①予測される医学的状況に関する要因 ・拡大した左心房による食道の圧排や左反回神経の圧排により食道神経枝を障害して嚥下障害を起こす可能性[8]。 ・呼吸困難感による活動制限や食育不振 ・腸管虚血による消化管粘膜障害，蠕動運動低下 ・消化管うっ血による腸管浮腫 ②環境因子 　安静度による長期のベッド上安静など	医学的事実から近い将来摂取量不足を予測する

3) 栄養素摂取の過不足 (表3)[8]

栄養素摂取不足：食事摂取量が低下した場合に，塩分制限食を厳格に行うことは栄養素の摂取量不足をまねく危険があるため注意が必要である。

栄養素摂取不足の予測

「弁膜症」：左心房が拡大すると食道や左反回神経を圧排し食道神経枝を障害することで嚥下障害を起こす可能性がある[7]。

「左心不全による肺うっ血」：易疲労感や息切れ，呼吸困難の原因となり活動制限や食欲不振が生じることがある。

「右心不全による体静脈うっ血」：腸管浮腫が原因で下痢や腹部膨満を生じ栄養吸収障害のリスクとなる。

3　症例

1) 現病歴

84歳，男性。

【診断】

慢性心不全急性増悪，不安定狭心症，肺炎

【既往歴】

陳旧性心筋梗塞（PCI後），慢性閉塞性肺疾患 ステージ I，高血圧症，2型糖尿病

【NST依頼】

前医入院前のADLは自立で，自営の酒屋の仕事を行っていた。前医で慢性心不全急性増悪と診断され入院していたが3日前に退院。自宅で夜間，突然の胸痛，

呼吸困難感を主訴に救急要請がありICUへ緊急入院となった。

入院時は，急性心原性肺水腫の状態で非侵襲的陽圧換気療法（以下NPPV）と薬物治療が開始となり，一時的に症状は改善された。入院3日目，胸痛発作を契機に不穏となり鎮静目的のため気管内挿管を施行。心筋虚血精査のため同日心臓カテーテル検査が施行された。診断の結果狭窄が認められ，冠動脈インターベーション（以下PCI）を行い，大動脈バルーンパンピング（以下IABP）が留置された。

入院5日目IABPを離脱し，入院13日目で抜管を施行するが酸素化不良のためNPPVが再装着となった。同日ベッド上リハが開始された。経鼻胃管や中心静脈カテーテル挿入の違和感で自己抜去をしようとしたり，失見当識によりベッドから降りようとし転落の危険があるなど，不穏状態が続いていた。入院15日目経鼻胃管より白湯100mL×3回が開始となるが嘔吐や悪心が出現し栄養療法が進まず，入院18日目NPPVを離脱したところでNST依頼があり介入開始となった。

2) 現症

【NST介入時の身体機能所見】

身長 153cm，体重 53.3kg（入院時体重：61.1kg，理想体重：51.4kg），BMI 22.7 kg/m²，体重減少率 12%（入院時より18日間），全身浮腫あり（特に下腿が著明），皮膚乾燥あり。

Barthel Index：0点

PCI結果：左回旋枝起始部99%狭窄あり

経皮的バルーン血管形成術（POBA）のみ施行：75%狭窄へと改善

UCG：左室駆出率30〜40%

前壁中隔：著明な運動低下

僧帽弁閉鎖不全：軽度から中等度

胸部XP：肺野全体に透過性低下　心胸郭比54%

【NST介入時の検査所見】

Hb 10.0g/dL，Alb 2.2mg/dL，CRP 2.02mg/dL，BUN 8mg/dL，Cre 1.23mg/dL

【リハ処方】

理学療法：2単位（関節可動域訓練，坐位・起立・歩行訓練）

【栄養評価】

栄養状態維持をめざし，当面エネルギー蓄積量を0として，全エネルギー消費量＝エネルギー必要量とする。

全エネルギー消費量：基礎代謝量（1,109kcal）×活動係数（1.2）×ストレス係数（1.2）＝1,597kcal

中心静脈栄養：ネオパレン1号®1,000mL（560kcal），20％イントラリポス®200mL（400kcal）

経腸栄養：白湯300mL／day

	必要量	TPN	経腸	経口	充足率
エネルギー量 (kcal)	1,596	960			60%
糖質 (g)	240	120			50%
蛋白質 (g) (1.0g／kg)	59.3	20			33%
脂質 (g)	44	40			90%

3) ICF による評価

健康状態	慢性心不全急性増悪，慢性閉塞性肺疾患，高血圧症，2型糖尿病
心身機能・身体構造	心機能低下・呼吸機能低下，筋力低下，意識障害
活動	ベッド上安静，尿道カテーテル留置中，排便はオムツ内失禁
参加	家庭復帰困難，酒屋経営困難
個人因子	84歳男性，喫煙30本×57年（72歳で禁煙），性格穏やか
環境因子	妻と長女と3人暮らし，自宅で酒屋を経営，介護保険未申請

4) リハ栄養診断

　悪液質診断基準[9]により悪液質であると判断された。また，AND／ASPEN低栄養分類やMNA-SF判断では，低栄養状態であることは明らかである。長期絶食やエネルギー必要量の充足率も低いため早急な栄養管理の改善が必要といえる。また，長期臥床や代謝亢進状態により，骨格筋量減少や骨格筋のポンプ機能衰弱が予測され，機能回復に長時間を要すると考える。

栄養障害	栄養障害：あり AND／ASPEN低栄養分類 ・エネルギー摂取不足：60% ・体重減少：2.9%（12日間） ・筋肉量減少：未測定 ・皮下脂肪減少：未測定 ・局所または全身水分貯留：全身にあり ・身体機能衰弱（握力）：未測定 MNA-SF：3点 ・絶食期間：15日間，BMI：25.3kg／m^{2}ではあるが全身浮腫がある ・栄養素（脂肪酸，ビタミン，微量元素など）の血中測定は未実施 ・栄養素欠乏症状の出現の有無：皮膚の乾燥あり

サルコペニア	サルコペニア：不明 • EWGSOP・AWGS：歩行速度・握力が未測定のため判断できず • 年齢84歳，長期臥床安静中，IABPや人工呼吸器を使用し代謝亢進状態であった • サルコペニアである可能性は高い
栄養素摂取の過不足	栄養素摂取の不足：あり 全エネルギー必要量充足率：60% 蛋白質必要量充足率：33% 個人因子：口腔内乾燥，不穏による意思疎通困難 嚥下機能検査：未実施 長期絶食であったため，リフィーディングシンドロームや腸管の吸収障害には注意が必要
心臓悪液質	心臓悪液質：あり 診断基準[9]：体重減少，全身倦怠感，食欲不振，貧血（筋力低下や除脂肪量は未測定）

5）リハ栄養ゴール設定

栄養のゴール	短期目標	（3週間）食事が開始され安定して5割摂取できるようになる。中心静脈カテーテルを抜去できる。
	長期目標	（2カ月）安定して食事が8割以上摂取できる（エネルギー必要量が充足できる）
リハのゴール	短期目標	（3週間）歩行訓練が始められる。日常生活動作自立への意欲が見える
	長期目標	（2カ月）日常生活動作が自立し，独歩での退院ができる。自主的な筋トレが積極的に行える

6）介入後の経過（表4）

　介入当初はNPPV離脱直後であり，呼吸状態も良好とはいえない状態であり不穏も強く，安全具を使用していた。全エネルギー消費量を1,596kcal，蛋白質必要量は，腎機能は正常であるため，初めは体重当たり1.0g/kgと設定した。循環動態・呼吸状態の安定を最優先とし，状態が落ち着くまではベッド上でのリハ訓練が行われ看護師も調子を見て安全具を外し関節可動域訓練を行い，これ以上の筋力低下や機能低下を起こさないよう努めた。また利尿薬を使用しているため，ビタミンB群や微量元素の補充を医師へ提案した。NST介入前に嘔吐があったことから栄養剤の投与開始について賛否両論となり主治医の判断で白湯からの開始となった。長期絶食による絨毛の脆弱や腸管浮腫による吸収障害を懸念し胃内残量を確認しながら，ゆっくりと栄養剤の量を増量していった。血液検査のデータや消化器症状の推移に注意し，静脈栄養開始から2週間かけて目標エネルギー量に到達できた。

　順調に治療を進めることができ，循環動態・呼吸状態も安定され離床の段階となった。歩行練習開始した時点（介入21日目）で，活動係数1.3～1.4となり全エネル

表4 NST介入後の経過表

NST介入	初回	1週目	2週目	3週目	4週目	5週目	6週目
体重 (kg)	53.3		53.7	52.4	52.2	51.2	51.7
握力 (kg)					11.9		8.7
上腕周囲長 (cm)					21.0		22
下腿周囲長 (cm)					30		30.5
歩行速度					0.6m/sec		0.8m/sec
尿量 (mL)	1,460	2,200	2,300	2,400	2,100	2,030	2,020
WBC (/μL)	6,400	8,300	10,100	6,300	6,200	7,500	7,700
Hgb (g/dL)	10	8.4	9.7	8.2	7.5	9.1	8.7
Alb (mg/dL)	2.2	2.4	2.7	2.7	2.5	3.1	3
CRP (mg/dL)	2.02	0.55	0.33	0.21	2.83	0.18	0.36
静脈栄養							
ネオパレン®	1号 1,000mL	2号 1,000mL	→	1号 1,000mL			
20%イントラリポス®	400mL	→	200mL	→			
経腸栄養							
ペプタメンS®		300mL	450mL				
リキッドダイエット®K-2S				900mL			
経口摂取							
嚥下調節食				2食全量			
移行食 (軟菜食)					全量 主食卵粥		
普通食 (塩分6g制限食)						全量 主食卵粥	全量 主食卵粥
補助食品 (メイバランス®Mini)					250mL	375mL	375mL
摂取量合計							
エネルギー (kcal)	960	1,220	1,695	2,276	2,200	2,482	2,482
蛋白・アミノ酸 (g)	20	45.9	53.85	81.1	112	134	134
脂質 (g)	40	58	47	48.7	61.4	74.5	74.5
炭水化物 (g)	120	231.4	259.6	366.1	292.6	307.6	307.6
エネルギー必要量 (kcal)		1,596			2,263		2,400
エネルギー充足率 (%)	60.0	76.0	106.0	100.5	97.2	103.4	103.4
理学療法	ROM 端坐位 40分	車椅子 立位 40分	車椅子 立位 40分	歩行 10m 40分	歩行 200m 40分	歩行 400m	歩行 階段
活動範囲	ベッド上	ベッド上 or 端坐位	ベッド上 or 車椅子	ほぼ ベッド上 or 車椅子	車椅子 使用	歩行器 使用	1本杖 使用

ギー消費量は1,863kcalと算出した。骨格筋量増加を目的に，エネルギー必要量は消費量1,863kcal＋蓄積量400kcalとし2,263kcalへ変更した。それに合わせ経管栄養増量し，TPN製剤を減量した。

嚥下機能訓練は介入8日目から開始となり，ST評価では「多少むせはあるが年相応の嚥下力」であった。初めはST介入による練習のみであり，不穏が遷延していたため介入21日目から嚥下調整食の自力摂取が開始できた。嚥下調整食開始のタイミングで半消化態栄養剤へ変更し，エネルギー必要量の充足は十分にできた。しかし介入27日目の段階で，浮腫は消失していたが体重増加は認められていなかった。また，下腿周囲長，歩行速度，握力の測定を実施したところ，AWGSサルコペニア診断[10]，前田らの下腿周囲長カットオフ値[11]診断でも「サルコペニア」であることが示された。そのため，体重増加と筋力増加，身体機能上昇のため，腎機能の推移を確認しながら蛋白質必要量を2.0g/kg程度，エネルギー必要量（蓄積量600kcal）2,400kcalの大幅な増量とリハ介入強化（筋力トレーニング，歩行時間の延長）に努めた。その後，2週間の介入で歩行速度，下腿周囲長の増加がみられ，身体機能も1本杖歩行や階段昇降ができるまでとなった。「自分の足で家に帰りたい」という本人のQOLは満たすことができたが，悪液質診断基準ではまだ悪液質が残存しているため，栄養指導と自主トレーニングの方法を指導し，介入42日目で独歩退院となった。

7) 考察

この症例から2つの重要な点が示された。1つ目は，全身浮腫が認められる場合，体重による栄養評価を単純に用いることができないことである。2つ目は，心不全患者は入院以前より低栄養状態を呈していることが多く，回復に時間がかかることである。

栄養評価は一般的に体重が重要視されている。しかし，心不全患者ではうっ血により体液貯留が起こり体重が増加し，利尿薬などによる治療で，体液量が減ると体重が減少する。実際にこの症例でも，退院時の体重がNST介入時点より−1.6kg，入院時からは，−9.4kgの体重減少があったが，歩行速度の上昇と，ADLの自立，また自覚症状も消失したことから，体液量の減少が大きな要因といえる。このように，栄養以外の因子で体重が大きく変化するため体重の変化を単純に栄養評価に用いることが難しい。そのため，握力などの筋力や，筋肉量をCTなどの画像で測定する方法，また，コレステロール値やヘモグロビン，リンパ球数などの血液データを用いるCONUT法やgeriatric nutritional risk index（GNRI）を患者の状態によって使い分け栄養評価をすること[12]で様々な角度から判断することができるといえる。

また，この症例は入院前から体うっ血により，食事量や活動量の低下があったこ

⑥心不全のリハ栄養・サルコペニア

とが予測され，骨格筋量の減少や筋力の低下が既に生じており，心臓悪液質の状態であった可能性がある．そのため，心不全自体の治療が終了したとしても，ADLが自立できるまでには時間がかかった．このように，心不全患者の回復には，様々な要因があるため治療・栄養管理・運動療法をバランス良く調整し，多角的に介入する必要がある．

文　献

1) Okura Y, et al：Circ J. 2008；72：489-912.
2) 日本心不全学会ガイドライン委員会, 編：高齢心不全患者の治療に関するステートメント. ライフサイエンス出版, 2016, p17-9.
3) Fried LP, et al：J Gerontol A Biol Sci Med Sci. 2001；56A (3)：M146-56.
4) Morley JE, et al：Am J Clin Nutr. 2006；83 (4)：735-43.
5) 伊藤　慎：臨床栄養. 2015；127 (3)：282-8.
6) Hunt SA, et al：ACC／AHA Practice Guidelines. 2005；e8.
7) 日本静脈経腸栄養学会, 編：静脈経腸栄養テキストブック. 南江堂, 2017, p364.
8) Mönkemüller K, et al：Clin Gastroenterol Hepatol. 2010；8 (4)：e41-2.
9) Evans WJ, et al：Clin Nutr. 2008；27：793-9.
10) Chen LK, et al：J Am Med Dir Assoc. 2014；15 (2)：95-101.
11) Maeda K, et al：Ann Nutr Metab. 2017；71 (1-2)：10-5.
12) Narumi T, et al：J Cardiol. 2013；62：307-313.

参　考

▶ 吉村芳弘：循環器ナーシング. 2017；7 (5)：53-61.
▶ 森脇久隆, 他：治療を支える疾患別リハビリテーション栄養. 南江堂, 2016, p140-8, p149-57.
▶ 木田圭亮：臨床栄養. 2017；130 (6)：838-45.
▶ 宮島　功：臨床栄養. 2017；130 (6)：906-13.

第3章 ● 疾患別リハ栄養・サルコペニア

⑦ 慢性腎臓病のリハ栄養・サルコペニア

内橋 恵

Point

● 従来，慢性腎臓病に対して蛋白質制限が行われてきたが，1日の活動量とリハ負荷を考慮して総合的に栄養マネジメントすることが望ましい。

● 医師，薬剤師，管理栄養士やセラピスト，社会福祉士達とのチーム医療による栄養管理で慢性腎臓病（以下，CKD：chronic kidney disease）の重症化を予防する。

● 回復期リハ病棟では，ADL向上をめざして，CKDの病期に合わせた栄養管理を考えながら，積極的にリハを行っていく。

1 はじめに

1) CKDの現状

わが国における血液透析患者数は30万人を超え，なお増加している。人口の高齢化と，糖尿病や高血圧，脂質異常症などの生活習慣病の増加から今後も増え続けることが予想される[1]。CKDが進行すれば，末期腎不全に至るだけでなく，心血管疾患発症のリスクファクターにもなるため，生命予後に大きく関わっていることが知られている。CKD患者は，体蛋白質異化亢進状態にあるため，長期的には栄養状態の低下は避けられない。

2) CKDの分類

①CKDの定義

「エビデンスに基づくCKD診療ガイドライン2013」によれば，以下の基準を満たすものがCKDとされる。

①尿異常，画像異常，血液，病理で腎障害の存在が明らか。特に0.15g/gCr以上の蛋白尿（30mg/gCr以上のアルブミン尿）の存在が重要。

②糸球体濾過量（以下，GFR：glomerular filtration rate）＜60mL/min/1.73m²

①②のいずれか，または両方が3カ月以上持続する[1]。

⑦慢性腎臓病のリハ栄養・サルコペニア　191

②CKDの重症分類

　CKDの重症度は，**表1**のように原疾患，GFR，アルブミン／クレアチニン比（以下，ACR：albumin creatinine ratio）によるCGA分類（C：原因，G：GFR，A：ACR）で評価される。

　CKDのステージ（病期）は，GFRによるものが正確だが，測定が煩雑なため推算糸球体濾過量（以下，eGFR：estimated glomerular filtration rate）を求め，それによりG1〜G5と区分する[1]（**表1**）[2]。

　CKDのステージ分類は，生命予後との間に有意な相関が示されている。特にG3b以上（GFR45mL／min／1.73m^{2}未満）では，心血管死亡だけでなく，末期腎不全への進行および急性腎障害の罹患率が急激に増加している[1]。

3) CKDと蛋白質・エネルギー消耗（以下，PEW：protein-energy wasting）（表2）

　CKD患者の栄養障害は，体蛋白質の損失と貯蔵エネルギーの消耗を主たる症状とする。原因としては以下のことが挙げられる。

　①尿毒素の蓄積によりアシドーシスをきたすと，分岐鎖アミノ酸（以下，BCAA：Branched Chain Amino Acid）分解酵素の活性上昇，筋肉からのアミノ酸遊離を促す。

　②インスリン不足，インスリン抵抗性増大により蛋白同化作用が減弱する。

表1 CKDの重症度分類

原疾患	蛋白尿区分		A1	A2	A3
糖尿病	尿アルブミン定量（mg／day）尿アルブミン／Cr比（mg／gCr）		正常	微量アルブミン尿	顕性アルブミン尿
			30未満	30〜299	300以上
高血圧　移植腎腎炎　　不明多発囊胞腎　その他	尿蛋白定量（g／day）尿蛋白／Cr比（g／gCr）		正常	軽度蛋白尿	高度蛋白尿
			0.15未満	0.15〜0.49	0.50以上
糸球体濾過量（GFR）区分（mL／min／1.73m^2）	G1	正常または高値	≧90		
	G2	正常または軽度低下	60〜89		
	G3a	軽度〜中等度低下	45〜59		
	G3b	中等度〜高度低下	30〜44		
	G4	高度低下	15〜29		
	G5	末期腎不全（ESKD）	<15		

重症度は原疾患・GFR区分・蛋白尿区分を合わせたステージにより評価する。CKDの重症度は死亡，末期腎不全，心血管死亡発症のリスクを □ のステージを基準に，■，■，■ の順にステージが上昇するほどリスクは上昇する。

（文献2より引用）

表2 CKD患者のPEW診断基準

項目	判定基準
①血液	・血清アルブミン：3.8g／dL未満 ・血清プレアルブミン（トランスサイレチン）：30mg／dL未満（維持透析患者） 　ただし，CKDステージG2～G5の患者のGFRレベルによって異なる ・血清総コレステロール：100mg／dL未満
②体重	・BMI：23.0kg／m^{2}未満 ・意図的でない体重減少：3カ月間で5％以上または6カ月間で10％以上の減少 ・体脂肪率：10％未満
③筋肉量	・筋肉量の減少：3カ月間で5％以上または6カ月間で10％以上の体重減少 ・上腕筋囲長の減少：母集団の50パーセンタイルから10％以上の減少 ・クレアチニンの増加
④食事摂取量	・蛋白質摂取量 　維持透析患者：0.8／kg体重／day未満が2カ月以上続いている 　CKDステージG2～G5の患者：0.6kg体重／day未満が続いている ・エネルギー摂取量の不足：25kcal／kg体重／day未満が2カ月間以上続いている

①～④のうち3つ以上に該当する場合，PEWと診断[3]

③高リン血症による副甲状腺ホルモンの増加は筋肉からのアミノ酸遊離を促す。

④炎症を合併することにより，炎症性サイトカインが筋肉融解を引き起こす。

尿毒症の環境になると食欲関連のホルモンの異常によって食欲が低下する，代謝性アシドーシスや炎症などによる蛋白異化・エネルギー代謝が亢進して，体蛋白が失われサルコペニアをまねく要因となる。

4) 高齢者のCKD

高齢者では筋肉量が低下している場合，クレアチニンの値が低く表れることが多く，腎機能障害を評価する際には注意が必要である。腎機能は，加齢による腎臓の血管構造の変化とともに低下し，60歳以上の男性の30％，女性の45％がeGFR60mL／min／1.73m^{2}未満であり，CKDステージではG3以上に相当することが知られている。また，高血圧や尿蛋白を伴っている場合，腎機能の低下速度が加速し，尿蛋白があると腎機能の低下速度は約3倍になる[4]。

⑦慢性腎臓病のリハ栄養・サルコペニア

2 症例

2型糖尿病を伴う高齢者CKDの左尾状核・左橋背側出血例。

1）経過

82歳，男性。夫婦2人暮らし。

既往に2型糖尿病（30年前から）あり，DPP-4阻害薬とスルホニル尿素類内服とヒトインスリン皮下注にてコントロール中（空腹時血糖90〜130mg/dLで経過），高血圧，CKD（ステージ4），腎性貧血あり。長男は単身赴任中であり週末のみ帰省。食事は妻がつくっていた。突然，右上下肢麻痺が出現し救急病院を受診した。検査の結果，左尾状核に一辺22mmと左橋背側に一辺10mmの脳出血を認め，保存的治療にて経過した。発症時に意識障害もあったため経管栄養と経口摂取を併用していた。一部介助にて経口摂取ほぼ10割となり，経管栄養チューブが抜去され，脳出血発症22日目に当院へリハ目的にて転院となった。

2）入院時の現症

【身体機能所見】

身長157.2cm，体重55.5kg，BMI 22.5kg/m^2（健常時体重59.0kg，体重減少率5.9%）

左上腕周囲長：21.5cm

左下腿周囲長：33.5cm（右片麻痺あり，ブルンストロームステージ上肢V，手指V，下肢V）

握力：左16.4kg／右17.6kg

構音障害：舌の巧緻性低下に伴う構音の歪みによる発話明瞭度（1.5）低下

嚥下障害：喉頭蓋谷に残留少量認める，改訂水飲みテスト（MWST）4点，嚥下反射遅延，糖尿病食の全粥・粗みじんを摂取

運動失調：体幹失調あり，指鼻指試験と膝踵試験は問題なし

感覚障害：右上下肢深部感覚障害中等度・右上肢触覚障害中等度

MMSE：21/30

HDS-R：19/30

FIM運動26点，認知17点の合計43点

（運動面：食事は促しと皿移動必要で4点，整容は見守りの5点，清拭や更衣や排泄などは1点，移乗は一部介助可であり4点，移動と階段は不可の1点）

GCS（開眼4，最良言語反応4，最良運動反応6）で傾眠傾向を認め，右片麻痺と体幹失調のため右に傾き坐位保持不可

【入院前の検査】

e-GFR 26.7，HbA1c8.6%，尿蛋白／クレアチニン比2.73g／gCr，尿蛋白量80.2 mg／dL

【入院時の検査】

Hb 10.5g／dL，Ht 32.0%，BUN 28.2mg／dL，CRP 0.48mg／dL，Cr 2.2mg／dL，空腹時血糖63mg／dL，e-GFR 27.5，HbA1c8.7%，TP 6.0g／dL，Alb 3.2g／dL，K 4.8mEq／L，P 3.9mg／dL

3）ICFによる評価

健康状態	脳出血，2型糖尿病，CKD，腎性貧血，高血圧
心身機能・身体構造	右片麻痺，運動失調，構音障害，感覚障害，高次脳機能障害，両下肢筋力低下，運動耐久性低下，両足背浮腫，嚥下障害，腎臓機能障害
活動	食事・更衣・移乗動作は一部介助，歩行困難
参加	競馬，友人との談話会2回／月
個人因子	82歳男性，温厚
環境因子	妻（身障4級）と2人暮らし，自宅段差改修に改修済み 通所デイサービス2日／week（要支援2），身障手帳なし

4）リハ栄養診断

栄養障害	栄養障害：あり CKDによるエネルギー栄養消耗あり 栄養スクリーニング（MNA-SF）入院時　6点 血清アルブミン3.2g／dL AND／ASPENの低栄養にて3項目該当あり ・エネルギー摂取量不足による低栄養あり ・体重減少率5.9% ・握力低下あり PEW診断基準（**表2**）： ・血液：血清アルブミン3.2g／dL ・体重：BMI 22.5kg／m^2 ・筋肉量：体重減少5.9%／月 ・食事摂取量：エネルギー摂取量の不足 上記の項目すべてを認め，PEWと判断
サルコペニア	サルコペニア：なし 下腿周囲長：33.5cm 筋力（握力）：右17.6kg／左16.4kg 身体機能（歩行速度）：歩行不可 加齢：82歳 活動：前院で安静臥床約2週間あり 栄養：摂取エネルギー不足 疾患：腎機能障害，慢性炎症 （筋肉量減少はないが，筋力低下・身体機能低下あり）
栄養素摂取の過不足	栄養素摂取の過不足：あり エネルギー，蛋白質の摂取不足

⑦慢性腎臓病のリハ栄養・サルコペニア　195

5) リハ栄養ゴール設定

栄養の ゴール	短期目標	（1カ月）姿勢保持し自立（一部介助）で食事を8割程度摂取し体重を維持する
	長期目標	（3カ月）自立で食事をほぼ10割摂取し体重2kg増加する
リハの ゴール	短期目標	（1カ月）平行棒使用にて立位保持する
	長期目標	（3カ月）手すりを使用し屋内歩行の自立ができて自宅退院する

6) リハ栄養ケアプラン

　入院当初は傾眠傾向で発話も少なく，活動性を上げることを目標とし介入を開始した．軽度の嚥下障害を認めたため全粥・きざみのとろみつき食事形態だったが，嚥下内視鏡検査の結果，段階的な食事形態の変更可能と判断し，入院8日目から米飯・きざみ食に変更した．平行棒による上肢支持があれば立ち上がりは可能であったが，右側へ崩れた．

　リハ栄養診断の結果，サルコペニアではないが，低栄養，PEWであり，週に1回の体重測定，上腕周囲長，下腿周囲長の測定をスタッフと協働し開始した．リハは主に両下肢の機能改善を目的とした介入を実施した（図1）．

リハプラン	理学療法（3単位） 　筋力増強訓練，関節可動域運動，立位支持練習，歩行練習 作業療法（3単位） 　右上下肢ストレッチ，関節可動域運動，バランス訓練，立位訓練，更衣訓練，トイレ練習，高次脳機能訓練 言語療法（3単位） 　嚥下訓練，舌・口唇運動，発声練習，書字練習

7) 介入後の経過

①入院から1カ月

　残腎機能の維持を考慮しながらリハ負荷をかけることが必要であったため，入院時エネルギー必要量を糖尿病食1,600kcalと設定した．

　必要蛋白質量は，「エビデンスに基づくCKD診療ガイドライン2013」より，標準体重54kgとして54×0.8〜1.0g/kg＝43.2g〜54g/dayと算定[1]し，蛋白質54gを提供した．

　CKDだけでなく，脳出血による右片麻痺があったため，転倒に注意し全身状態の観察を行いながら，主に両下肢のレジスタンストレーニングや坐位姿勢の訓練を行った．坐位姿勢保持が可能となり，活動性向上し離床時間の延長が図られ，デイルームで新聞を読んだり，妻と談話したりするなど長時間車椅子坐位で過ごせるようになった．

	入院時		1カ月		退院時
体重 [kg]	55.5		56		57.2
MNA-SF [点]	6				10
AC [cm]	21.5	【栄養】 糖尿病食1,600kcal提供し10割摂取 　水分量　500〜800mL 　out　600〜1,000mL インスリン皮下注（朝のみ） 血糖降下薬	23.5	【栄養】 糖尿病食1,800kcalに変更 捕食開始 　1.05×56.7×1.8×2 　＝214.3≒200kcal リハ後30分以内に摂取 1回／week　1日血糖測定	23.8
CC [cm]	33.5		35.3		35.7
右握力 [kg]	17.6		18		19.2
左握力 [kg]	16.4		17.6		18.8
TP [g/dL]	6.0		6.3		6.4
Alb [g/dL]	3.2		3.3		3.3
Hb [g/dL]	10.5		10.6		10.2
Ht [%]	32.0		33.1		31.7
BUN [mg/dL]	28.2		26.7		33.3
Cr [mg/dL]	2.2		2.2		2.37
尿酸 [mg/dL]	5.3		5.9		6.7
e-GFR [mL/min/1.73m²]	27.5		27.3		27.5
K [mEq/L]	4.8	【リハ】 左右非対称強くアライメント調整 坐位の前後重心移動 10日後〜平行棒にて立位訓練開始	4.7	【リハ】 立位安定性向上 手すり歩行・歩行器歩行 見守り〜軽介助	5
P [mg/dL]	3.9		3.1		3.3
Fe [μg/dL]	98		108		121
BS [mg/dL]	97		126		89
HbA1c [%]	8.7				7.6
FIM運動 [点]	26		44		53
FIM認知 [点]	17		21		23
FIM合計 [点]	43		65		76

図1 症例のパラメーター

②1カ月から2カ月

1カ月目の採血データでCRP0.48mg/dL，Cr 2.2mg/dL，e-GFR 27.3と腎機能の悪化がなかったため，エネルギー投与量を＋200kcalの糖尿病食1,800kcalに変更した。

徐々に耐久性が上がり，立ち上がり訓練を取り入れた。エネルギー必要量の増量後の採血結果も悪化しなかったため，歩行訓練のエネルギー消費量を$1.05 \times 56.7 \times 1.8 \times 2 \fallingdotseq 200$kcalと算出し，食物繊維入りホエイペプチド・BCAA配合の補食を開始した。同時に心不全による耐久性低下の可能性も考え，体液バランス測定を開始し，尿量排出が800〜1,000mL／dayから大きく崩れることなく経過した。

立位訓練だけでなく，自宅での手すり歩行をめざしてリハ室での歩行器歩行を実

施した。看護師が本人の疲労度や活動量を適宜，セラピストに情報提供した。

③2カ月から3カ月

　セラピストと協働し，看護師による病棟リハ（廊下の手すりを使用した歩行）を1日1回20～30m見守りで実施し，歩行動作の安定がみられた。退院時は，体重57.2kg，BMI23.1kg/m²エネルギー摂取量2,000kcalとPEWの血液項目以外は改善し，PEWではなくなった。FIM運動53点・認知23点の合計76点，MNA-SF 10点と向上した（図1）。50mの手すり歩行を達成し，入院から4カ月目に自宅退院した。

8) 考察

　本症例で以下の2点が示された。1点目は，多職種と共有し，段階的にエネルギー必要量を上げたことで，リハの負荷量に見合ったエネルギー量の管理ができた。2点目は，PEWの項目を減らす栄養マネジメントで，栄養障害が改善した。

　まず，CKD患者のステージと原疾患の病期に合わせたゴール設定に沿った栄養マネジメントを行った。入院当初，脳出血による覚醒度低下があり，体重維持と耐久性の上昇を目標とした蛋白質量を設定した。だが，本症例では，本人や家族の最終目標は手すりを使用した室内歩行であり，この栄養量では目標達成に至らないと考えた。3時間のセラピストによる機能訓練に加え，病棟での看護師によるADL訓練によるエネルギー消費量が多いため，ガイドラインの推奨通りの栄養管理では体重・筋肉量とも減少して，十分な機能改善が得られなかった可能性があった。加えて，高齢者の身体・代謝特性と，糖尿病によるインスリン不足で蛋白同化抵抗性が引き起こされており，同化を誘導するためには，蛋白質の増量が筋肉合成に必要であった。この増量が，腎臓に負荷を与える恐れがあることをチームで情報共有し，腎機能悪化の早期発見に努めた。

　次に，1日の活動量とリハ負荷，腎機能などを多角的に考慮した栄養マネジメントを行い，目標設定した。多職種と連携のもと積極的な攻めの栄養管理を行った結果，蛋白質増量を図ることができ，体重も増加した。エネルギー増量時にはNSTチームと連携し，腎機能悪化の有無を血液検査で評価し，栄養必要量を段階的に変更した。同時にセラピストと週1回カンファレンスを開き，運動負荷を上げることで蛋白同化作用を誘導した。看護師が，1日を通した活動と休息のバランスを考慮して，リハの強度のタイミングをセラピストへ提案したことも目標を達成した一因と考える。

　反省点として，経済的理由で，トランスサイレチンや尿蛋白量の検査データを得ることができなかった。今後，必要なモニタリングを多職種連携会議で提案し，パラメーター化していきたい。

3 おわりに

　CKD患者の栄養障害は，腎機能保護の観点から蛋白質制限になりがちである。だが，PEWの診断基準にもあるように全身の栄養マネジメントがCKD患者にも必要である。厳しい食事制限は患者のQOLを下げる側面もある。また，CKDのステージによっても栄養マネジメントは変化する。CKD患者の健康寿命を延伸するためには，CKDの栄養病態を評価し，多職種でリハ栄養を実践することが重要である。

文　献

1) 日本腎臓学会，編：エビデンスに基づくCKD診療ガイドライン2013. 東京医学社, 2013, p5, p8, p227.
2) 日本腎臓学会，編：CKD診療ガイド2012. 東京医学社, 2012, p3.
3) Fouque D, et al：Kidney Int. 2008；73 (4)：391-8.
4) 飯田喜俊, 兼平奈奈編：慢性腎臓病CKD食事指導のポイント. 第3版. 医歯薬出版, 2016, p5-6.

参　考

▶ 医療情報科学研究所：病気がみえるvol.8腎・泌尿器, 第2版. メディックメディア, 2016.
▶ 山田康輔, 他：慢性腎臓病. 臨栄. 2017；130 (6)：898-905.
▶ 森脇久隆, 他：治療を支える疾患別リハビリテーション栄養　リハと栄養はベストカップル. 南江堂, 2016, p256-61.
▶ 若林秀隆, 監修：リハビリテーション栄養ポケットガイド. 改訂版. ジェフコーポレーション, 2017, p5-16.
▶ 日本静脈経腸栄養学会, 編：一般社団法人日本静脈経腸栄養学会　静脈経腸栄養テキストブック. 南江堂, 2017.
▶ 上田　敏：国際生活機能分類ICFの理解と活用. 萌文社, 2005.

第3章 ● 疾患別リハ栄養・サルコペニア

8 廃用症候群のリハ栄養・サルコペニア

剱持君代

- 廃用症候群では低栄養とサルコペニアの頻度が高い。高齢者の廃用症候群の91％に低栄養が認められ、二次性サルコペニアを認めることが多い。
- 廃用性筋萎縮は安静臥床によって生じる可能性がある。急性期から不要な安静臥床や絶飲食は避け早期離床と早期経口摂取が重要である。
- 高齢者の廃用症候群では低栄養・低アルブミン血症・悪液質を認める場合に機能予後が悪い。適切な栄養管理のもとリハを行うことが重要である。

1 はじめに

　廃用症候群とは、疾患などのために活動性や運動量の低下した臥床や安静状態が続くことで、全身の臓器に生じる二次的障害の総称である。筋力低下は安静臥床の初日より始まり、1週間で10〜15％、5週間では35〜50％低下するとされる[1]。また筋萎縮・関節拘縮などの運動機能障害だけでなく、食欲不振・嚥下困難などの摂食嚥下障害、抑うつ・意欲低下などの精神機能障害、また呼吸器・循環器などの臓器系の障害にまで及ぶ。これら廃用性の変化のほとんどは、臥床開始後1週間〜2週間の短期間で進行する[2]。予備力の少ない高齢者はこのような障害により日常生活動作（以下ADL）が低下する。また高齢者の廃用症候群の91％に低栄養が認められ[3]、二次性サルコペニアを認めることが多く、低栄養・低アルブミン血症・悪液質を認める場合に機能予後が悪い[4]と報告されている。二次性サルコペニアの原因には活動・栄養・疾患がある。リハ栄養ケアプロセスでは、これらの原因を明らかにし、対象者が自らADLが行えるように、多職種でSMARTなゴールを設定し介入することが望まれる。

2 廃用症候群のリハ栄養診断

1) 栄養障害

廃用症候群はBody Mass Index（以下BMI）・ヘモグロビン・アルブミン・総蛋白が低く，廃用症候群が重度であるほどアルブミン・総蛋白が低い[5]。またわが国における廃用症候群を対象とした簡易栄養状態評価（以下MNA-SF）調査では87.6%に低栄養を，12.4%に低栄養のリスクがそれぞれ認められ，低栄養の原因には飢餓・悪液質・侵襲があり，その割合は飢餓44.4%・悪液質30.2%・侵襲83.4%である[6]と報告された。飢餓が原因である場合は，加齢による認知の低下や，ひきこもりなどによるエネルギーと蛋白質（アミノ酸）の摂取量不足が考えられ，入院前から発症していることが懸念される。この場合はエネルギーの蓄積量を考慮し，リハを併用していく。悪液質の主とする症状は体重減少である。体重減少がリスク因子とされているため，体重の推移を評価することが重要である[7]。侵襲が原因である場合は原疾患の治療が優先となる。しかし廃用症候群の原因は1つではなく，複合的である場合が多いことを考慮する。

2) サルコペニア

高齢者の廃用症候群は，サルコペニアの原因をすべて合併している可能性がある。活動によるサルコペニアの要因の1つに廃用性筋萎縮がある。廃用性筋萎縮の回復には発症までにかかった期間の3倍を必要とする[8]。またサルコペニアは，医療機関で引き起こされる医原性によるサルコペニアの場合があることも考慮しなければならない。たとえば急性期病院では疾患の治療が優先され，離床や栄養管理が十分に行われにくい。回復期リハビリテーション病院では機能改善への期待が大きく，患者の体重変化や疲労状態，エネルギー摂取量と消費量のバランスなどを考慮せず，筋力トレーニングが行われる場合もある。エネルギー摂取不足の状態で筋力トレーニングを実施すると低栄養が重症化する。つまり早期離床や筋力トレーニングへの介入は必要であるが，適切な栄養管理が施行されていなければサルコペニアを改善することは難しい。

3) 栄養素摂取の過不足

栄養素摂取不足の原因となる因子を**表1**に示した。廃用症候群は各因子が複合的に存在し，入院前から長期にわたり栄養素の摂取不足が生じていたことが懸念される。高齢者は筋蛋白合成に向かう反応が低下している[9]。高齢者の筋蛋白合成を促すためには積極的に1.0〜1.5g/kgの蛋白質（アミノ酸）を供給するのが望ましいとされてきている[10]。蛋白質が効果的に筋蛋白合成に利用されるためには，脂質と炭

表1 廃用症候群の栄養素摂取不足の原因と要因

原因	要因
個人因子	食思不振・偏った食事内容・義歯の不具合・摂食嚥下機能の低下など
生活環境因子	経済的な問題・家族や配偶者との死別・介護者の高齢化など
疾患・薬剤の影響	消化器疾患による吸収障害・催眠鎮静剤・精神神経用薬など
医原性因子	不十分な栄養管理・過度な機能訓練・不適切な義歯の取り扱いなど

水化物（糖質）を適切かつ十分に供給する必要がある[11]。また転倒歴のある高齢者にビタミンDを投与した結果，歩行速度と運動機能の改善が認められた[12]と報告がある。近年，多種多様な少量で高エネルギーの食品を目にするようになった。良質な蛋白質である必須アミノ酸とビタミンD含有の補助食品をリハと併用することで，筋量の増加およびADLの改善が期待できる。何を・いつ・どの程度摂取するかを多職種で十分検討し介入することが重要である。

4）リハ栄養のゴール設定

廃用症候群のサルコペニアの原因は加齢・活動・栄養・疾患のすべてを合併している可能性がある。リハ栄養診断によって原因を明らかにし，予後予測をして機能維持を目標としたリハであるのか，機能改善を目標とした積極的なリハであるのかを多職種で検討する。そして目標に向けSMARTなゴール設定をする。廃用症候群のサルコペニアは，適切な栄養管理と早期からのリハ介入が必要である。低栄養改善はADLの向上と機能予後の改善につながる。看護師は患者の病歴とともに背景にある社会的・心理的因子に耳を傾け，これらを考慮したゴール設定となるよう多職種へ情報提供する役割がある。

3 症例

1）経過

83歳女性，尿路感染症，肺炎後廃用症候群，関節リウマチ。

既往歴：57歳 関節リウマチ発症，73歳 大腿骨頸部骨折 人工骨頭挿入。

専業主婦の娘と弟との3人暮らしであり収入源は年金である。73歳のときに転倒による大腿骨頸部骨折受傷後から杖歩行となったがADLは自立していた。しかし数年前より横になっている時間が増え数メートルのトイレ歩行で疲労が出現し，ベッドサイドにポータブルトイレを設置するようになった。最近では尿漏れを認めた。要介護5であるが介護サービスの利用はしていない。2〜3年前，下顎義歯の紛失から上顎の義歯だけとなり，粥食と柔らかいものを中心とした食事を摂っていた。こ

こ半年の間に尿路感染と肺炎を繰り返し，3回の急性期病院と回復期病院への転院を繰り返していた。そして再び肺炎発症20日後，当院回復期病棟へ入院となった。杖歩行ができ病前のように暮らしてほしいと娘の期待は大きい。

2) 現症

　小柄で円背があり全身に及ぶ関節痛があった。特に両手指のこわばりと強い疼痛があり可動域制限があった（手関節背屈左右40°掌屈右0°左15°・MCP屈曲左右90°～100°伸展左右20°・PIP関節屈曲左右90°～100°伸展左右0°・母指尺骨内転・掌側内転左右0°外転左右35°）また下肢も可動域制限を認め（足関節底屈左右15°背屈10°・足趾関節左右屈曲伸展とも0°）自力での立位は困難であり，車椅子ベースでADL全介助であった。尿便意は不明瞭であり昼夜オムツを使用していた。嚥下については改訂水飲みテスト3点であった。喉頭挙上の低下と咳嗽力の減弱を認めた。以下HDS-Rは8点であり認知機能の低下を認めた。プレドニン2mg，リカルボンとランソプラゾールを内服していた。

【入院時の身体機能所見】

　身長139cm，体重34kg（体重減少不明），BMI17.5kg／m²

　下腿周囲長：26cm，握力測定不可，歩行困難，Barthel index（BI）：5点，足背に痕跡浮腫あり，排泄オムツ使用

【入院時の検査所見】

　胸部X線にて若干の胸水を認めた。

　TP 6.1g／dL，Alb 2.3g／dL，CRP 6.37mg／dL，リウマチ因子（RF）108.7IU／mL，WBC $2×10^3$／μL，Hb 9.8g／dL，BUN 16.4mg／dL，Cre 0.79mg／dL，eGFR 52.2

【リハ処方】

　理学療法（PT）：3単位

　作業療法（OT）：3単位

　言語聴覚療法（ST）：3単位

【栄養評価】

　消費エネルギー：1,398kcal＝基礎代謝863kcal×活動係数1.35×ストレス係数1.2

　摂取エネルギー：当院の食事箋区分1,400kcal，全粥きざみ食，蛋白質43.7g，水分1,275mL

　塩分6g入院時の食事摂取量5割

3) ICFによる評価

健康状態	尿路感染症，肺炎後廃用症候群，関節リウマチ
心身機能・身体構造	上下肢筋力低下，四肢関節可動域制限，両手指関節疼痛，体重減少，低栄養，認知機能低下，摂食嚥下障害，円背，上顎総義歯・下顎無歯
活動	車椅子ベースADL全介助，家事動作全介助
参加	家庭内での家事制約
個人因子	83歳，女性，やや頑固
環境因子	3人暮らし，一戸建て，要介護5であるがサービスの利用なし，身体障害者手帳2級，収入源は年金のみ

4) リハ栄養診断

栄養障害	栄養障害：あり MNA-SF 3点，Alb 2.3g／dL AND／ASPENの低栄養分類すべてを満たすため低栄養と診断 〈原因〉飢餓・侵襲・悪液質
サルコペニア	サルコペニア：あり 下腿周囲長26cm，握力測定不可，歩行困難であることからサルコペニアと診断 サルコペニアの評価 ・加齢：83歳 ・活動：大腿骨頸部骨折受傷後より活動の低下あり ・栄養：摂取エネルギー不足 ・疾患：悪液質（関節リウマチ）CRP 6.37mg／dL，肺炎後
栄養素摂取の過不足	栄養素摂取の不足：あり エネルギーと蛋白質の摂取不足

　入院時所見にてCRPが高値であり全身状態が不安定であると判断し，機能維持を目標とした栄養管理とリハの施行が望ましいと判断した。またサルコペニアの摂食嚥下障害も生じており，多面的に評価するためにKTバランスチャート（以下KTBC，図1）を用いた。KTBCは信頼性と妥当性が検証された[13]多職種で行う包括的評価に支援スキルを合わせたものである[14]。KTBC初回評価（図1）では，栄養状態が2点であり栄養改善に向けての何らか介入が必要である。また全身状態・呼吸状態・嚥下が3点であることから，誤嚥に伴う全身状態不良の状況である。つまり適切な栄養管理のもと呼吸リハを中心に負荷量を考慮し，食物形態や姿勢に配慮しながら必要エネルギー量が摂れるよう食事介助をしなければならない。

【13項目の構成】	【評価点】
1) 心身の医学的視点 　①食べる意欲，②全身状態，③呼吸状態，④口腔状態 2) 摂食嚥下の機能的視点 　⑤認知機能（食事中），⑥捕食・咀嚼・送り込み，⑦嚥下 3) 姿勢・活動的視点 　⑧姿勢・耐久性，⑨食事動作，⑩活動 4) 摂食状況・食物形態・栄養的視点 　⑪摂食状況レベル，⑫食物形態，⑬栄養状態	1点：かなり不良もしくは困難 2点：不良もしくは困難 3点：やや不良もしくは困難 4点：おおむね良好 5点：かなり良好

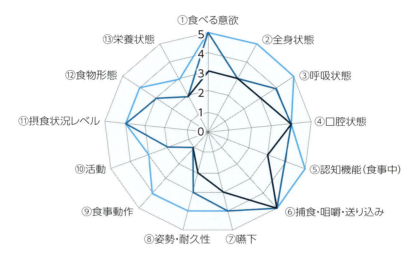

図1 KTバランスチャート

(小山珠美：口から食べる幸せをサポートする包括的スキル—KTバランスチャートの活用と支援. 第2版. 医学書院, 2017, p12-5.)

5) リハ栄養のゴール設定

機能維持を目標とした栄養管理とリハを施行。

	栄養のゴール	リハのゴール
2週間後	食事摂取量が8割以上に安定する	疼痛・疲労の増強がなくリハが施行
1カ月後	体重が1kg増加する	疼痛・疲労の増強がなくリハが施行
2カ月後	体重が2kg増加する	移乗動作が1人介助でできる
3カ月後	軟食が食べられ体重が3kg増加する	つかまり立ちができる

6) 介入後の経過

① リハ栄養介入後1カ月の経過

入院当初はCRPが高値であり，発熱・呼吸状態・水分出納バランス・疲労の蓄積・浮腫に注意をした。その上でリハを施行し食事摂取量の増量を試みた。KTBC初回評価点数（図1）と書籍をもとに多職種での介入方法を検討した。体格が小柄で円背があるため姿勢調整が重要であった。低床型車椅子を選択し，肩甲帯まで背クッションを使用し腰部の隙間をサポートした。また食事のときはカットアウトテーブルに肘から上肢を安定させた。そうすることで呼吸が安楽になり，2週間後全介助にて食事摂取量が8割まで増えた。また疲労の増強を防ぐため，リハ終了後は臥床時間を設け，活動と休息のバランスを考慮した。リハはベッドサイドリハを施行した。活動係数1.35（坐位・立位訓練まで）で消費エネルギー量を算出した。しかしリハ後の疲労を生じており，夜間せん妄もあり十分な睡眠が確保できず疲労の蓄積があった。入院1カ月体重34.9kgと0.9kg増加し，CRP7.63mg/dLと上昇した。体重増加は浮腫によるものと懸念したが足背の浮腫は痕跡程度であり入院時と変化はなかった。発熱・水分出納バランス・浮腫を考慮し，摂取エネルギー量とリハの負荷量は同量とした。

② リハ栄養介入後1～2カ月の経過

43病日目，38℃台の発熱があった。CRP9.64mg/dLまで上昇し誤嚥性肺炎の疑いと診断された。咳嗽力の向上と食欲があったため禁食指示はなかった。KTBC1カ月評価（図1）では食べる意欲と呼吸の点数の向上があった。しかし全身状態・嚥下・食事動作・活動・食物形態・栄養の評価点数に向上がなかった。食物形態をきざみ食からゼリー食へ変更し全身状態と嚥下に注意し，食事介助やリハを継続した。この頃生活リズムが整ったことで，夜間せん妄が消失し良眠が得られるようになった。しかしCRPが減少せず高値であるため，ストレス係数を1.2から1.4へ修正し，蛋白質含有量の多い補助食品200kcalを追加した。活動係数は1.35を継続とした。OTは手浴を行い，手指の痛みを和らげ関節可動域訓練を継続した。徐々にスプーン把持が可能となり，食事動作の自立に向け看護は上肢の誘導介助を行った。その結果5割程度スプーンでの自力摂取が可能となった。入院2カ月で体重増加を認めたが，CRPは改善されず中等度の足背浮腫がみられた。尿量の減少や発熱は認められなかった。低栄養が亢進しないように運動負荷量は増やさず多職種で発熱や水分出納バランスに注意をしながら介入を継続した。

体重36.6kg（2.6kg増加），BMI 18.9kg/m^2，TP 5.8g/dL，Alb 2.3g/dL，CRP 6.52mg/dL，WBC $2.4×10^3/\mu$L，Hb 10.0g/dL，BUN 14.8mg/dL，Cre 0.67mg/dL，eGFR 62.5

③リハ栄養介入後2カ月～退院までの経過

　60病日目を過ぎると足背浮腫が軽度となった。徐々に自ら「まだ起きている」「もう少し固いものが食べたい」との言葉が聞かれた。食物形態をゼリー食から全粥ソフト食にすると，食欲が増し食事動作につながり，自力摂取が可能となった。2カ月後半は起居からつかまり立ちまでの動作が軽介助で可能となり，リハは活動係数1.4（リハ時歩行訓練）に上げた。退院時は30秒の立位保持が可能となった。尿便意は不明瞭であるが，日中のみ介助にてトイレ排泄ができた。娘へ栄養指導と日常生活の過ごし方を指導し，訪問看護を1カ月に1回とデイサービスを1週間に2回入れ90日で自宅退院となった。KTBC退院時評価（図1）参照。

【退院時】

　体重37.3kg（3.3kg増加），BMI 19.3kg/m², TP 5.8g/dL, Alb 2.6g/dL, CRP 6.97mg/dL, WBC $2.7 \times 10^3/\mu$L, Hb 11.1g/dL, BUN 19.1mg/dL, Cre 0.70mg/dL, eGFR 59.6

　下腿周囲長：26cm

　握力：右2.5kg/左1.5kg

　BI：30点

　HDS-R：15点

7) 考察

　リハ栄養診断を用い低栄養の原因を明らかにすることで，的確な介入方法が選択でき低栄養の改善につながった。またSMARTなゴール設定とKTBCの活用で，ゴールと介入方法の修正が繰り返され，質の高いリハ栄養ケアを提供できた。

　本症例の低栄養は，関節リウマチ性悪液質が根底にある。関節リウマチ性悪液質では筋蛋白質の分解と合成のバランスが崩れるために，結果として骨格筋の消耗，そして内臓組織・免疫系への影響きたす[15]。蛋白質の摂取不足が病前からあり，骨格筋の消耗があった。さらに大腿骨頸部骨折がきっかけで，活動が低下し廃用性の筋萎縮を生じていた。つまり蛋白質の摂取と関節リウマチの病期を考慮したリハ介入の選択が重要であった。

　SMARTなゴール設定により，リハが円滑に進むためには病棟ではどのような関わりが必要であるか，リハは1日9単位をどのように行うべきかを多職種で検討し状況を共有することが重要であった。具体的な介入方法にはKTBCが役立った。多職種によりKTBCで多角的に評価し，呼吸機能の向上と安楽で安全な食事介助に重点を置いたことが，食事量を増加させADLの向上につながった。対象者の低栄養の原因によりリハ栄養の介入は異なる。廃用症候群のサルコペニアは適切な栄養管理と早期離床が重要となる。しかし関節リウマチ性悪液質でCRPのコントロー

ルが不良であり，CRPが上昇しないように浮腫や疲労の程度を注意深く観察する必要があった．現状維持のためのリハ栄養管理とKTBCで問題点を明確にし，ポイントを絞った介入によりADLが向上した．そしてリハ栄養ケアプロセスが生活機能の改善に関与したと言える．

4 おわりに

　廃用症候群では低栄養とサルコペニアを合併している可能性が高い．また高齢者は，蛋白質の摂取量が低下する傾向にあるため，侵襲により筋蛋白合成と分解のバランスが崩れ廃用性筋萎縮を生じやすい．急性期から不要な安静臥床・禁食は避け早期離床・早期経口摂取が重要である．しかし廃用症候群に悪液質が併存している場合は，悪液質のコントロールが必要であり，リハのみではなく，適切な栄養管理が重要である．リハ栄養ケアプロセスは「リハからみた栄養管理」「栄養からみたリハ」という観点からSMARTなゴール設定をする．これにより介入方法が具体化でき質の高いリハ栄養が提供できる．

文　献

1)　Müller EA：Arch Phys Med Rehabil. 1970；51 (8)：449-62.
2)　佐藤康太：総合診療のGノート. 2017；4 (2)：456-64.
3)　Wakabayashi H, et al：General Medicine. 2011；12：69-74.
4)　若林秀隆：静脈経腸栄養. 2013；28 (5)：1045-50.
5)　若林秀隆, 他：J Clin Rehabil. 2011；20 (8)：781-5.
6)　Wakabayashi H, et al：J Rehabil Med. 2014；46 (3)：277-82.
7)　宮島　功：臨床栄養. 2017；130 (6)：718-23.
8)　近藤克則, 他：リハ医. 1997；34：129-33.
9)　吉田貞夫：臨床栄養. 2015；126：903-7.
10)　Morley JE, et al：J Am Med Dir Assoc. 2010；11：391-6.
11)　小山　諭：臨床栄養. 2017；130 (6)：746-52.
12)　Dhesi JK, et al：Age Ageing. 2004；33 (6)：589-93.
13)　Keisuke Maeda, et al：J Am Geriatr Soc. 2016：248-52.
14)　小山珠美：口から食べる幸せをサポートする包括的スキル―KTバランスチャートの活用と支援. 第2版. 医学書院, 2017, p12-5.
15)　佐藤健一：MB Med Reha. 2012；143：61-7.

参　考

▶　若林秀隆：リハビリテーション栄養ハンドブック. 医歯薬出版, 2010.
▶　小山珠美：口から食べる幸せをサポートする包括的スキル―KTバランスチャートの活用と支援. 第2版. 医学書院, 2017.

第3章 ● 疾患別リハ栄養・サルコペニア

⑨ フレイル高齢者のリハ栄養・サルコペニア

内間全美，市川佳孝

> **Point**
> ● フレイル高齢者は加齢による栄養障害や筋力低下をきたしフレイルに陥りやすいため，入院時早期から多職種連携によるリハ栄養管理が必要である。
> ● フレイルの予防には，有効な測定ツールを使用し，不適切な投薬を減らし，蛋白質とビタミンDを摂取した上でレジスタンス運動を行うことが重要である。
> ● フレイル高齢者への介入は，多職種と連携し，リハ栄養管理および環境調整を多角的側面から行うことが重要である。

1 はじめに

　フレイルとは，海外の老年医学の分野で使用されている「Frailty（フレイルティ）」に対する日本語訳である。「Frailty」を日本語に訳すと「虚弱」や「老衰」，「脆弱」などになる。

　高齢者の多くは，加齢に伴う臓器機能の低下による消化・吸収・エネルギー代謝の変化により栄養障害や筋力低下をきたしフレイルに陥りやすい。また，複数の慢性疾患を保有し，急性期には合併症が出現しやすくなる。さらに，精神神経症状が出やすく，体液のバランスが崩れ，薬物有害事象が生じやすいなどの特徴がある。そのため，看護や介護を中心とするケアや予防を意識しての社会参加などが効果的とされる。入院時よりリハビリテーション（以下，リハ）や栄養サポートチーム（以下，NST）が介入し，多職種と連携し多角的側面から介入・評価することが重要となる。

2 フレイル

　日本老年医学会のステートメント[1]によれば「高齢期に生理的予備能が低下することでストレスに対する脆弱性が亢進し，生活機能障害，要介護状態，死亡などの転帰に陥りやすい状態で，筋力の低下により動作の俊敏性が失われて転倒しやすくなるような身体的問題のみならず，認知機能障害やうつなどの精神・心理的問題，

独居や経済的困窮などの社会的問題を含む概念である。」と記載されており，フレイルは「身体的フレイル」「認知的フレイル」「社会的フレイル」に分類される。

1) 身体的フレイル

身体的フレイルは，筋力や耐久性の低下，生理学的機能の低下など複数の要因によって身体の脆弱性が増すために，依存性や死亡率が増加した状態である。この変化は可逆的であり，運動や蛋白質とエネルギー補給，ビタミンD投与，多剤併用を減らすことで予防および治療できる可能性がある。また，70歳以上の高齢者や慢性疾患に伴う体重減少を認める者では，フレイルのスクリーニングを実施することが推奨される[2]。

現在，フレイルの評価基準として，FriedらのモデルをもとにしたCardiovascular Health Study（以下CHS）基準が用いられる。

①体重減少：6カ月間で2から3kg以上の体重減少
②筋力低下：握力低下（男性＜26kg，女性＜18kg）
③疲労：（ここ2週間）わけもなく疲れたような感じがする
④歩行速度の低下：通常歩行速度＜1.0m／sec
⑤身体活動の低下：「軽い運動・体操」および「定期的な運動・スポーツ」のいずれもしていない

上記5要素のうち，3つ以上が該当する場合は身体的フレイル，1～2つが該当の場合は身体的フレイル前段階と評価する[3]。

2) 認知的フレイル

認知的フレイルは，記憶力の低下や気分的なうつ状態を指す。臨床的には身体的フレイルと軽度認知障害を同時に合併している者を認知的フレイルと定義する[4]。認知的フレイルの認知機能障害の要件は，以下の通りである。

①身体的フレイルと認知機能障害の疑い（臨床的認知症尺度[5] Clinical Dementia Rating，以下CDRが0.5）がある
②アルツハイマー型認知症およびその他の認知症は除外する

CDRは認知症の重症度であり，記憶，見当識，判断力と問題解決能力，社会適応，家庭状況，趣味・関心，介護状況で判定し，0，0.5，1，2，3の5段階で示される。CDR 0.5は軽度認知障害に相当する。

また，認知的フレイルは転倒への不安や恐怖感と関連する[6]。転倒に対する不安・恐怖心は寝たきり状態を助長し，身体的フレイルに直結する。そのため，入院した

段階で，認知機能の低下や気分の落ち込みなどがないかを確認し評価することが重要となる。

3) 社会的フレイル

社会的活動への参加や社会的交流などに対する脆弱性が増している状態が社会的フレイルである[7]。社会的交流の減少は認知機能の低下につながり，悪化すると閉じこもりとなる。人との交流は高齢者の心理面を活性化させるだけでなく，身体面にも有効と考えられる。高齢者がどのような状態に置かれているか状況を把握し，必要に応じて社会的資源を活用し，社会的フレイルを予防する必要がある。

[フレイル診療ガイドライン]

アジア環太平洋のフレイル診療ガイドライン[8]として以下のことが推奨されている

強い推奨として

　①フレイルに対して有効な測定ツールを使用すること

　②レジスタンストレーニングを入れたリハの処方をすること

　③不適切な投薬を減らすこと

条件付きの推奨として

　①疲労の原因を明らかにし回復に努めること

　②意図しない体重減少がある場合は可逆的原因かを明らかにし蛋白質強化・エネルギー補給を考慮する

　③ビタミンDが欠乏している人にはビタミンDを処方する

患者支援と教育計画の提供に関しては推奨なしとされている。

3 フレイルのリハ栄養診断

1) 栄養障害

フレイル高齢者で問題となる栄養障害は低栄養である。高齢者では身体的，精神的，社会的要因や薬剤の影響により栄養状態が低下し，フレイルとなりやすい。低栄養による体重減少や筋肉量減少はサルコペニアにつながる。サルコペニアになることで，活動性が低下するとともに，安静時基礎代謝が低下する。これは，消費エネルギーの減少，食欲減退につながり，さらに低栄養が助長される悪循環に陥る[9]。

2) サルコペニア

サルコペニアは低栄養とともにフレイルの中心的な要素である。CHS基準のうち「筋力低下」「歩行速度の低下」は，サルコペニアの診断基準にも含まれている。そのため，サルコペニアの予防と治療は，フレイル対策には重要である。

⑨フレイル高齢者のリハ栄養・サルコペニア　211

フレイル高齢者は，経口からの食事摂取量の低下により筋力低下，易疲労感により活力の低下を引き起こし，身体機能の低下につながり，サルコペニアに陥る危険性が高い。身体的機能が低下することにより，日常生活に障害をきたすようになり，精神的社会的要因も含めたフレイルに陥りやすい。

3) 栄養素摂取の過不足

①蛋白質

フレイル予防において蛋白質摂取量の筋肉量低下を予防する重要な役割を果たしている。しかし，蛋白質摂取量の推奨量はどの研究でも数値が異なる。わが国では，蛋白質摂取の推奨量は，男性で60g/day，女性で50g/dayとされているが，実際には推奨量に到達できない高齢者が多いと思われる[10]。また，高齢者では腎疾患などを併用しており，一概に摂取基準を満たすようにとは言えない。

②ビタミンD

ビタミンDはカルシウムの吸収を促し，骨形成に重要な役割を果たす。ビタミンDの不足は骨粗鬆症の発症要因になり，ビタミンD摂取は高齢者の転倒を予防し骨折予防に寄与する[11]。またビタミンDは紫外線を受けることにより体内で合成されることが可能であり，骨粗鬆症財団では，夏の木陰で30分，冬なら手や顔に1時間程度の日光浴を勧めている[12]。

4 症例

1) 経過

80歳，女性。屋内は独歩，屋外は杖を使用し歩行自立であった。週に1〜2回は同居する息子とともに近くのスーパーマーケットに買い物に行くことができていた。自宅のお風呂で転倒し病院に搬送され恥骨骨折と診断。保存療法のため入院となる。

入院時，身長：145cm，体重：40.2kg，BMI：19.1kg/m^2（標準体重：46.2kg）。疼痛強く，自力体動困難で介助で車椅子移乗や体位交換を行った。食欲低下あり，全粥軟菜食1,400kcalを提供し喫食率は1〜2割。入院による環境変化や疼痛で自力体動困難によるストレス等で気力低下やうつ症状がみられ，「動きたくない。このまま，そっとしておいて」などの悲観的発言や拒食があった。入院3日目より理学療法士（以下，PT）によるリハとNSTが介入となった。

【NST介入時採血データ】

TP 7.2g/dL，Alb 2.2g/dL，BUN 22.0mg/dL，Cre 0.55mg/dL，CRP 1.28mg/dL，Hb 11.5g/dL

2) 入院時 ICF による評価

健康状態	恥骨骨折，高血圧症， 3年前に左大腿骨頸部骨折術後（人工骨頭置換術施行）
心身機能・ 身体構造	骨折による疼痛，四肢筋力低下，悲観的発言あり 認知機能の低下なし，MMSE：26点，嚥下機能低下なし
活動	介助にて車椅子へ移乗，トイレ以外はベッド上臥床 入院前は屋外では杖を使い歩行
参加	息子とともに週に1〜2回買い物へ出かける（1人で外出できない），社会資源の利用なし。 家庭内役割：食事・洗濯
個人因子	80歳女性，温和な性格
環境因子	息子と2人暮らし，息子が積極的に世話をしてくれる 一戸建ての1階住居，介護保険：要介護1

3) フレイル評価

身体的フレイル	・握力：右12.0kg／左10.0kg ・疼痛のため自力歩行不可 ・運動を行っていない
認知・精神的 フレイル	・MMSE：26点で軽度認知障害あり ・転倒，骨折による精神的ショックあり
社会的フレイル	・週に1〜2回程度の外出 ・家族以外との会話は週に2〜3回程度 ・1人では外出することができない

4) リハ栄養診断

栄養障害	栄養障害：あり AND／ASPEN の低栄養分類の2項目に該当 ・エネルギー摂取不十分 ・身体機能衰弱（握力）
サルコペニア	サルコペニア：可能性あり ・身体計測：AC 23.3cm ・握力：右12.0kg／左10.0kg ・身体機能：自力歩行できず サルコペニアの原因：加齢・活動・栄養・疾患のすべてを満たす ・加齢：80歳 ・活動：食事時間以外の臥床 ・栄養：必要エネルギー量の20% ・疾患：恥骨骨折
栄養素摂取の 過不足	栄養素摂取の不足：あり 総エネルギー消費量：1327kcal〔基礎代謝922kcal×活動係数1.2 （ベッド上安静）×ストレス係数1.2（骨折）〕 提供栄養量：1,400kcalの喫食率2割（280kcal） 総摂取量：280kcal

5) リハ栄養ゴール設定

栄養の ゴール	短期目標	（1カ月）自力で食事を5割以上（700kcal）摂取できる
	長期目標	（2カ月）経口から1,500〜1,600kcal摂取できる*
リハの ゴール	短期目標	（1カ月）午前と午後，各30分間，車椅子に乗車し過ごすことができる
	長期目標	（2カ月）病棟内を1周（80m）以上の連続杖歩行ができる

＊：足りないエネルギー量については中心静脈での輸液で確保する。

6) リハ栄養ケアプラン

栄養ケアプラン	精神的ショックが改善し喫食が増えるように食事内容・食形態の変更 喫食率減少時は輸液を医師に依頼し栄養確保をする リハ終了後に栄養補助食品（リハたいむ®ゼリー）を摂取し，筋力強化に努める
リハプラン	鎮痛剤やクッションなどを使用し疼痛コントロールを行う PT：2単位（1時間）関節可動域訓練，筋力増強訓練，起立・歩行訓練 病棟：午前と午後，各30分ずつ車椅子で過ごす

7) 介入後の経過

① リハ・NST介入から1カ月

　入院時，恥骨骨折による疼痛と，入院した精神的ショックにより喫食率が2割と低く，NSTが介入し食形態の調整や長期輸液での栄養管理が必要であった。鎖骨下にCVカテーテルを挿入し，ビーフリード®1,000mL（420kcal）を2本とイントラリポス®10% 250mL（275kcal）1本投与した。また，家族には，食事時間に合わせて面会してもらい，積極的に食事を摂取するよう声かけしてもらった。

　痛みにはロキソニン®60mg（1回1錠，1日3回）の内服投与やクッションなどを使用し疼痛緩和に努めた。入院時より不眠があり，悲観的な発言も聞かれたため，入院10日目に精神科が介入した。不眠による認知機能の低下と食欲不振に対し睡眠リズムをつけるため，漢方（六君子湯）と抗うつ薬（ミルタザピン：レメロン®）を開始した。徐々に食欲が改善し，夜間の睡眠状態は改善された。また，PTによるリハに対し「もう動けなくていい」，看護師による車椅子乗車訓練についても「やめて下さい。私のことは，ほっといて欲しい」と，拒否的な発言も聞かれた。しかし，精神科の介入で抗不安薬（ダンドスピロン：セディール®1回1錠，1日3回）を開始し，徐々に改善した。

② 入院1カ月後から2カ月後の経過

　入院30日目，栄養状態は40.2kg（BMI 19.1kg/m²），Alb 2.8g/dL，Hb 11.1g/dL，CRP 0.25mg/dLとほぼ横ばいで経過。家族の関わりもあり，喫食率は増えて

いった．エネルギー摂取量増加を目的としNST担当の管理栄養士が本人と相談して食事内容を常食常菜食・主食1/2量（1,600kcal）へと変更した．また，食事に練り梅を付けるなどの喫食率が上がるように配慮を行い，その結果，食事が全量摂取できた．経口からの食事摂取量も安定してきたため，入院32日目より輸液を中止しCVカテーテルを抜去した．

リハはベッドサイドから，リハ室で起立・歩行訓練へ変更となった．疼痛も軽減し杖を使用し，50m歩行可能となった．筋力増強を目的に主治医と相談し，リハ終了後に栄養補助食品のリハたいむ®ゼリーを提供した．

病棟でも午前と午後，車椅子への乗車は継続して行われ，30分以上車椅子で過ごせるようになった．

入院56日目，自宅退院となった．退院時，管理栄養士より，蛋白質やビタミンDの多い食品を退院後も積極的に摂取できるように栄養指導を実施した．また社会的フレイルの予防のため，デイケアに通えるように退院前に医療ソーシャルワーカー（以下，MSW）とケアマネージャーと相談した．認知症の診断を加味し介護保険の区分変更申請と退院後，デイケアを利用が可能できるように調整した．

退院時の栄養状態は，体重40.8kg（BMI 19.4kg/m²），Alb 2.9g/dL，Hb 11.2g/dL，CRP：0.2mg/dLと入院時と比較し改善できなかった．

当初計画したリハ栄養のゴールについては達成できたが，TSF 5.9mm，AC 22.3cm，握力：右12.2kg，左10.8kg，歩行速度0.6m/secと，ACの低下がみられた．

8) 考察

今回の症例を通して，2つのことが明らかになった．1つは高齢フレイル患者には入院した段階で，栄養のスクリーニングを行い，栄養問題がある場合は早期にNSTが介入する必要があること．2つ目は精神科，MSWなど多職種と連携し認知的フレイルや社会的フレイルを前提とし対応したことが自宅退院に結びつけられたことである．

加齢に伴う機能低下や認知機能の低下があり身体的・認知的フレイルであった．多くの患者は入院を経験することで，一時的に身体的活動が制限される．このため，入院をすることで身体的フレイルを進行させてしまう．入院後，早期のリハやNSTの介入や，必要に応じて精神科を受診し認知症の有無を評価し内服を調整するなど，認知的フレイルへの介入が必要である．

リハ・NST介入後は多職種が連携し，リハ以外での離床や栄養管理に努めたため，自宅退院ができた．リハ導入期に筋肉の材料となる蛋白質（BCAA：分岐鎖アミノ酸）とビタミンDを多く含む栄養補助食品を提供したことで，歩行距離を伸ばせたと考える．社会的フレイルについては，入院中から評価し介入していく必要が

ある。また，退院後，社会的フレイルの進行予防には，デイケアなどを活用していけるよう退院前から十分な環境調整が必要である。

文 献

1) 日本老年医学会：フレイルに関する日本老年医学会からのステートメント. 2014年5月. https://www.jpn-geriat-soc.or.jp/info/topics/pdf/20140513_01_01.pdf（平成29年9月30日閲覧）
2) John E. Morley, et al：J Am Med Dir Assoc. 2013；14 (6)：392–7.
3) 葛谷雅文：フレイル─超高齢社会における最重要課題と予防戦略. 医歯薬出版, 2014, p34.
4) Kelaiditi E, et al：J Nutr Health Aging. 2013；17 (9)：726-34.
5) 石合純夫：高次脳機能障害学. 第2版. 医歯薬出版, 2012, p243.
6) 牧迫飛雄馬：日転倒予会誌. 2017；3 (3)：5-10.
7) 葛谷雅文：フレイル─超高齢社会における最重要課題と予防戦略. 医歯薬出版, 2014, p135.
8) Dent E, et al：J Am Med Dir Assoc. 2017；18 (7)：564-75.
9) Wu C1, et al：J Gerontol A Biol Sci Med Sci. 2008；63 (9)：984-90.
10) 荒井秀典：サルコペニアとフレイル〜医療職間連携による多角的アプローチ〜. 医薬ジャーナル社, 2015, p167.
11) 岡野登志夫, 他：Osteoporosis Jpn. 2004；12, 76-9.
12) 骨粗鬆症財団　http://www.jpof.or.jp/（平成29年9月30日閲覧）

索 引

欧文

B
BMI **34**

C
CKD **191**

G
geriatric nutritional screening index（GNRI）**23**

M
malnutrition universal screening tool（MUST）**23**

metabolic equivalents（METs）**54**

mini nutritional assessment®-short form（MNA®-SF）**23**

N
Nutrition Care Process（NCP）**15**

nutrition risk screening 2002（NRS 2002）**23**

P
presbyphagia **122**

Q
QOL **2**

R
Refeeding syndrome（RFS）**57, 64**

S
SMART **20, 44**

subjective global assessment（SGA）**22**

和文

あ
アミノ酸 **93**

アルツハイマー型認知症 **147**

悪液質 **56**

い
インスリン抵抗性 **113**

医原性サルコペニア **101**

医原性疾患 **103**

一次性サルコペニア **74**

え
エネルギー消費不足 **33**

エネルギー摂取過剰 **32**

エネルギー蓄積量 **53, 62**

エネルギー必要量 **52**

栄養 **12**

栄養アセスメント **23**

栄養介入 **90**

栄養からみたリハ **3**

栄養ケアプロセス **15**

栄養障害 **9, 19**

栄養スクリーニング **22**

栄養素

 —— 摂取過剰の予測 **41**

 —— 摂取の過不足 **19**

 —— の過剰状態 **35, 37**

 —— の欠乏症状 **35**

 —— の摂取過剰 **41**

 —— の摂取不足 **38**

 —— の不足状態 **34**

栄養素別投与量 **58**

栄養投与ルート **47**
栄養の問題 **78**
液性因子の関与 **76**
嚥下関連筋群 **134**
嚥下障害 **39**
嚥下調整食 **39**
炎症 **114**

お

オーラルサルコペニア **121**
オーラルフレイル **123**

か

カヘキシア **79**
カルシウム **98**
がん **172**
過栄養 **9, 31**
　　—— のリスク状態 **32**
過剰症状 **35, 37**
加齢 **69**
活動係数 **55**

き

飢餓 **56**
機能的検査 **28**
筋肉量 **34**

け

経口摂取 **47**
経腸栄養 **47, 64**
血液・尿生化学的検査 **26**
血中濃度 **35**

こ

コラーゲンペプチド **96**
ゴール設定 **3**
誤嚥性肺炎 **163**
口腔機能低下症 **123**
骨格筋の加齢変化 **87**

骨格筋量 **88**

さ

サルコペニア **2, 12, 19, 69, 74**
サルコペニア診断基準 **82**
サルコペニア診断アルゴリスム **84**
サルコペニア肥満 **31, 112**
酸化ストレス **114**

し

脂質 **58**
脂肪 **33**
社会的フレイル **211**
需要量増加 **34**
需要量低下 **35**
習慣的摂取量 **39**
静脈栄養 **47, 64**
侵襲 **56**
身体計測 **25**
身体的フレイル **210**
心不全 **183**

す

水分 **60**

せ

摂食嚥下障害 **103, 131**

そ

咀嚼筋 **121**
総エネルギー消費量 **53**

た

体脂肪 **33**
大豆蛋白 **96**
大腿骨近位部骨折 **138**
脱水 **35**
短期ゴール **45**
蛋白質 **58, 93, 98**
蛋白同化抵抗性 **79**

ち

茶カテキン　96

長期ゴール　45

て

デトレーニング期間　89

低栄養　2, 9

電解質　59

と

糖質　58

に

二次性サルコペニア　74

日本人の食事摂取基準　39

認知的フレイル　210

の

脳卒中　155

は

廃用症候群　102, 201

ひ

ビタミン　59, 98

ビタミン D　94

肥満　31

微量元素　59

必須アミノ酸　93

ふ

フレイル　11, 209

フレイル高齢者　3

フレイルサイクル　11, 121

フレイル前段階　11

腹囲　34

ほ

ホルモンの関与　76

ホルモン変化　114

ポリファーマシー　107

め

メッツ　54

免疫能検査　28

や

薬剤起因性老年症候群　108

り

リハ栄養アセスメント・診断推論　17

リハ栄養介入　17

リハ栄養ケアプロセス　16

リハ栄養ゴール設定　17

リハ栄養診断　17

リハ栄養プランニング　52

リハ栄養モニタリング　17

リハビリテーション栄養　1

れ

レジスタンス運動　90

ろ

老嚥　122

若林秀隆 Hidetaka Wakabayashi

横浜市立大学附属市民総合医療センター 講師

日本リハビリテーション栄養学会　理事長・編集委員
日本サルコペニア・フレイル学会　理事・広報委員会委員長・編集委員
日本リハビリテーション病院・施設協会　理事・医科歯科連携推進委員会委員長
日本リハビリテーション医学会　指導責任者・専門医・認定医

葛谷雅文 Masafumi Kuzuya

名古屋大学大学院医学系研究科 地域在宅医療学・老年科学分野 教授

日本老年医学会　理事・専門医・指導医
日本在宅医学会　理事
日本サルコペニア・フレイル学会　理事・編集委員
日本臨床栄養学会　理事

リハ栄養からアプローチする
サルコペニアバイブル

定価 (本体3,700円＋税)
2018年　1月15日　第1版
2018年　9月15日　　2刷

編 者　若林秀隆
発行者　梅澤俊彦
発行所　日本医事新報社　www.jmedj.co.jp
　　　　〒101-8718　東京都千代田区神田駿河台2-9
　　　　電話 (販売) 03-3292-1555　 (編集) 03-3292-1557
　　　　振替口座　00100-3-25171
印 刷　ラン印刷社

© Hidetaka Wakabayashi 2018 Printed in Japan
ISBN978-4-7849-4726-3　C3047　¥3700E

• 本書の複製権・翻訳権・上映権・譲渡権・公衆送信権 (送信可能化権を含む) は
　(株)日本医事新報社が保有します。

JCOPY 〈(社)出版者著作権管理機構 委託出版物〉

本書の無断複写は著作権法上での例外を除き禁じられています。複写される場合は,
そのつど事前に, (社)出版者著作権管理機構 (電話 03-3513-6969, FAX 03-3513-6979,
e-mail:info@jcopy.or.jp) の許諾を得てください。